しくみと病気がわかる
からだの事典

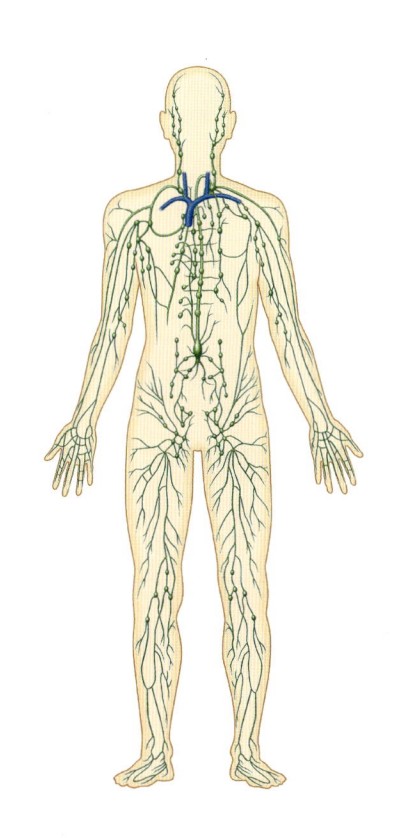

監修 田沼久美子 新宿鍼灸柔整専門学校校長
　　　　　　　　　前日本医科大学准教授
　　　益田律子 東海大学医学部教授
　　　三枝英人 日本医科大学講師

成美堂出版

本書の使い方

イラスト中の用語について、簡単な解説を加えてあります。

本書では、イラスト中に表示してある用語について、本文中の用語を赤い文字で表してあります。イラストとあわせて読んでいただくと理解が深まります。

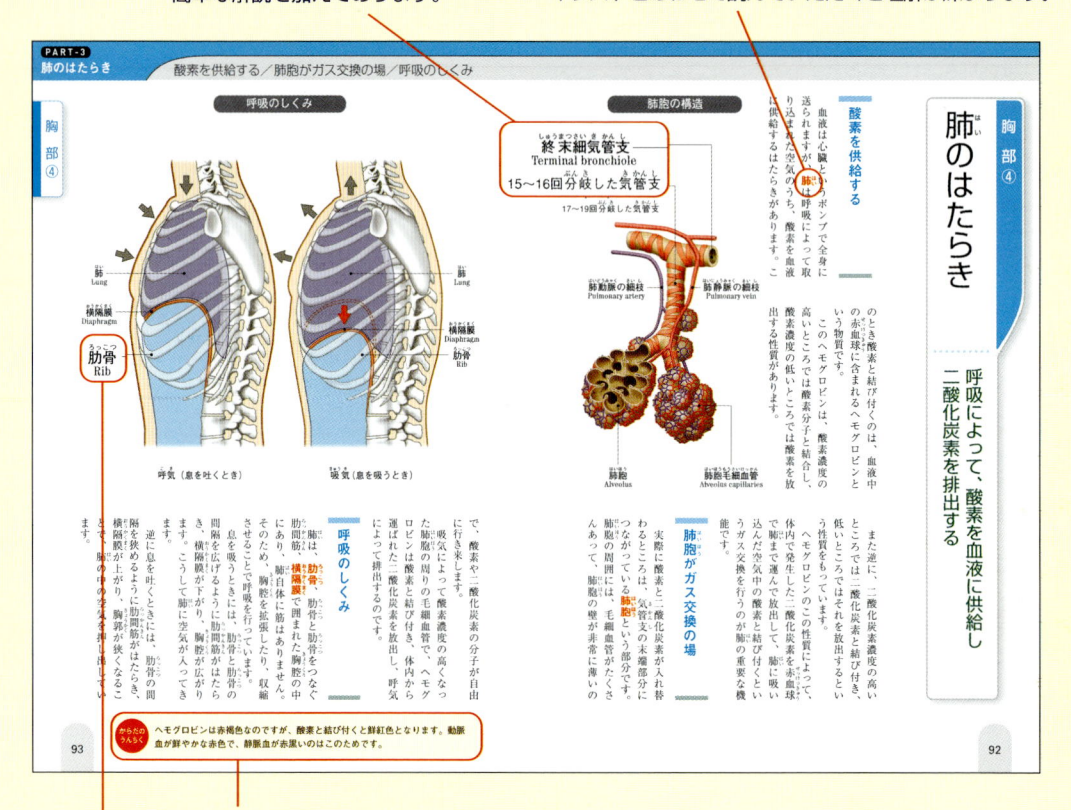

関係した部位のからだに関する雑学情報を欄外のコラム「からだのうんちく」に入れました。

イラスト中のからだの部位に関する欧文表記は、解剖学にもとづく表記を掲示してあります。英語としても、医療などの専門的な場面で使われることがあります。

生活習慣病など、紹介している部位に関する病気の解説です。

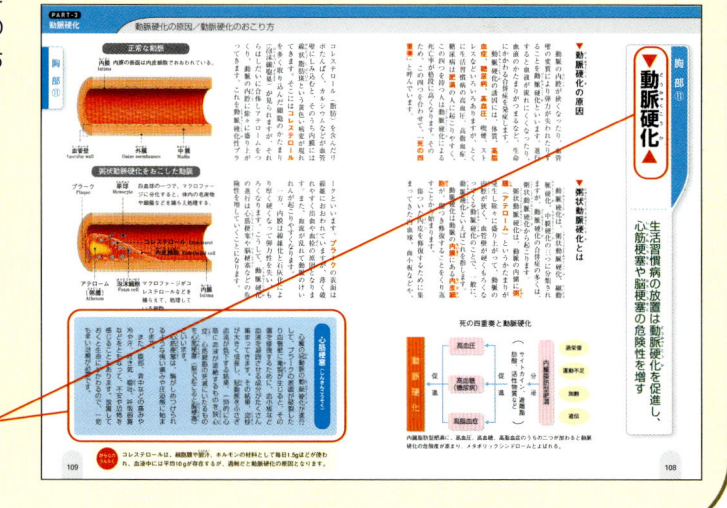

※この本では、一部で専門的な表現を使っていますが、解剖学や医療現場で使われる表現です。
　とくに難解な表現についてはかっこ書きで簡単な説明をつけています。

CONTENTS　からだの事典　　しくみと病気がわかる

このもくじでは、からだのイラストからも調べたいページがわかるようになっています。

- P. 2 　本書の使い方

PART 1　全身・手足　骨や筋、皮膚のしくみとはたらき　　P 8 〜 37

- P. 8 　全身の骨格（ぜんしん こっかく）
- P. 10 　脊椎のしくみ（せきつい）
- P. 12 　骨のしくみ（ほね）
- P. 12 　骨粗鬆症（こつ そ しょうしょう）
- P. 14 　関節のはたらき（かんせつ）
- P. 16 　全身の筋（ぜんしん きん）
- P. 18 　筋の種類と構造（きん しゅるい こうぞう）
- P. 20 　筋のはたらき（きん）
- P. 22 　▶肥満症◀（ひ まんしょう）
- P. 24 　上肢のしくみ（じょうし）
- P. 26 　手のしくみ（て）
- P. 28 　下肢のしくみ（かし）
- P. 30 　足のしくみ（あし）
- P. 32 　皮膚のしくみ（ひふ）
- P. 34 　皮膚の体温調節（ひふ たいおんちょうせつ）
- P. 35 　日焼けは皮膚の防衛手段（ひやけ ひふ ぼうえいしゅだん）
- P. 36 　皮膚付属器のしくみ（ひふふぞくき）

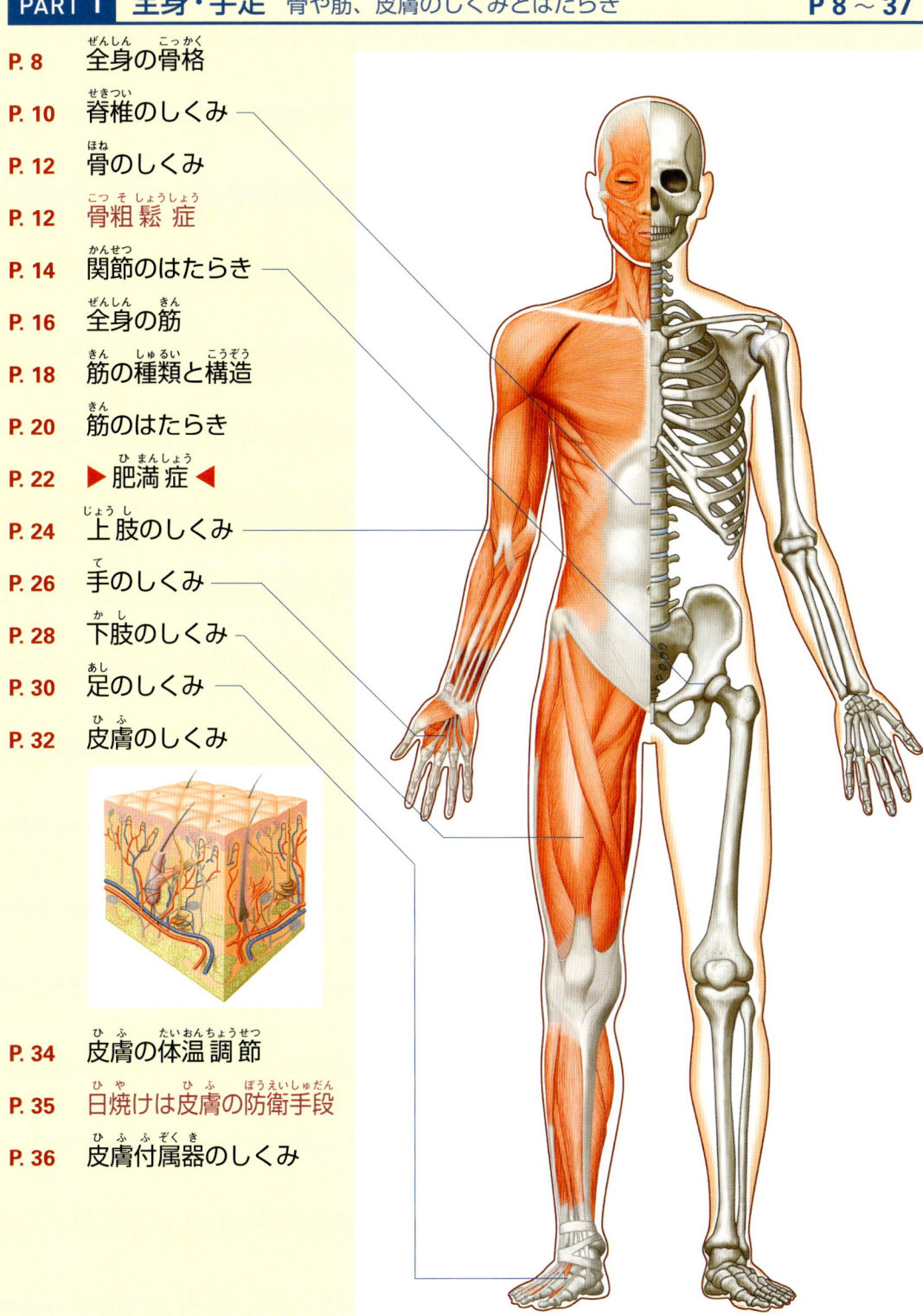

PART 2 頭部 脳や神経、目や耳などの感覚器について   P 38〜85

- P.38 頭蓋骨（とうがいこつ）のしくみ
- P.40 脳（のう）のしくみ
- P.42 脳（のう）のはたらき
- P.44 ▶脳卒中（のうそっちゅう）◀
- P.44 頭痛（ずつう）
- P.46 小脳（しょうのう）と脳幹（のうかん）
- P.48 髄膜（ずいまく）と脳脊髄液（のうせきずいえき）
- P.50 脳とつながる全身（ぜんしん）の神経（しんけい）
- P.52 神経（しんけい）のしくみ
- P.54 神経（しんけい）のはたらき
- P.58 脳神経（のうしんけい）のしくみ
- P.59 神経痛（しんけいつう）
- P.60 目（め）のしくみ
- P.62 目（め）のはたらき
- P.63 屈折異常（くっせついじょう）
- P.66 耳（みみ）のしくみ
- P.68 耳（みみ）のはたらき
- P.70 平衡感覚（へいこうかんかく）
- P.70 動揺病（どうようびょう）
- P.72 鼻（はな）のしくみ
- P.74 口腔（こうくう）のしくみ
- P.76 口腔（こうくう）のはたらき
- P.78 歯（は）のしくみ
- P.80 のどのしくみ
- P.82 のどのはたらき
- P.84 ▶せきとたん◀

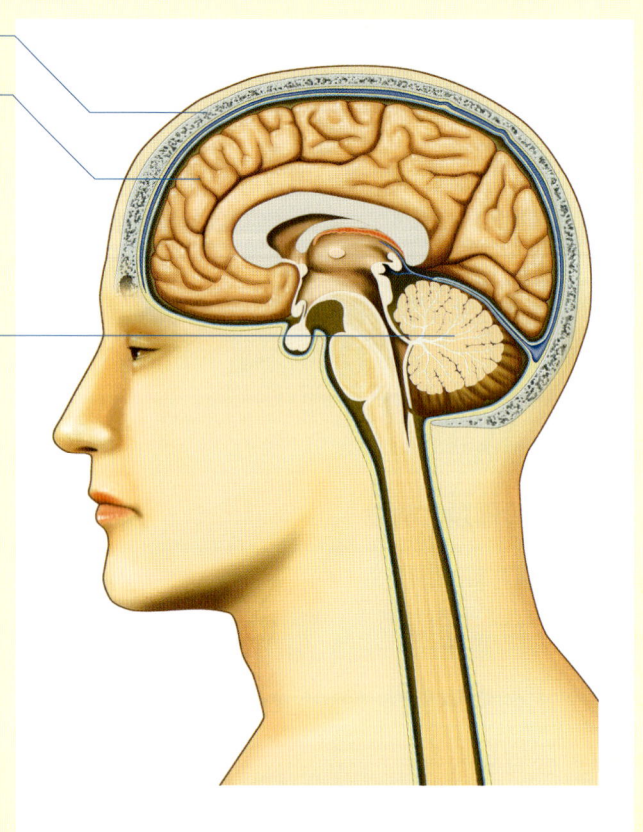

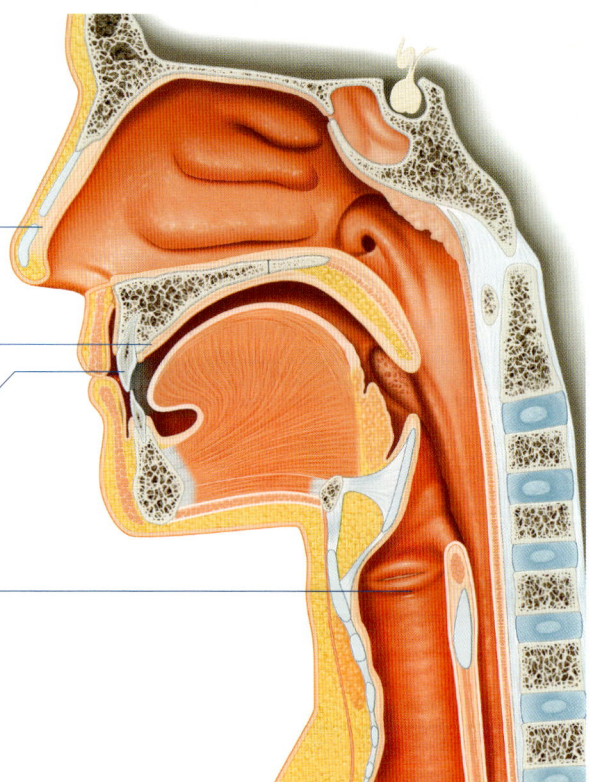

CONTENTS **からだの事典** しくみと病気がわかる

PART 3　胸部　生命にかかわる肺と心臓　　P 86 〜 109

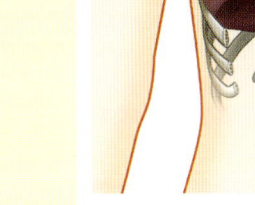

- P. 86　胸部にある臓器
- P. 88　乳房のしくみ
- P. 90　肺のしくみ
- P. 92　肺のはたらき
- P. 94　心臓のしくみ
- P. 96　心臓のはたらき
- P. 98　不整脈
- P. 100　▶高血圧◀
- P. 102　血液循環（動脈）
- P. 104　血液循環（静脈）
- P. 106　血管のしくみ
- P. 108　▶動脈硬化◀
- P. 109　心筋梗塞

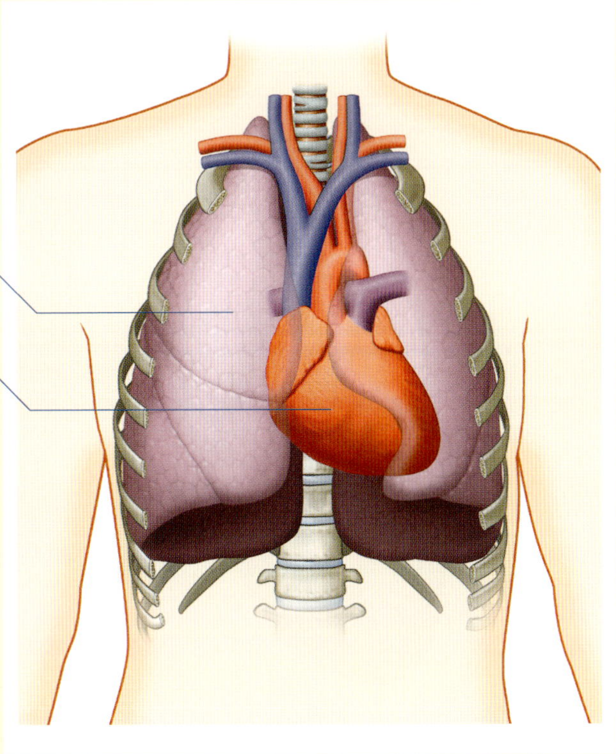

PART 4　上腹部　「食べる」に関係する各臓器　　P 110 〜 129

- P. 110　上腹部の臓器
- P. 112　食道のしくみとはたらき
- P. 114　胃・十二指腸のしくみ
- P. 116　胃・十二指腸のはたらき
- P. 116　消化性潰瘍
- P. 118　肝臓のしくみ
- P. 120　肝臓のはたらき
- P. 120　脂肪肝
- P. 122　胆道のしくみとはたらき
- P. 122　胆石症
- P. 124　膵臓のしくみ
- P. 126　膵臓のはたらき
- P. 128　▶インスリンと高血糖◀

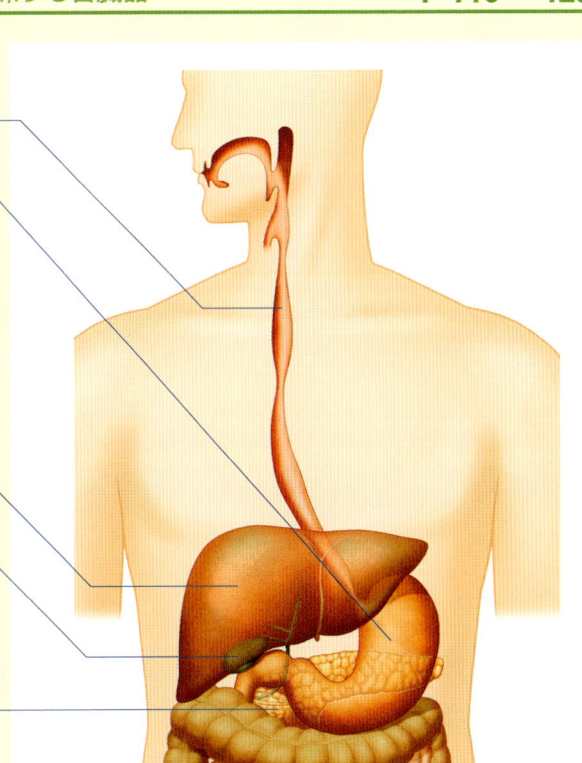

PART 5 背部 血液を濾過している腎臓　P 130 〜 135

- P.130　背部にある臓器
- P.132　腎臓のしくみ
- P.134　腎臓のはたらき

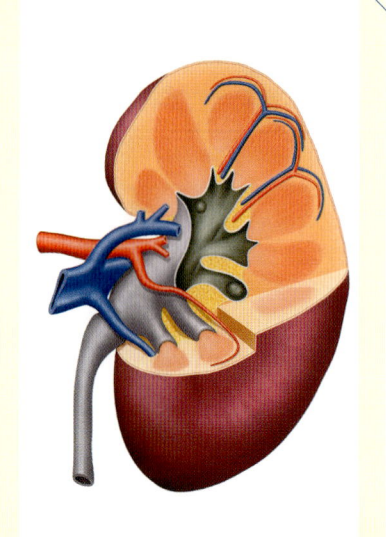

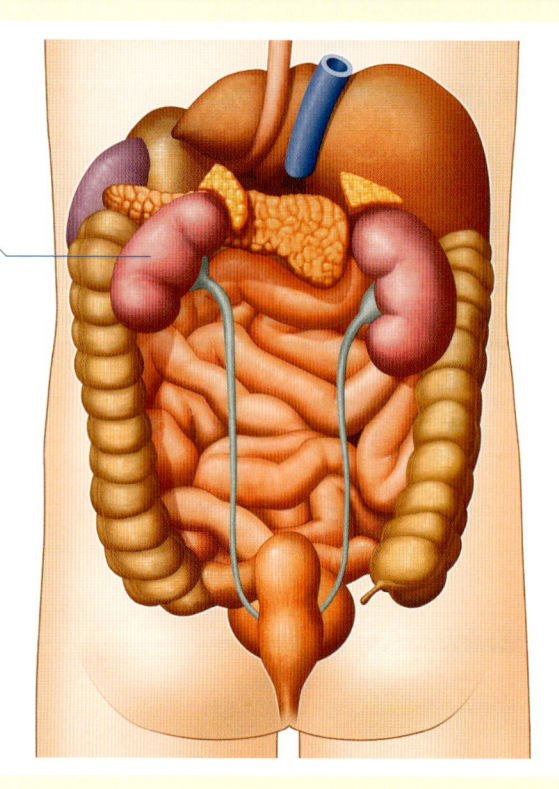

PART 6 下腹部 排泄と生殖に関係する臓器　P 136 〜 159

- P.136　下腹部にある臓器
- P.138　小腸のしくみ
- P.140　小腸のはたらき
- P.142　大腸〜肛門のしくみ
- P.144　大腸〜肛門のはたらき
- P.146　尿路・膀胱のしくみ
- P.148　尿路・膀胱のはたらき
- P.149　尿路結石
- P.150　男性性器のしくみ
- P.152　男性性器のはたらき
- P.154　女性性器のしくみ
- P.156　女性性器のはたらき
- P.158　▶腹痛◀

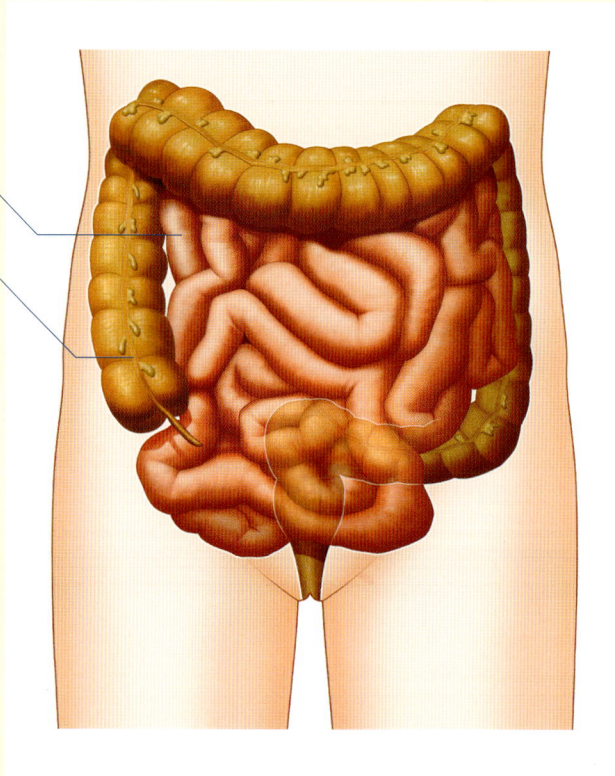

CONTENTS からだの事典　しくみと病気がわかる

PART 7　その他　遺伝子や細胞などの微小な組織　　P 160 〜 185

- P. 160　精子と卵子
- P. 162　受精のしくみ
- P. 164　遺伝子のしくみ
- P. 166　遺伝子のはたらき 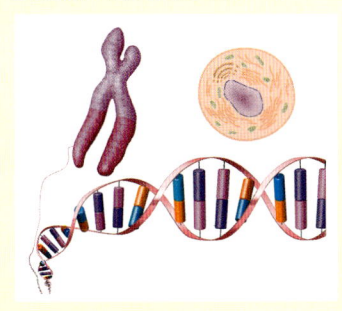
- P. 168　細胞のしくみ
- P. 170　細胞の分裂
- P. 172　▶ がん発生のしくみ ◀
- P. 174　血液のしくみ 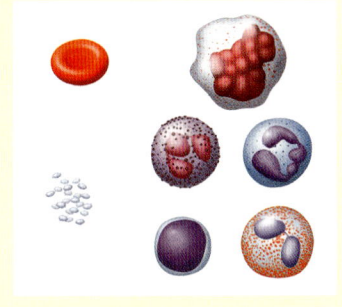
- P. 176　血液のはたらき
- P. 177　血液型と輸血
- P. 178　免疫のしくみ
- P. 180　リンパ系
- P. 182　リンパのしくみ
- P. 184　ホルモンのはたらき

- P. 191　さくいん

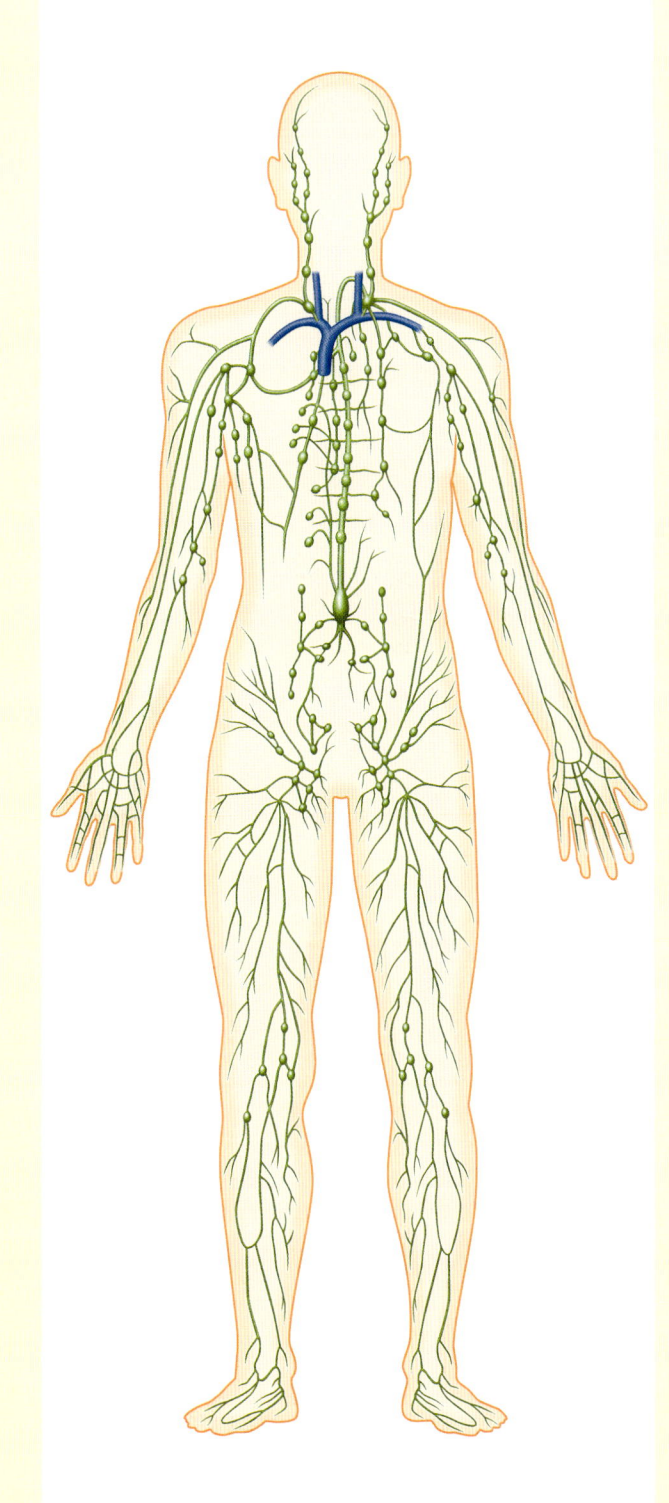

全身・手足①

全身の骨格

骨格は脳、内臓を守り、からだを支え、自由な動きを可能にする

骨格はからだの支柱

人間の骨格は体重の約20％を占め、頭から足の先まで、さまざまな形や大きさの骨（平均的に206個）によって成り立っています。

これらの骨は、支柱となってからだを支え、骨格筋の収縮によって関節を動かして、自由な動きを可能にしています。また、脳や内臓を保護すると同時に、骨の中心にある骨髄腔にある骨髄では血液を造り、骨質ではカルシウムや他のミネラルを貯蔵し、その代謝にかかわっています。

骨の形や大きさは、はたらきに応じてさまざまで、長骨、短骨、扁平骨、含気骨などに分類されます。

骨の化学的成分は、カルシウムやリンを主体とした無機質と膠様質（有機質と膠様線維で約30％もある）です。骨は内部を走る血管によって酸素や栄養分を受け取り、絶え間ない新陳代謝を行っています。

頭蓋骨 Skull
一般的には「ずがいこつ」という。15種類23個の骨がドーム状に組み合わさって脳を守る。男女で形状が少し異なる。

脊柱 背椎 Vertebral column
複数の椎骨（頚椎7個、胸椎12個、腰椎5個、仙骨、尾骨）からなる。中央に脊柱管があり、脊髄をいれている。

胸郭 Thorax
12対の肋骨、12個の胸椎、1個の胸骨で構成される。かご状の胸部や肺など大切な胸部臓器を保護している。

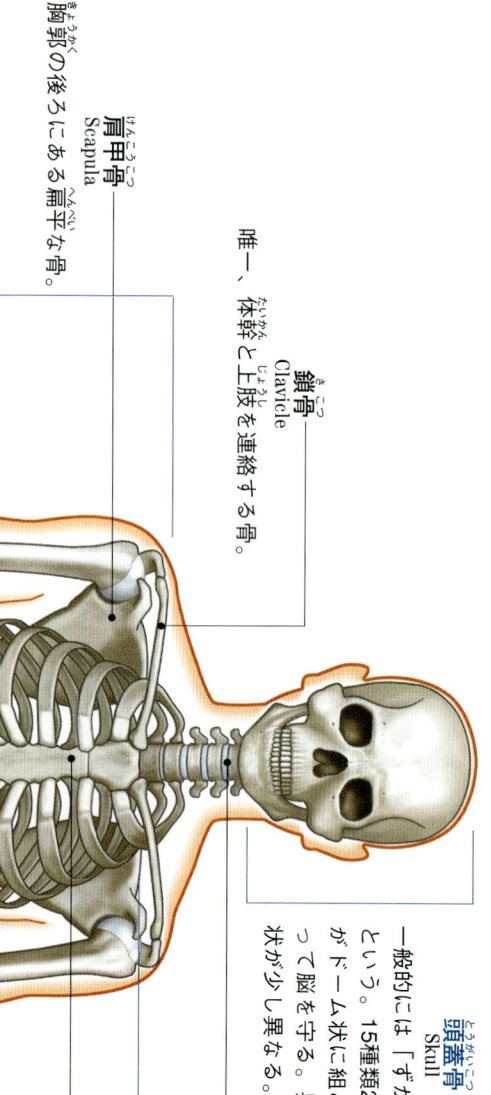

肩甲骨 Scapula
胸部の後ろにある扁平な骨。

鎖骨 Clavicle
唯一、体幹と上肢を連絡する骨。

胸骨 Sternum

PART-1 全身の骨格

全身・手足①

骨格はからだの支柱

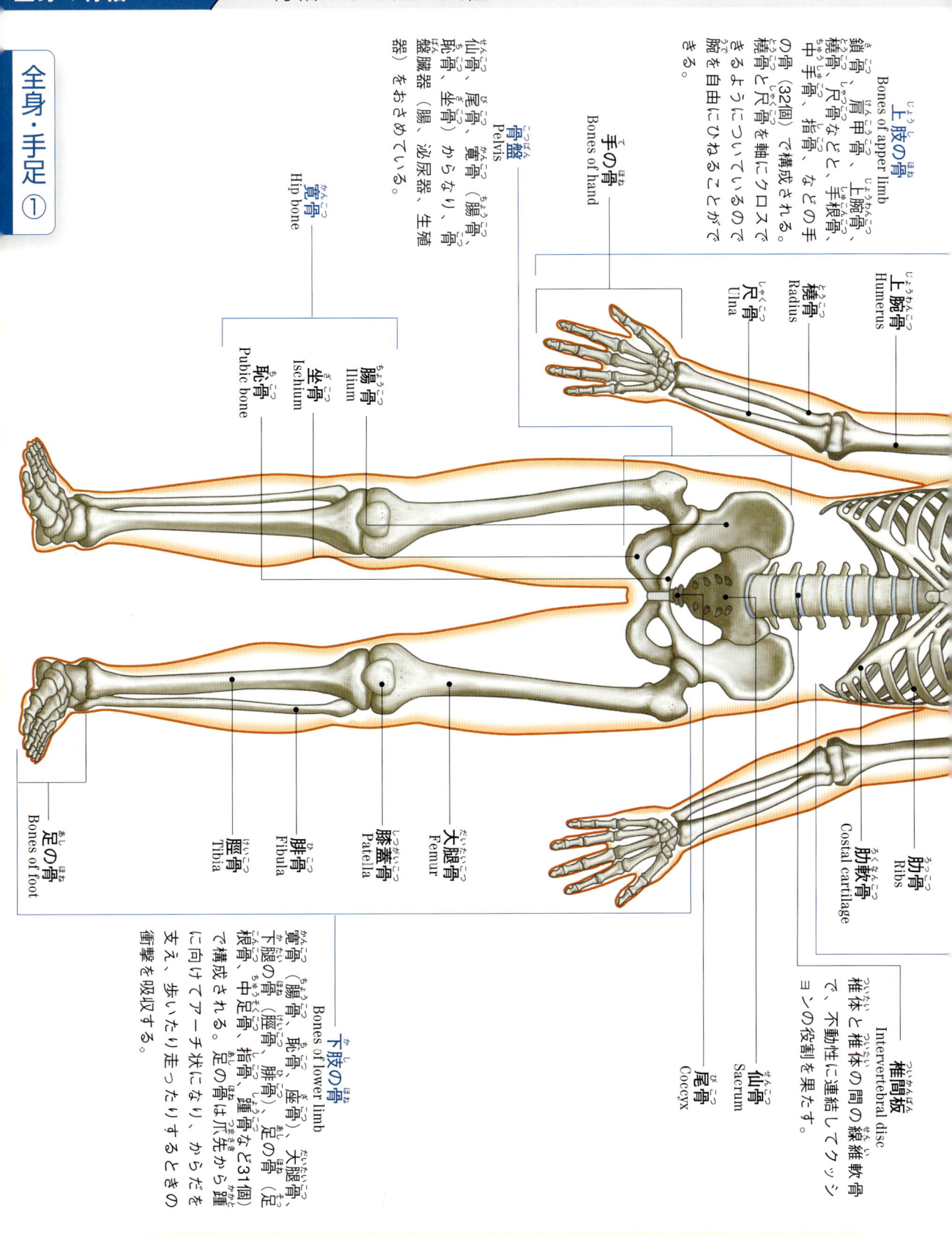

上肢の骨 Bones of upper limb
鎖骨、肩甲骨、上腕骨、橈骨、尺骨など、手根骨、中手骨、指骨などの手の骨（32個）で構成される。橈骨と尺骨を軸にクロスできるようについているので、腕を自由にひねることができる。

骨盤 Pelvis
仙骨、尾骨、寛骨（腸骨、坐骨、恥骨）からなり、骨盤臓器（腸、泌尿器、生殖器）をおさめている。

- 寛骨 Hip bone
- 腸骨 Ilium
- 坐骨 Ischium
- 恥骨 Pubic bone

- 手の骨 Bones of hand
- 上腕骨 Humerus
- 橈骨 Radius
- 尺骨 Ulna
- 肋骨 Ribs
- 肋軟骨 Costal cartilage
- 椎間板 Intervertebral disc
- 仙骨 Sacrum
- 尾骨 Coccyx

椎間板 Intervertebral disc
椎体と椎体の間の繊維軟骨で、不動性に連結してクッションの役割を果たす。

- 足の骨 Bones of foot
- 脛骨 Tibia
- 腓骨 Fibula
- 膝蓋骨 Patella
- 大腿骨 Femur

下肢の骨 Bones of lower limb
寛骨（腸骨、恥骨、坐骨）、大腿骨、下腿の骨（脛骨、腓骨）、足根骨、中足骨、指骨、踵骨など31個で構成される。足の骨は爪先から踵に向けてアーチ状になり、からだを支え、歩いたり走ったりするときの衝撃を吸収する。

> **からだのうんちく**　子どもの骨は大人の骨数より多いですが、大人になると約206個になります。それは寛骨や仙骨のように、成長中に一つの骨に癒合する骨があるからです。

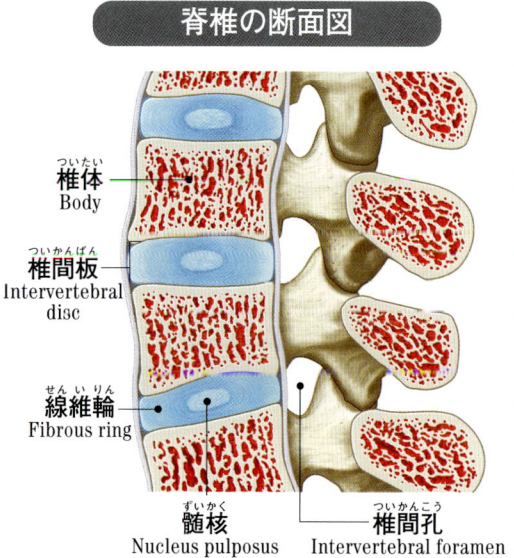

全身・手足② 脊椎のしくみ

脊柱（脊椎）はからだの軸となる骨で、体重を支え、姿勢を保ち、神経を守る

脊柱と脊椎の構造

脊柱（脊椎）は、32～34個の複雑な形をした椎骨が、前後方向へ緩やかなカーブを描いて連なっていて、衝撃の吸収と体軸のバランスをとり、強度を増す構造となっています。その中心には、脊柱管があり、脊髄をいれてあります。

脊椎を構成する一個一個の骨は椎骨とよばれ、頚部に7個の頚椎、胸部に12個の胸椎、腰部に5個の腰椎、骨盤の後壁に5個の仙椎、最下部に3～5個の尾椎があります。

椎骨は、円柱状の椎体と、椎体の後方に弓状に張り出した椎弓という骨からなり、椎弓から出る3種類の突起が、上下の椎骨をつなぐ関節と背部の筋の付着部となっています。椎体と椎弓に囲まれた部分が椎孔で、各椎骨の椎孔が連なって脊柱管を形成しています。

脊柱を側面から見ると、椎弓と椎弓の間には孔があります。これは椎間孔といわれ、脊髄に出入りする神経がここを通り、からだの末端へと伸びていきます。

椎間板の構造

第二頚椎から第五腰椎の下まで、椎体と椎体の間には椎間板（椎間円板）とよばれる軟骨が挟まって、上下の椎体の連結とクッションの役割を担っています。

椎間板は中心に髄核があり、その回りを線維輪という線維がおおっています。髄核は水分を含んだゼリー状の柔らかい組織で脊椎の衝撃を吸収しています。

しかし、椎間板は加齢とともに水分を失い、弾力性もなくなって、さらに体積も減り萎縮してきます。

脊椎の断面図

- 椎体 Body
- 椎間板 Intervertebral disc
- 線維輪 Fibrous ring
- 髄核 Nucleus pulposus
- 椎間孔 Intervertebral foramen

PART-1 脊椎のしくみ

脊柱と脊椎の構造／椎間板の構造

全身・手足②

側面から見た脊椎

〔後〕右側面〔前〕

- 頸椎（7個） Cervical vertebrae
- 胸椎（12個） Thoracic vertebrae
- 腰椎（5個） Lumbar vertebrae
- 仙椎（仙骨） Sacrum
- 尾椎（尾骨） Coccyx

後弯 Sacral curve

前弯 Lumbar curve
前に突出したカーブを前弯、後ろへ突出したカーブを後弯という。

仙椎は5個の骨でできていますが、成長につれて一つの骨に癒合する。

尾椎は3〜5個の骨でできていますが、癒合しているので、1個の骨とすることもある。

上から見た椎骨

頸椎
- 棘突起 Spine
- 上関節突起 Superior articular process
- 椎孔 Vertebral foramen
- 椎弓 Vertebral arch
- 横突起 Transverse process
- 椎体 Body

胸椎
- 上関節突起 Superior articular process
- 棘突起 Spine
- 横突起 Transverse process
- 椎孔 Vertebral foramen
- 椎体 Body

腰椎
- 棘突起 Spine
- 乳頭突起 Mammillary process
- 椎孔 Vertebral foramen
- 椎体 Body

仙骨
- 椎体 Body
- 前仙骨孔 Pelvic sacral foramen
- 尾骨 Coccyx

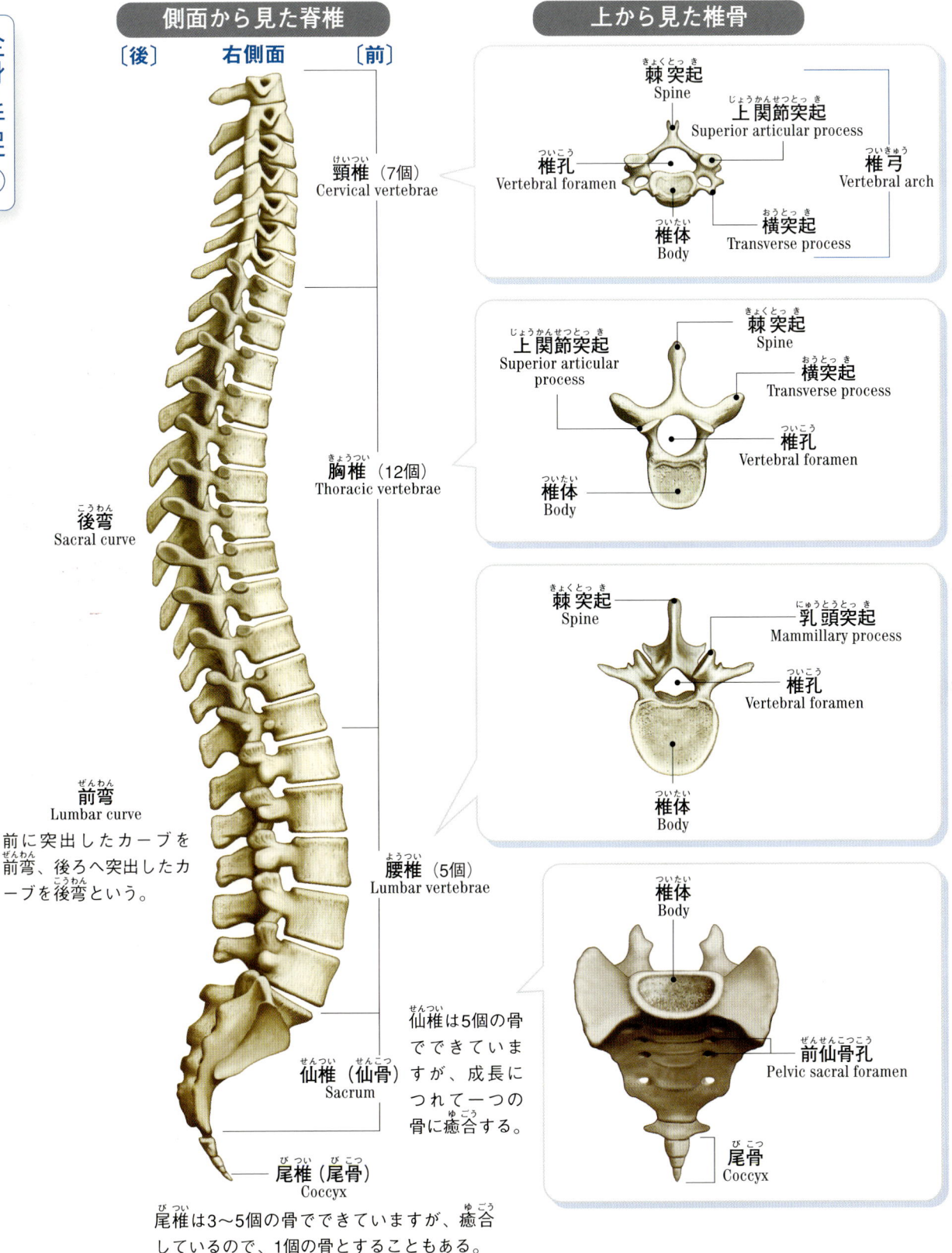

からだのうんちく 立っているとき、腰椎の椎間板には約100kgの力がかかっています。さらに、からだを前に20度ほど傾けると、その力は約150kgになります。

全身・手足 ③

骨のしくみ

強い巧みな構造でからだを支え、造血器、カルシウムなどの貯蔵庫でもある

骨の構造とはたらき

骨は骨質と骨膜、骨髄で構成されています。さらに骨質は緻密質と海綿質でできています。骨芽細胞は骨質という硬さを保つ無機質部分と弾力性を保つ有機質部分を細胞周囲に産生して、層板状に配列して埋もれ、骨細胞となります。骨の表面は関節面を除いて、骨膜でおおわれています。

緻密質は、血管が通るハバース管とフォルクマン管、ハバース管を長軸としてその周囲を同心円状に20層くらいの層板が取り囲む骨単位（オステオン）と解体中の骨単位がつくる介在層板からできています。骨膜

からはシャーピー線維が緻密質内に進入して、骨膜を骨に密着させています。

緻密質の内側と骨端部分はスポンジに似た構造の網目状の海綿質でできています。加わった力をうまく分散できる構造です。また骨髄腔の中空構造は重さの軽減に役立ち大きな力にも耐えられる構造なのです。

骨髄腔には、骨髄細胞がつまっています。骨髄は血液の成分をつくる造血器で、免疫のはたらきに不可欠なリンパ球の産生にも関与している大切な器官です。また、骨質は神経の情報伝達や筋収縮、さらには止血作用になくてはならないカルシウムの貯蔵庫としてもはたらく重要な役目を担っています。

骨粗鬆症（こつそしょうしょう）

年をとるとともに骨量が減り、そのために骨がもろくなってきます。骨粗鬆症のある人の約8割が女性の高齢者で、70歳代以上では約半数に見られるといわれます。初期には自覚症状がなく、進行すると、背中や腰が痛み、骨折しやすくなります。骨折は背骨が最も多く、また、大腿骨頸部の骨折は、寝たきりの原因ともなります。予防のためには日光浴や適度な運動をし、ビタミンDやカルシウムを多く含む食品を積極的にとるようにしましょう。

PART-1 骨のしくみ

骨の構造とはたらき

全身・手足 ③

骨の構造と骨の組織

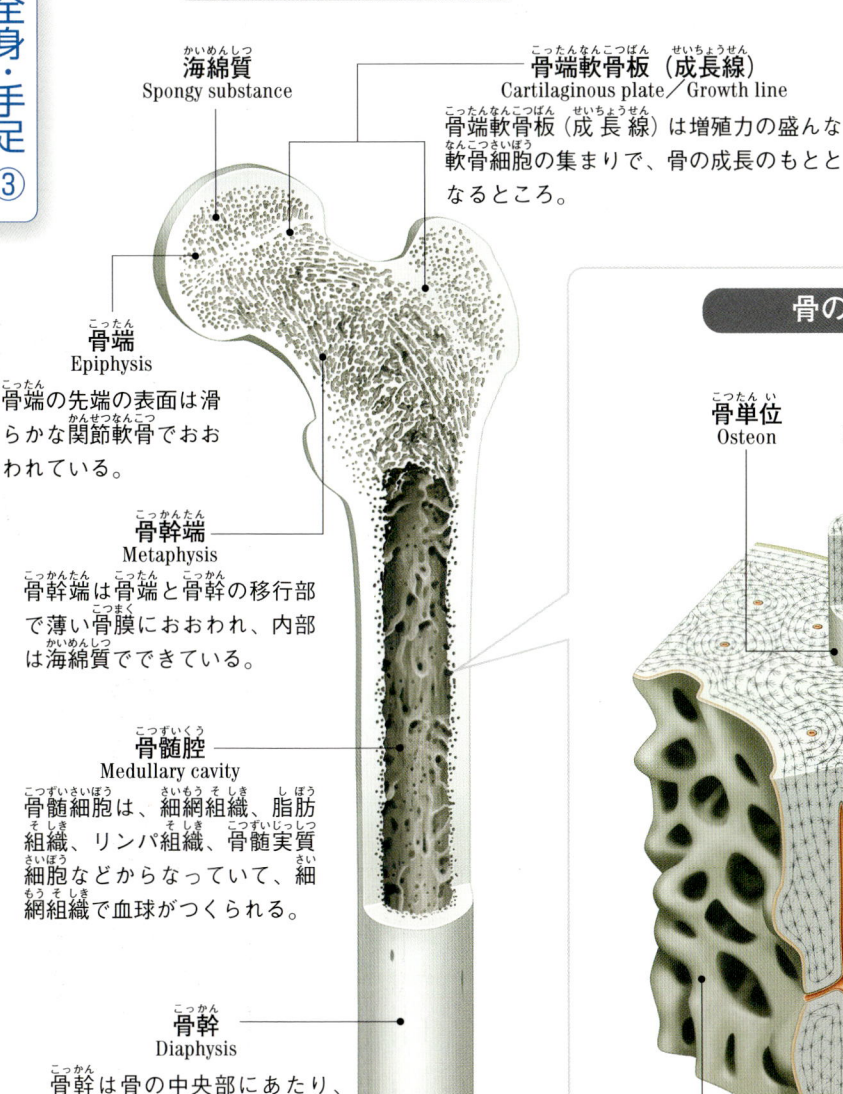

海綿質 Spongy substance

骨端軟骨板（成長線） Cartilaginous plate／Growth line
骨端軟骨板（成長線）は増殖力の盛んな軟骨細胞の集まりで、骨の成長のもととなるところ。

骨端 Epiphysis
骨端の先端の表面は滑らかな関節軟骨でおおわれている。

骨幹端 Metaphysis
骨幹端は骨端と骨幹の移行部で薄い骨膜におおわれ、内部は海綿質でできている。

骨髄腔 Medullary cavity
骨髄細胞は、細網組織、脂肪組織、リンパ組織、骨髄実質細胞などからなっていて、細網組織で血球がつくられる。

骨幹 Diaphysis
骨幹は骨の中央部にあたり、硬くて厚い緻密質に囲まれている。

骨の中の組織

骨単位 Osteon

血管 Blood vessel

ハバース管 Haversian system

シャーピー線維 Sharpey's fiber

海綿質 Spongy substance

緻密質 Compact substance

骨膜 Periosteum
骨膜には骨形成細胞があり、これは分裂して骨芽細胞になり、骨質をつくる。成長期や骨折時には活発にはたらく。

骨は形から、長骨、短骨、含気骨、扁平骨などに分けられる。図に示す骨は手足の骨に代表される長骨で、骨端、骨幹端、骨幹の部分に分けられる。

からだのうんちく 骨量検査は骨塩（骨の無機質）の量を調べる検査で、手骨のX線撮影によるRA法と、全身の骨のX線照射によるDXA法が代表的な方法です。

全身・手足 ④

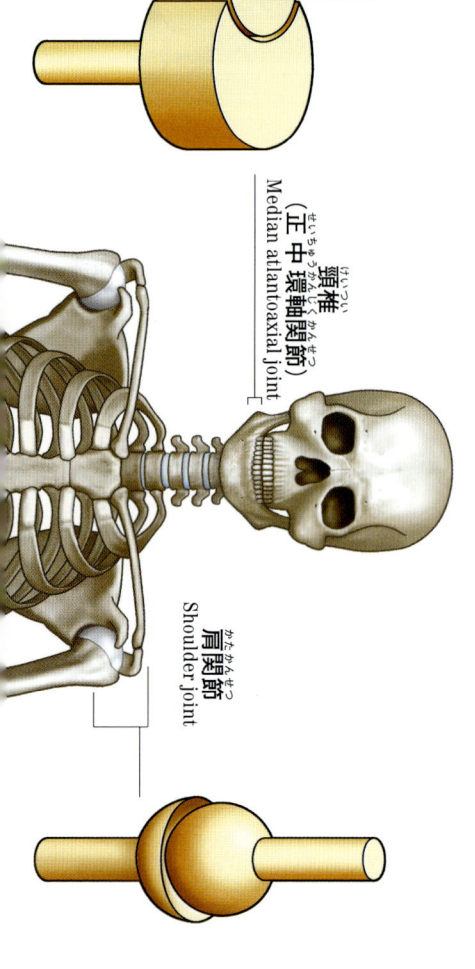

関節のはたらき

関節は滑膜と滑液と腔間のある可動性の連結で、連結の形状はさまざま

関節のしくみと形態

骨は必ず隣接する骨と連結しています。この骨どうしの連結には、不動性の連結と可動性の連結（関節）があります。

不動性連結は、頭蓋骨や骨盤構成骨の一部、脊柱の椎体間の連結のように、骨どうしが線維組織や軟骨組織でつながっているなどです。

可動性連結（関節）は、回旋したり屈曲・伸展したりの動きをして、からだの各部位の運動を可能にしています。関節で向き合う骨は関節軟骨に覆われ、凸部（関節頭）と凹部（関節窩）が関節包で包まれています。関節包の関節腔側は滑膜で、関節の動きを滑らかにする滑液を分泌しています。

関節はその連結のしかたによって、**車軸関節**、**平面関節**、**楕円関節**、**球関節**、**鞍関節**、**蝶番関節**などに分類されます。

車軸関節 Pivot joint
円筒状の関節頭が軸受けのような関節窩に支えられ左右に回転する。代表的なのは、第1頸椎と第2頸椎の歯突起のつくる正中環軸関節や前腕の上・下橈尺関節。

頸椎
正中環軸関節
Median atlantoaxial joint

肩関節
Shoulder joint

球関節 Ball-and-socket joint
半球状の関節頭が、ソケットのような関節窩にはまり込むようになっている。前後左右、回転と自由に動く。代表的なのは肩関節や股関節。

14

PART-1 関節のはたらき

関節のしくみと形態

全身・手足 ④

平面関節 Planar joint
両骨端が平面に近く、多少ずれる動きができる。代表的なのは脊椎の椎間関節や仙腸関節。

楕円関節 Ellipsoid joint
関節頭が楕円形で、関節窩もそれに応じた形になっている。前後左右に動かせるが、回転運動はできない。代表的なのは手首の橈骨手根（手）関節。

鞍関節 Saddle joint
2つの鞍を組み合わせたような形で、前後左右に動く。代表的なのは親指のつけ根の関節。

蝶番関節 Hinge joint
関節頭と関節窩がちょうどドアの蝶番のようになっていて、一方向の動きをする。形状はいろいろあるが、代表的なのは膝や肘の関節。

- 肘関節 Elbow joint
- 手関節 Wrist joint
- 膝関節 Knee joint
- 足関節 Ankle joint
- 股関節 Hip joint
- 仙腸関節 Sacroiliac joint
- 下橈尺関節 Inferior radioulnar joint
- 親指のつけ根の関節（手根中手関節）Carpometacarpal joint
- 椎間関節（上・下関節突起間の関節）Apophyseal joint
- 上橈尺関節 Superior radioulnar joint

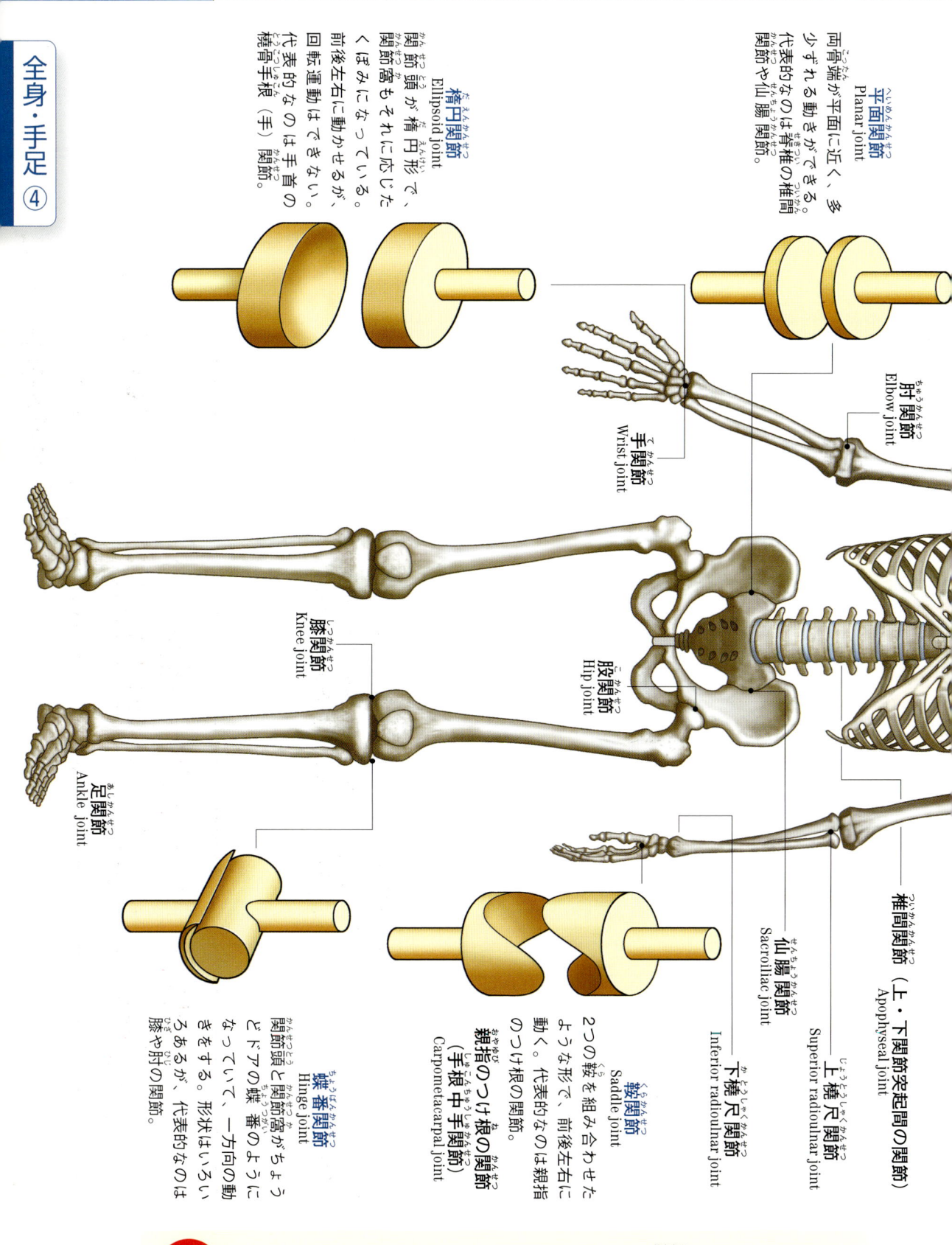

からだのうんちく　強い外力によって関節が外れかけ、元に戻ったものの靭帯や血管に損傷を受けたものが捻挫です。完全に外れてしまうのが脱臼で、靭帯も切れてしまいます。

全身・手足⑤

全身の筋

骨格にしっかりと付着して、運動をつかさどり、姿勢を保持する骨格筋

骨格筋の種類

骨格筋は、体重の約40〜50％を占め、およそ600以上の筋があり、はたらきに応じてさまざまな大きさや形があります。通常、筋とよばれている骨格筋は、関節を一つ以上越えて別の骨に腱や靱帯、あるいは筋質で骨格にしっかりと付着して、関節を動かしてからだの運動をつかさどったり、姿勢を保持したりしています。

それぞれの筋は、からだの中心に近いほうを筋頭、中間部分を筋腹、末端のほうを筋尾とよんでいます。

筋頭の始まりかたによって、二頭筋（筋頭が二つ、例・**上腕二頭筋**）、三頭筋（筋頭が三つ、例・上腕三頭筋）、四頭筋（筋頭が四つ、例・**大腿四頭筋**）などと名づけられています。また、筋の形から、**三角筋**、**前鋸筋**（ノコギリの歯）、**ヒラメ筋**（魚のヒラメ）と名づけられたものもあります。

僧帽筋
Trapezius
肩甲骨を動かして肩を動かすときにはたらく筋。

大胸筋
Pectoralis major
腕を動かすときにはたらく筋。

口輪筋
Orbicularis oris
唇を閉じる筋。

眼輪筋
Orbicularis oculi
目を閉じるときにはたらく筋。

前頭筋
Frontalis
額のしわをつくる筋。

胸鎖乳突筋
Sternocleidomastoid
顔を上げたり、うなずくときにはたらく筋。

三角筋
Deltoid
腕を挙げるときにはたらく筋。

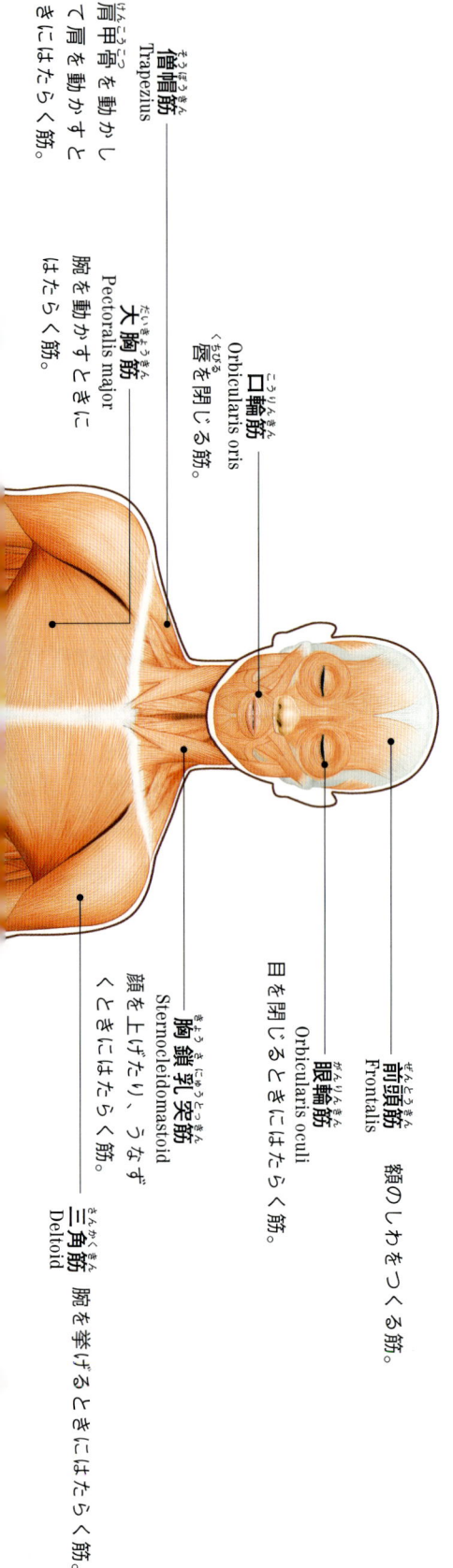

16

PART-1 全身の筋

骨格筋の種類

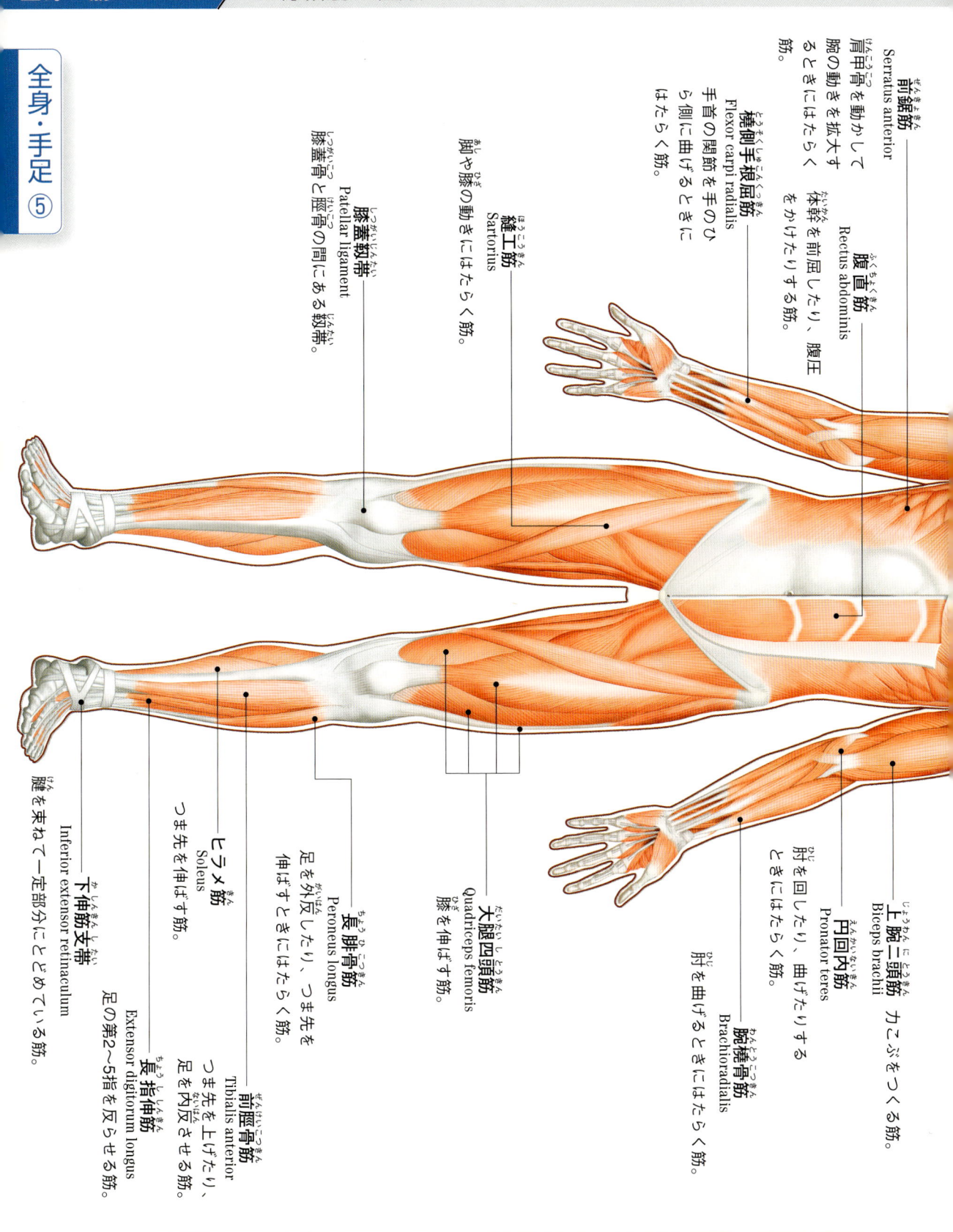

全身・手足 ⑤

- **前鋸筋** Serratus anterior
肩甲骨を動かして腕の動きを拡大するときにはたらく筋。

- **腹直筋** Rectus abdominis
体幹を前屈したり、腹圧をかけたりする筋。

- **橈側手根屈筋** Flexor carpi radialis
手首の関節を手のひら側に曲げるときにはたらく筋。

- **縫工筋** Sartorius
脚や膝の動きにはたらく筋。

- **膝蓋靱帯** Patellar ligament
膝蓋骨と脛骨の間にある靱帯。

- **ヒラメ筋** Soleus
つま先を伸ばす筋。

- **長腓骨筋** Peroneus longus
足を外反したり、つま先を伸ばすときにはたらく筋。

- **大腿四頭筋** Quadriceps femoris
膝を伸ばす筋。

- **長指伸筋** Extensor digitorum longus
足の第2〜5指を反らせる筋。

- **前脛骨筋** Tibialis anterior
つま先を上げたり、足を内反させる筋。

- **下伸筋支帯** Inferior extensor retinaculum
腱を束ねて一定部分にとどめている筋。

- **上腕二頭筋** Biceps brachii
力こぶをつくる筋。

- **円回内筋** Pronator teres
肘を回したり、曲げたりするときにはたらく筋。

- **腕橈骨筋** Brachioradialis
肘を曲げるときにはたらく筋。

> **からだのうんちく** 体内で最も長い筋は、腰から膝の内側に伸びる縫工筋で30〜50cm、最も短い筋は、耳の中のアブミ骨を押さえているアブミ骨筋で3〜4mmです。

全身・手足⑥ 筋の種類と構造

からだを動かす骨格筋の収縮・弛緩のしくみは、筋原線維の中にある

3種類の筋とその断面図

- 平滑筋 Smooth muscle
- 〔断面〕
- 核 Nucleus
- 内臓筋（不随意筋）Visceral muscle（Involuntary muscle）
- 横紋筋 Striated muscle
- 筋原線維 Muscle fibril
- 骨格筋（随意筋）Skeletal muscle（Voluntary muscle）
- 核 Nucleus
- 心筋（不随意筋）Cardiac muscle（Involuntary muscle）

3種類の筋

　筋はその形態から、**横紋筋**と**平滑筋**に分けられます。そのうち横紋筋はさらに、**骨格筋**と心臓をつくる**心筋**に分けられます。

　内臓壁・血管壁をつくる平滑筋は、骨格筋に比べて細く短いのが特徴で、**内臓筋**ともよばれます。収縮・弛緩はゆっくりで、自分の意志では動かせない**不随意筋**です。自律神経やホルモンでコントロールされています。

　骨格筋は、規則的な横縞をもつ**筋原線維**からなり、自分の意志で動かすことのできる**随意筋**で、一つの細胞にたくさんの核をもっています。心臓を動かし続ける心筋は、骨格筋

PART-1 筋の種類と構造

全身・手足 ⑥

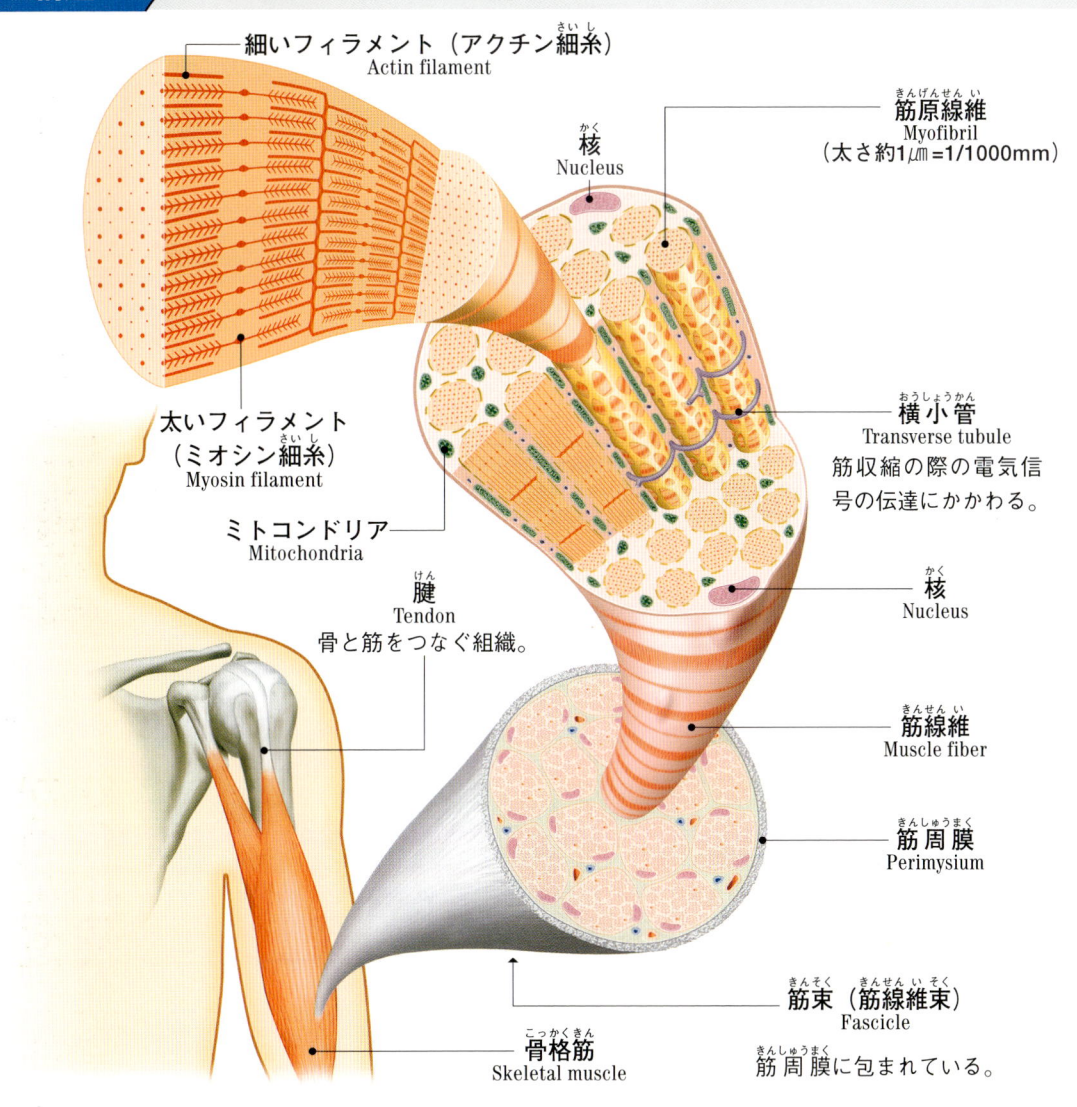

3種類の筋／筋の構造

図中ラベル：
- 細いフィラメント（アクチン細糸） Actin filament
- 核 Nucleus
- 筋原線維 Myofibril（太さ約1㎛＝1/1000mm）
- 太いフィラメント（ミオシン細糸） Myosin filament
- 横小管 Transverse tubule 　筋収縮の際の電気信号の伝達にかかわる。
- ミトコンドリア Mitochondria
- 腱 Tendon 　骨と筋をつなぐ組織。
- 核 Nucleus
- 筋線維 Muscle fiber
- 筋周膜 Perimysium
- 筋束（筋線維束） Fascicle 　筋周膜に包まれている。
- 骨格筋 Skeletal muscle

筋の構造

骨格筋は、からだの運動をつかさどっています。走ったり、投げたり、物を持ち上げたりするとき、大脳からの指令によって瞬時に筋が収縮・弛緩することで関節を動かして動作を行っています。

骨格筋の筋は、**筋線維**が束ねられた**筋束**が集まったものです。筋線維はさらに細い**筋原線維**の束がたくさん集まってできています。

筋線維は筋細胞ともよばれ、**ミトコンドリア**や筋小胞体が筋原線維のすき間に入っており、100個からそれ以上の**核**をもっています。筋原線維は細い**アクチン細糸**と太い**ミオシン細糸**の2種類の**フィラメント**（筋細糸）をもっています。フィラメントがスライドすることで筋が収縮・弛緩するのです。

のように縞模様が見られるが核は1個で、網目状に連なっています。心筋も平滑筋と同様に不随意筋です。

> **からだのうんちく**　骨格筋には、2種類の筋があります。遅筋（赤筋）はゆっくり収縮するかわりに持久力に優れ、速筋（白筋）は素早く収縮し、瞬発力に優れています。

19

全身・手足⑦

筋のはたらき

大脳の命令で骨格筋は収縮し、からだを自由自在に動かす

収縮のしくみ

私たちのからだは、脳からの命令によって、骨格筋が収縮をくり返すことで自在な動きを可能としています。例えば肘の曲げ伸ばしについて考えてみましょう。

上腕には屈側に**上腕二頭筋**、伸側に**上腕三頭筋**があります。肘を曲げる場合は上腕二頭筋が収縮して、いわゆる力こぶとなり、上腕三頭筋が伸びた（弛緩）状態になっています。反対に上腕三頭筋を収縮させれば肘を伸ばすことができます。

筋が収縮するとき、筋の内部ではどのようなことが起こっているのでしょう。

筋は多くの細胞（筋線維）が集まったものです。その筋線維はさらに細い筋原線維からなり、筋原線維はたんぱく質からできた2種類の筋フィラメント（筋細糸）によってできています。

1本の比較的太いフィラメント（**ミオシン細糸**）を、6本の細いフィラメント（**アクチン細糸**）が取り囲み、部分的に重なった状態で整然と並んだ構造になっています。脳からの命令によって、アクチン細糸とミオシン細糸の間に電気的な結合が起こると、アクチン細糸がミオシン細糸にたぐられるようにして滑り込みます（滑走）。すると筋原線維は太く短くなり、同時に筋線維も太く短くなって、肘を曲げ伸ばしするのです。

筋を動かすATP

私たちのからだのすべての細胞では、内呼吸（細胞と毛細血管の間で行われる、酸素と二酸化炭素のガス交換）と、血液によって細胞内に運ばれたぶどう糖の分解によって、必要な熱とエネルギーを産生しています。

そのエネルギーはATP（アデノシン3リン酸）として細胞内に蓄えられています。また、ぶどう糖もグリコーゲンとして、肝臓と筋内に蓄えられています。

ATPが、ミオシン細糸にあるATP分解酵素の作用で分解されつくられたエネルギーによって、筋フィラメントの滑走が起こります。

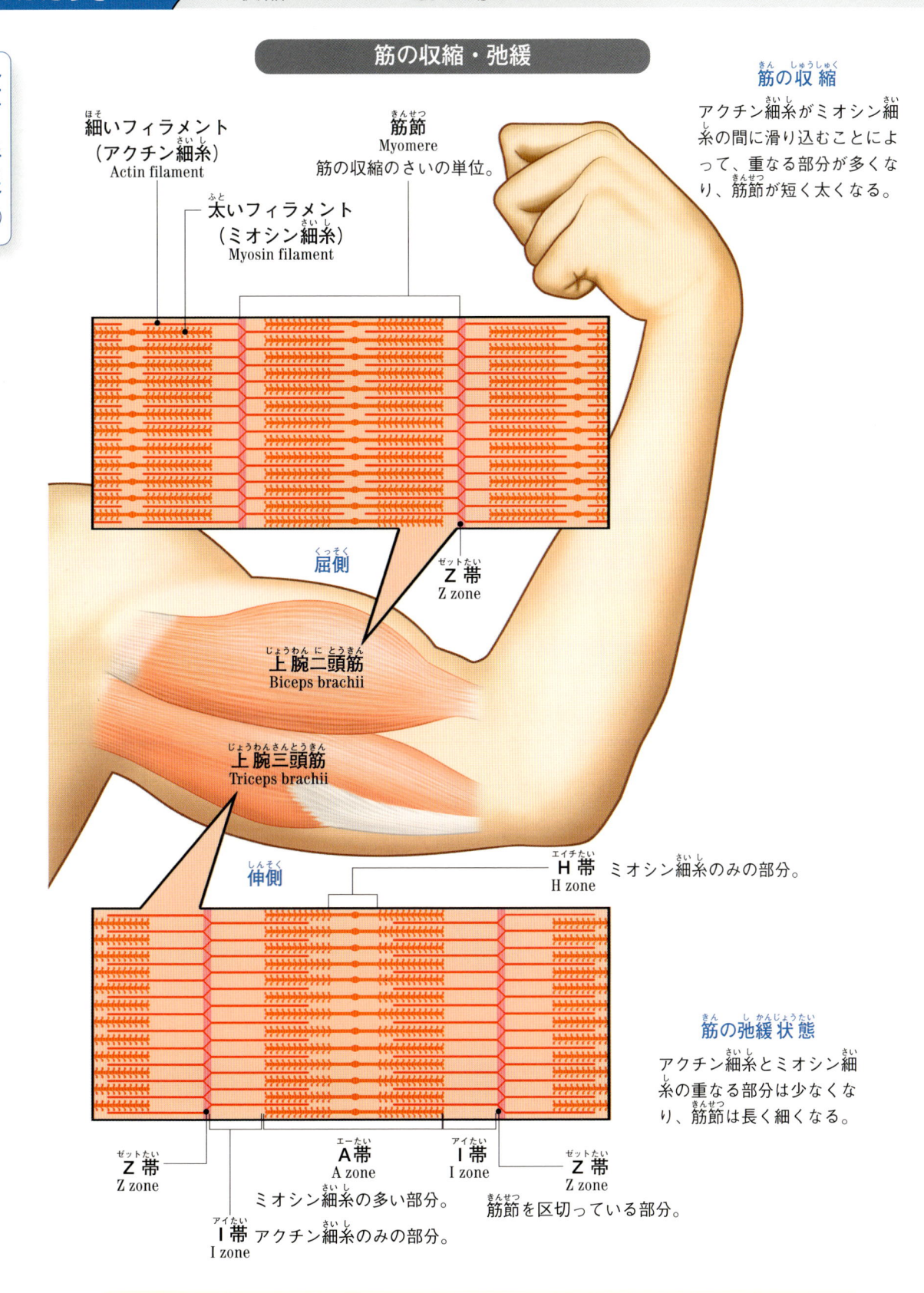

PART-1 筋のはたらき

収縮のしくみ／筋を動かすATP

筋の収縮・弛緩

細いフィラメント（アクチン細糸）
Actin filament

筋節
Myomere
筋の収縮のさいの単位。

太いフィラメント（ミオシン細糸）
Myosin filament

屈側

Z帯
Z zone

上腕二頭筋
Biceps brachii

上腕三頭筋
Triceps brachii

伸側

H帯
H zone
ミオシン細糸のみの部分。

Z帯
Z zone

A帯
A zone
ミオシン細糸の多い部分。

I帯
I zone
アクチン細糸のみの部分。

Z帯
Z zone
筋節を区切っている部分。

筋の収縮
アクチン細糸がミオシン細糸の間に滑り込むことによって、重なる部分が多くなり、筋節が短く太くなる。

筋の弛緩状態
アクチン細糸とミオシン細糸の重なる部分は少なくなり、筋節は長く細くなる。

> **からだのうんちく**　疲労の原因物質と考えられていた乳酸は、激しい運動などで十分な酸素を取り込めないときに生成されるエネルギー源であることがわかってきました。

全身・手足⑦

全身・手足⑧ 肥満症

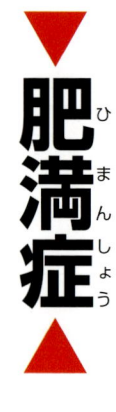

肥満とは、病気をともなっているか、将来、病気になる可能性の高い状態

▼肥満とは

肥満の判定には、BMI（ボディー・マス・インデックス）という指数が世界的に使われています。

体重(kg)÷身長(m)²（身長は二乗）で計算した数が25以上の場合を肥満とします（日本肥満学会）。一方、BMIが22の場合の体重を標準体重としています。

BMIのほかに、体脂肪率で判断することもあり、男性で25％以上、女性で30％以上（検査機器によって変わることもある）を目安にしています。

つまり肥満とは、からだに**脂肪細胞**が増えすぎた状態をいい、肥満によってなんらかの病気をもっていたり、病気になる可能性が高く、減量を中心とした治療が必要な場合を肥満症といいます。

◎肥満のタイプ

肥満は、脂肪細胞のつき方によって、二つのタイプに分けられます。

皮下脂肪型肥満 皮膚の内側に脂肪のついたタイプをいい、下半身が太った洋ナシ型の体型が特徴です。このタイプでは、比較的、病気を併発することが少ないものです。

内臓脂肪型肥満 内臓（おもに腸の膜）に脂肪が付着するものです。お腹がとくにでているリンゴ型の体型をしています。このタイプでは、糖尿病や高血圧などの生活習慣病をおこしやすくなります。

▼肥満の治療と予防法

肥満の原因となる脂肪細胞は、食べ過ぎや運動不足によって余分となったエネルギーを貯蔵するためにできます。脂肪細胞が増えると、脂肪細胞から**レプチン**というたんぱく質が放出され、**視床下部**に結合します。これによって食欲を抑制したり、からだの機能を活発にすることでエネルギー消費を増やし、脂肪の貯蔵を減らします。

こうしてバランスをとっているのですが、それでも食べ過ぎていると、視床下部のレプチン感受性がしだいに下がり、脂肪細胞の貯蔵が進んで体重が増えていきます。

PART-1 肥満症

全身・手足 ⑧

肥満とは／肥満の治療と予防法

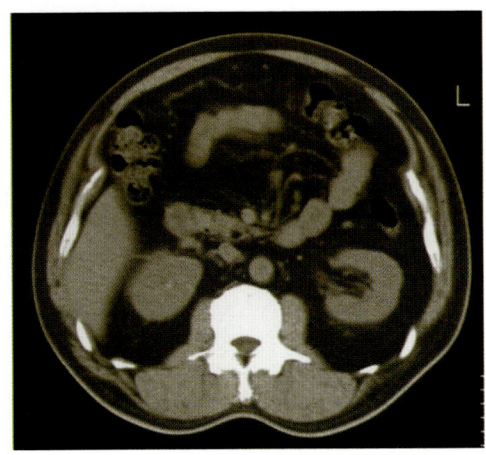

内臓脂肪型肥満
Visceral fat obesity

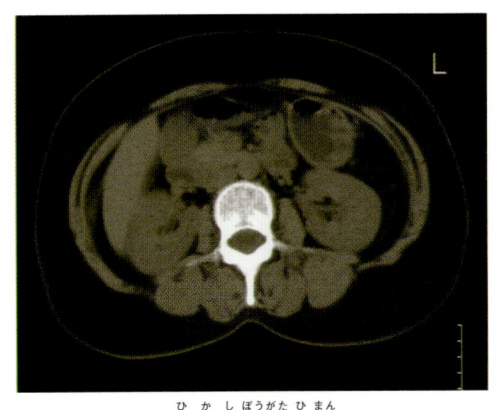

皮下脂肪型肥満
Subcutaneous fat obesity

（二つとも腹部を下から見た断面）

レプチンによる体重調節

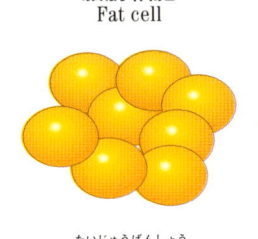

脂肪細胞 Fat cell　→　産生　→　レプチン Leptin　たんぱく質ホルモンの一つ。

↓結合

視床下部 Hypothalamus

大量のレプチンが放出されているのに食べ続けていると、視床下部のレプチン感受性が低下して、脂肪細胞の増加に歯止めがかからない。

・食欲抑制
・交感神経のはたらきを高める
・エネルギー消費の増加

↑ 体重減少　脂肪細胞の減少

肥満を解消するには、脂肪細胞の増加を減らすことと、エネルギー消費を増やして脂肪細胞を消費することしかありません。

極端なダイエットによって、脂肪細胞を減らそうとすると、筋肉の減少、ビタミンやミネラル分の不足にもつながります。

また、急激なダイエットは、一時的に脂肪細胞を減らせますが、逆にレプチンの濃度が低下することで、食欲が増進されて、リバウンドを起こしやすくなります。

そのほかに、早食い、一度の食事で済ますまとめ食い、間食、寝る前の夜食などの食習慣がある人は改めましょう。

適度な運動によって代謝を活発に保ちながら、一日のエネルギー消費量にあった食事を心がけることが大切です。また、習慣として長く続けるためには、食品のバランスも考え、十分に手間をかけ、これまで以上に楽しめる食事を工夫するようにしましょう。

> **からだのうんちく**　BMIが25以上を日本では肥満としていますが、欧米では体格のちがいから、24または25以上を過剰体重、30以上を肥満としています。

上肢のしくみ

全身・手足 ⑨

上肢は上肢帯、上腕、前腕、手の筋群の連係で複雑な動きが可能になる

上肢の筋の構成

上肢は上肢帯、上腕（二の腕）、肘から手首までの前腕、手の部分に大きく分けられます。

◎上肢帯の筋

上肢帯の部分の筋群は**上肢帯筋**といい、肩から上腕にかけて包み込むようにある強大な**三角筋**と棘上筋、**棘下筋、小円筋、大円筋**で構成されています。肩甲骨、鎖骨と上腕骨を連結し、浅胸筋や浅背筋と協力して肩関節に作用して腕を回転させます。

◎上腕の筋

上腕の筋は、**上腕二頭筋**や**上腕三頭筋**などからなる前部の屈筋群と、後部の伸筋群とで構成されています。**上腕二頭筋**は長い紡錘形をした筋で、肘を曲げる動作にかかわり、いわゆる力こぶを作る筋です。**上腕三頭筋**は、おもに肘を伸ばす動作にはたらく筋で、下端は大きな腱となり、**肘頭**に付着しています。

◎前腕の筋

前腕の筋は前部の屈筋群と後部の伸筋群に大別できます。前部の筋群は八つで、後部の筋群に比べると複雑な構成で、前部の筋群は**尺側手根伸筋**や**指伸筋**、示指伸筋など、11の筋で構成されています。ほとんどの前腕筋は筋尾が腱となって手指の骨に付着し、腕から手指にかけての複雑で繊細な動作を可能にしています。

上腕筋 Brachialis
指伸筋 Extensor digitorum
長母指外転筋 Abductor pollicis longus
肘筋 Anconeus
尺側手根屈筋 Flexor carpi ulnaris
尺側手根伸筋 Extensor carpi ulnaris
前腕筋 Antebrachial muscle

PART-1 上肢のしくみ

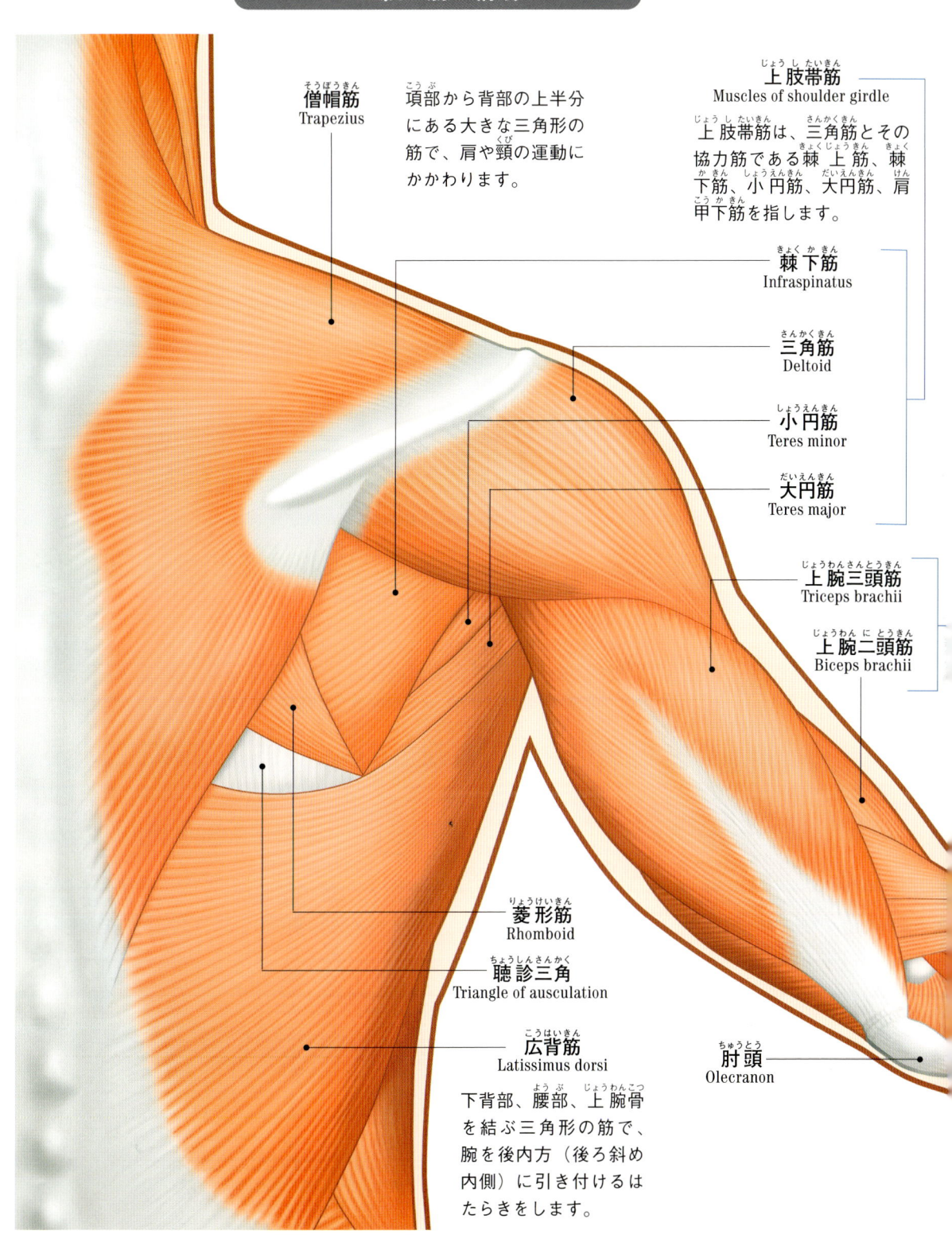

全身・手足 ⑨

上肢の筋の構成

上肢の筋の構成

僧帽筋 Trapezius
項部から背部の上半分にある大きな三角形の筋で、肩や頸の運動にかかわります。

上肢帯筋 Muscles of shoulder girdle
上肢帯筋は、三角筋とその協力筋である棘上筋、棘下筋、小円筋、大円筋、肩甲下筋を指します。

棘下筋 Infraspinatus

三角筋 Deltoid

小円筋 Teres minor

大円筋 Teres major

上腕三頭筋 Triceps brachii

上腕二頭筋 Biceps brachii

菱形筋 Rhomboid

聴診三角 Triangle of ausculation

広背筋 Latissimus dorsi
下背部、腰部、上腕骨を結ぶ三角形の筋で、腕を後内方（後ろ斜め内側）に引き付けるはたらきをします。

肘頭 Olecranon

> **からだのうんちく** 背中には、肩甲骨の側に筋が少ないところがあり、聴診器をあてると呼吸音がよく聞こえることから、聴診三角と呼ばれています。

手のしくみ

全身・手足 ⑩

多くの関節を動かし複雑な動きを可能にする、最も発達した運動器官

手の骨格と関節（右手）

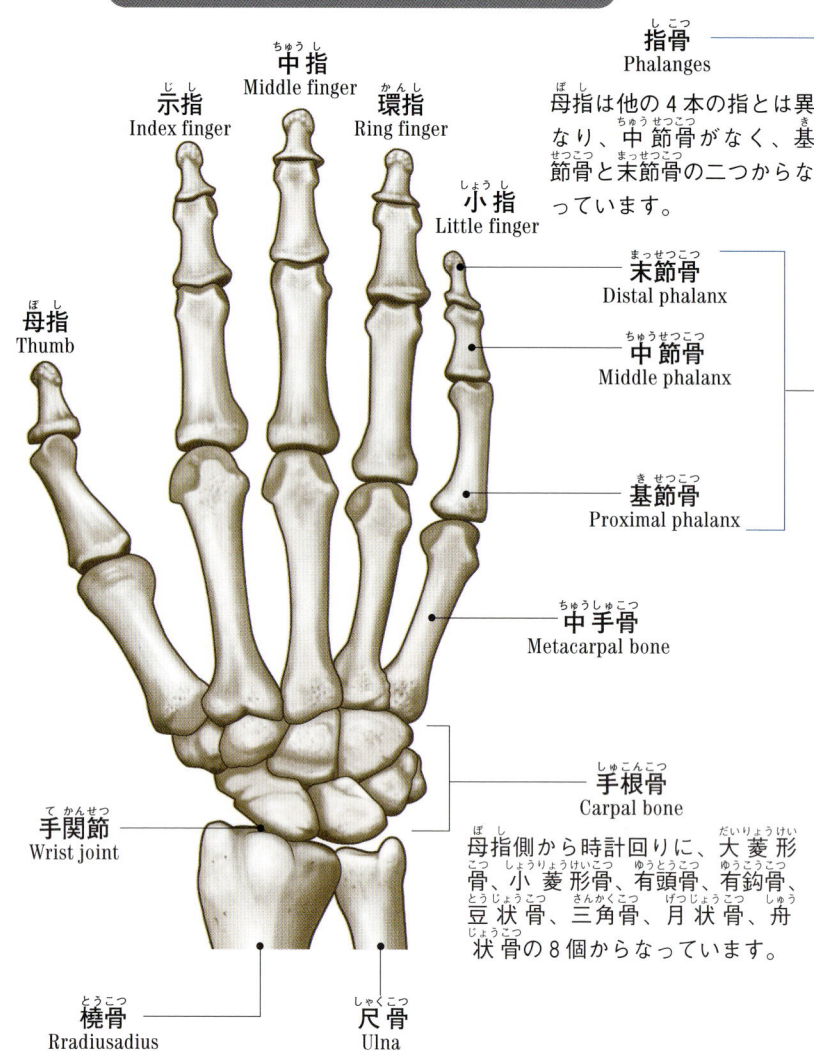

- 示指 Index finger
- 中指 Middle finger
- 環指 Ring finger
- 小指 Little finger
- 母指 Thumb
- 指骨 Phalanges
  - 母指は他の4本の指とは異なり、中節骨がなく、基節骨と末節骨の二つからなっています。
- 末節骨 Distal phalanx
- 中節骨 Middle phalanx
- 基節骨 Proximal phalanx
- 中手骨 Metacarpal bone
- 手根骨 Carpal bone
  - 母指側から時計回りに、大菱形骨、小菱形骨、有頭骨、有鉤骨、豆状骨、三角骨、月状骨、舟状骨の8個からなっています。
- 手関節 Wrist joint
- 橈骨 Rradiusadius
- 尺骨 Ulna

複雑な動きに対応した運動器官

手の運動領域（運動野）は脳でかなりの範囲を占めています。また、ものをつかむだけでなく、触れて感覚的情報を得ることもできる大切な器官でもあります。

手をかたちづくる骨は前腕側の**手根骨**8個と、手のひらや甲の部分の**中手骨**5個、指の部分の**指骨**（**基節骨**、**中節骨**、**末節骨**）14個、合計27個もあり、それぞれすべて関節しています。

前腕の**橈骨**、舟状骨・月状骨・三角骨の手根骨は連結し**手関節**を形成して、上腕と前腕のはたらきと協

PART-1 手のしくみ

全身・手足 ⑩

複雑な動きに対応した運動器官／手の靱帯と腱

手背の腱（右手）

- 中指 Middle finger
- 環指 Ring finger
- 示指 Index finger
- 小指 Little finger
- 母指 Thumb
- 長母指伸筋腱 Tendon of extensor pollicis longus
- 長母指外転筋腱と短母指伸筋腱 Tendon of abductor pollicis longus／Tendon of extensor pollicis brevis
- 長・短橈側手根伸筋腱 Tendon of flexor carpi radialis longus／Tendon of flexor carpi radialis brevis
- 小指伸筋腱 Tendon of extensor digiti minimi
- 示指伸筋腱 Tendon of extensor indicis
- 指伸筋腱 Tendon of extensor digitorum
- 伸筋支帯（手背側） Extensor retinaculum
- 屈筋支帯（手掌側） Transverse carpal ligament
- 腱間結合

示指、中指、環指、小指の指伸筋腱はそれぞれ隣どうしの腱とつながっている。

腱鞘と腱鞘炎

図には示されていませんが、腱の外側には腱鞘というものがあります。この腱鞘に起こる炎症が腱鞘炎で、腱鞘の中が狭くなるために腱の滑りが悪くなって摩擦が起こり、痛みや腫れの症状が現れます。治療としては、湿布やサポーターなどで手を安静に保ちますが、治りにくければ腱鞘を切開して、滑りをよくする手術が行われます。

手の靱帯と腱

手には、前腕から各指先に伸びる血管や神経が集中しています。それを保護するのが靱帯で、手背側（甲側）は**伸筋支帯**、手掌側（手のひら側）は**屈筋支帯**と呼ばれます。

5本の指の筋肉にはそれぞれ、前腕の筋肉から伸びる**伸筋腱**（手背側）および屈筋腱（手掌側）が張り付いて、しっかりと固定されています。これらの腱は、手首のところで腱鞘という結合組織性の鞘（滑液鞘ともいう）で束ねられています。腱鞘の中は滑液で満たされていて、筋肉や腱の運動をスムーズにしています。

力して手を曲げたり、伸ばしたり、ひねったりとその機能を拡大させています。いっぽう、指の関節は「つまむ」「つかむ」「握る」「かぎ下げ」などの手の複雑で繊細な動きを可能にしています。

> **からだのうんちく** 手の中指や薬指だけを動かそうとしても、動かしにくいのは、隣の小指や人差し指と腱がつながっているからです。

27

全身・手足⑪

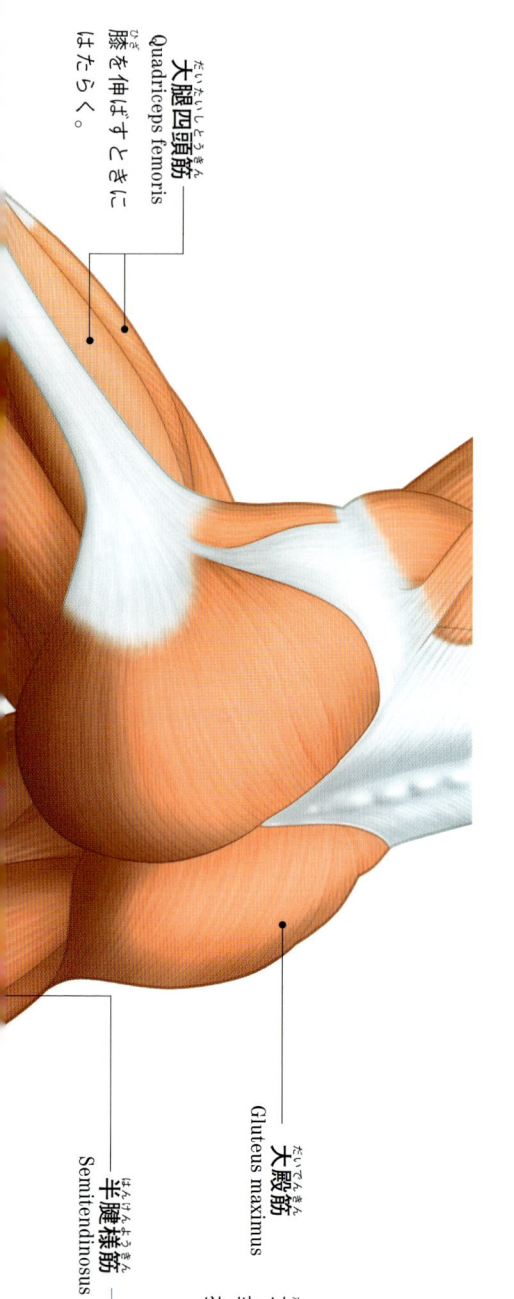

下肢のしくみ

からだを支え、移動するなどの動きの基本となる脚

下肢の構造

骨盤の寛骨を境にして、下肢（脚）が始まります。下肢の骨には、股関節から膝までの大腿骨、膝のお皿にあたる膝蓋骨、膝から足首までの脛骨と腓骨、足の骨があり、片方の脚の骨は、体重を支え、二足歩行するためにかなり頑丈にできています。

骨の周囲には、歩行や跳躍などのさまざまな動きを可能にするたくさんの筋が付いています。下肢を前後に動かすのは、腸腰筋や**大殿筋**などの下肢帯筋のはたらきです。膝の曲げ伸ばしには、**大腿四頭筋**や**大腿二頭筋**（**半膜様筋**、**半腱様筋**と合わせて**ハムストリング筋**という）、骨盤からすねの内側まで達する**縫工筋**などが関係しています。さらに、ふくらはぎをつくる**腓腹筋**と**ヒラメ筋**も膝の曲げ伸ばしや足首の動きに関係しています。

大腿四頭筋 Quadriceps femoris
膝を伸ばすときにはたらく。

半腱様筋 Semitendinosus

大殿筋 Gluteus maximus
大腿を伸ばすときにはたらく。
歩行・走行時に腸腰筋と相対抗してはたらく。

28

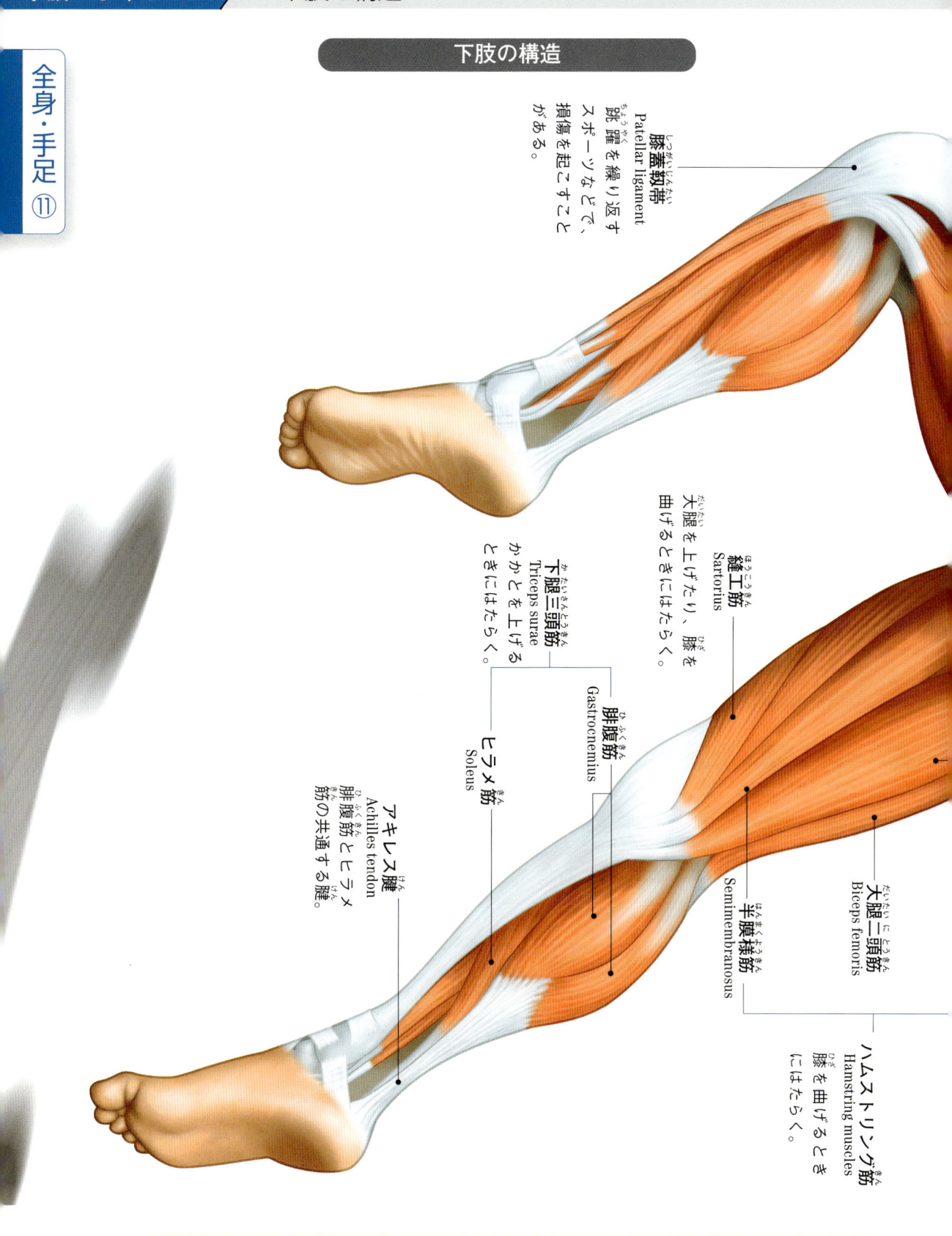

PART-1 下肢のしくみ

全身・手足 ⑪

下肢の構造

膝蓋靱帯 Patellar ligament
跳躍を繰り返すスポーツなどで、損傷を起こすことがある。

縫工筋 Sartorius
大腿を上げたり、膝を曲げるときにはたらく。

下腿三頭筋 Triceps surae
かかとを上げるときにはたらく。

腓腹筋 Gastrocnemius

ヒラメ筋 Soleus

アキレス腱 Achilles tendon
腓腹筋とヒラメ筋の共通する腱。

半膜様筋 Semimembranosus

大腿二頭筋 Biceps femoris

ハムストリング筋 Hamstring muscles
膝を曲げるときにはたらく。

からだのうんちく　よく肉離れを起こすハムストリング筋とは、もともと膝の両側にある大腿二頭筋、半膜様筋、半腱様筋の三つの腱の部分をさした言葉です。

全身・手足⑫ 足のしくみ

足は、体重を支え、運動時の衝撃を和らげるアーチ型構造に発達した

26個の骨からなる足

手や足は、人間が立ち上がり、二足歩行を始めることによって、それぞれの役割を担う構造へと変化を遂げてきました。

◎アーチ型構造の発達

足はからだを支え、歩いたり走ったりするのに適した形へと発達してきましたが、基本的な骨格は手とあまり違わず、小さな骨が多くの関節によって連結しています。それらは足の後半部分の7個の**足根骨**、前半部分の5個の**中足骨**と14個の**指骨**（母指は2個、他の指は3個）の計26個からなります。

足根骨のうち、**距骨**は下腿骨と関節で連結し、**踵骨**にはアキレス腱が付着しています。

◎三つのアーチ

足は、全体重を支えると同時に、運動時の強い衝撃を和らげ、またバランスをとるのに適するようにアーチ型構造になっています。

これらのアーチは、踵を起点とした二つの縦足弓（内側縦足弓と外側縦足弓）と遠位足根骨がつくる横足弓です。

内側縦足弓はいわゆる「つちふまず」で衝撃を和らげるスプリングの役目をしています。

距骨にかかる体重は、内側縦足弓、外側縦足弓、横足弓が連係して、母指側の中足骨から小指側の中足骨と踵骨の3点に分散されます。

◎スムーズな動きを助ける関節

26個の骨は、それぞれ関節と関節靭帯によって連結し、強靭な腱や筋がそれを支えています。そして、各部位の機能に応じた関節が、足のスムーズな動きを可能にしています。

中足骨と足根骨がつくる**足根中足関節**は、足背（甲）で重みを受け止めるのに理想的なアーチを形成しています。

下腿骨と距骨の連結部分は**距腿関節**といい、横軸をもつ蝶番関節によって、足首の屈伸運動を行います。

距骨と踵骨の間は**距骨下関節**とよばれ、踵から母指と小指へと斜めに走る線を軸として、足の外側縁や内側縁で体重を支えるときにはたらきます。

PART-1 足のしくみ

26個の骨からなる足

全身・手足 ⑫

足の骨格と関節（下は母指側から見た側面）

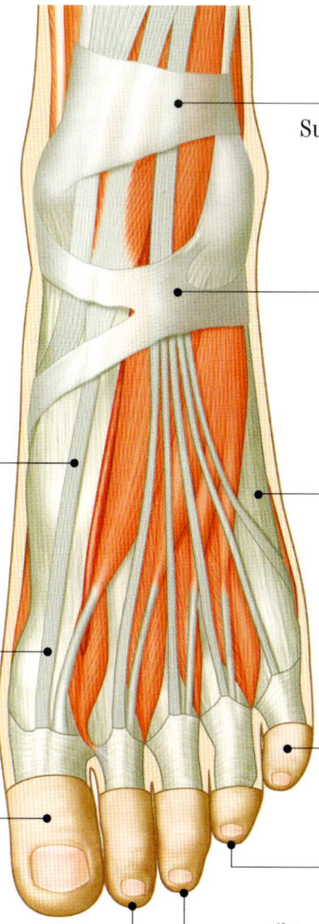

- 上伸筋支帯 Superior extensor retinaculum
- 下伸筋支帯 Inferior extensor retinaculum
- 長母指伸筋腱 Tendon of extensor pollicis longus
- 短指伸筋 Extensor digitorum brevis
- 腓骨筋腱 Tendon of peroneus
- 第1指（母指）First toe / Big toe
- 第2指 Second toe
- 第3指 Third toe
- 第4指 Fouth toe
- 第5指（小指）Fifth toe / Little toe

足の筋と腱

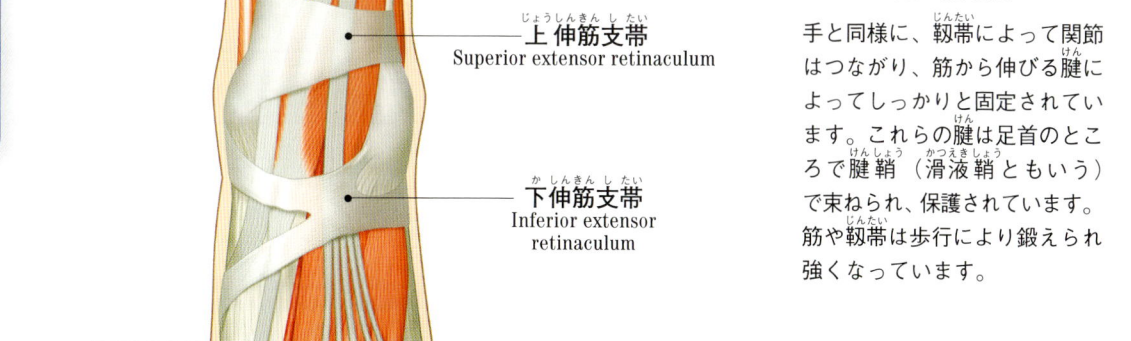

手と同様に、靱帯によって関節はつながり、筋から伸びる腱によってしっかりと固定されています。これらの腱は足首のところで腱鞘（滑液鞘ともいう）で束ねられ、保護されています。筋や靱帯は歩行により鍛えられ強くなっています。

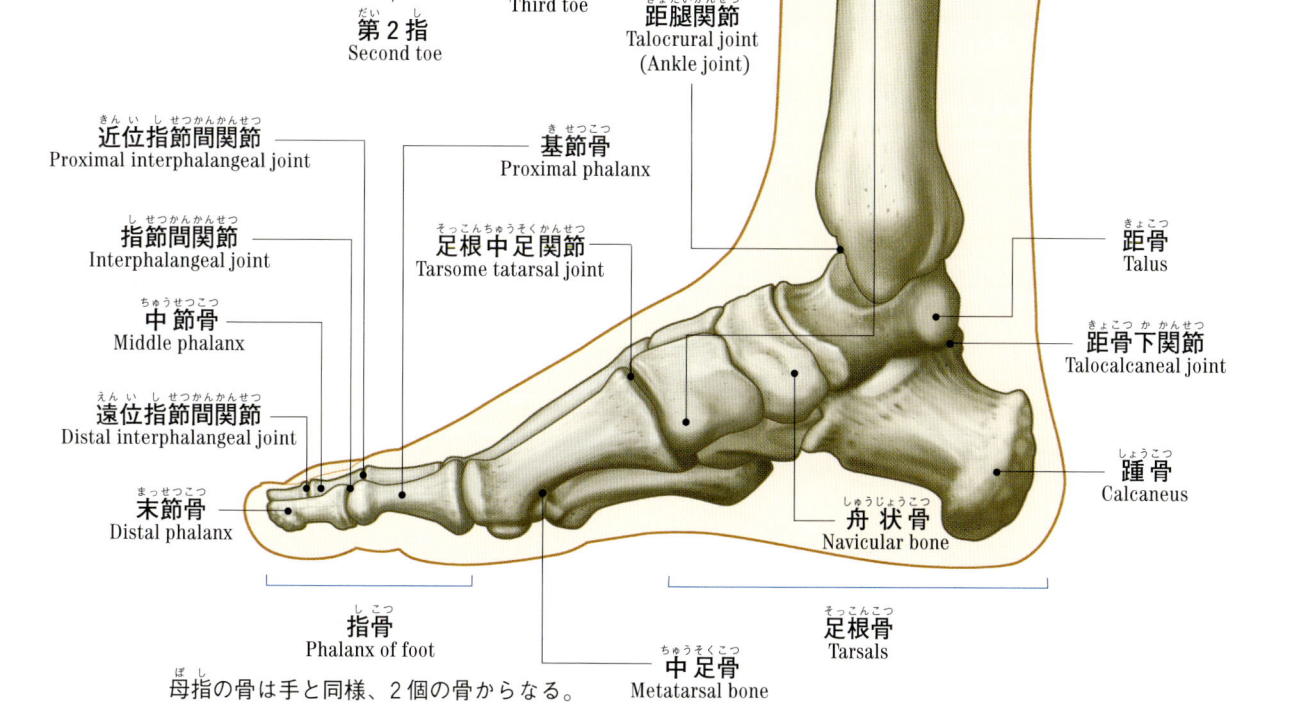

- 楔状骨 Cuneiform bone

母指側から順に、内側楔状骨、中間楔状骨、外側楔状骨と呼ばれる。小指側には立方骨（Cuboid bone）があります。

- 近位指節間関節 Proximal interphalangeal joint
- 指節間関節 Interphalangeal joint
- 中節骨 Middle phalanx
- 遠位指節間関節 Distal interphalangeal joint
- 末節骨 Distal phalanx
- 基節骨 Proximal phalanx
- 足根中足関節 Tarsome tatarsal joint
- 距腿関節 Talocrural joint (Ankle joint)
- 距骨 Talus
- 距骨下関節 Talocalcaneal joint
- 踵骨 Calcaneus
- 舟状骨 Navicular bone
- 指骨 Phalanx of foot
- 中足骨 Metatarsal bone
- 足根骨 Tarsals

母指の骨は手と同様、2個の骨からなる。

からだのうんちく 足は、手に比べて甲（足背）が長く、指は短いように見えますが、骨格を見れば指が長いことがわかります。

皮膚のしくみ

全身・手足⑬

皮膚は表皮、真皮、皮下組織の三層構造で全身を覆い守っている

皮膚はからだを守る重要な器官

皮膚は頭から足の裏まで、からだの表面を覆っている、からだの中では最も大きな器官といえます。

皮膚は私たちのからだを、物理的なショックや暑さ・寒さ、紫外線などの有害な刺激、細菌やウイルスなどの体内への侵入という外部からの脅威から守る免疫機能、紫外線の作用でビタミンDの合成などの役割を担っています。

また、体温調節、外部からの刺激を感知する感覚受容器としてのはたらきをもっています。さらに発汗などの分泌・排泄、体液の保持、脂肪の貯蔵など生命を維持するための大切な役割を行う器官です。

皮膚の構造

皮膚は**表皮**、**真皮**、**皮下組織**の三つの層から形成されています。各層の厚さはからだの部位によって異なります。手のひらや足の裏など、大きな機械的刺激を受けやすい部位の表皮では、厚くなっています。とくに手の指先の表皮は**真皮乳頭**の配列でつくられます。指紋は遺伝し、個人識別に利用されています。

皮膚の三層のうちもっとも外側にある表皮は、外から内に向かって**角質層**、顆粒層、有棘層、基底層からなっています。基底層は一層の細胞の層で、ここで常に新しい細胞がつくられ成長しながら表面へと移動していきます。表面まで移動した細胞は角化して、やがて死に、ついにはあかやふけとなって剥がれ落ちます。このように絶えず新しい細胞と入れ替わることを再生といい、表皮は約4週間で新生をくり返しています。

真皮は表皮に比べるとかなり厚く、弾力性と強靭性を有する結合組織で、毛細血管が網目状になって表皮と小突起状の真皮乳頭内に栄養を与えています。また、温覚、冷覚、痛覚、触覚、圧覚の五つの**感覚受容器**（感覚神経）があり、**血管**や**毛根**、**汗腺**などがあります。これらの数は部位の必要に応じてばらつきがあります。

PART-1 皮膚のしくみ

皮膚はからだを守る重要な器官／皮膚の構造

全身・手足 ⑬

皮膚の構造

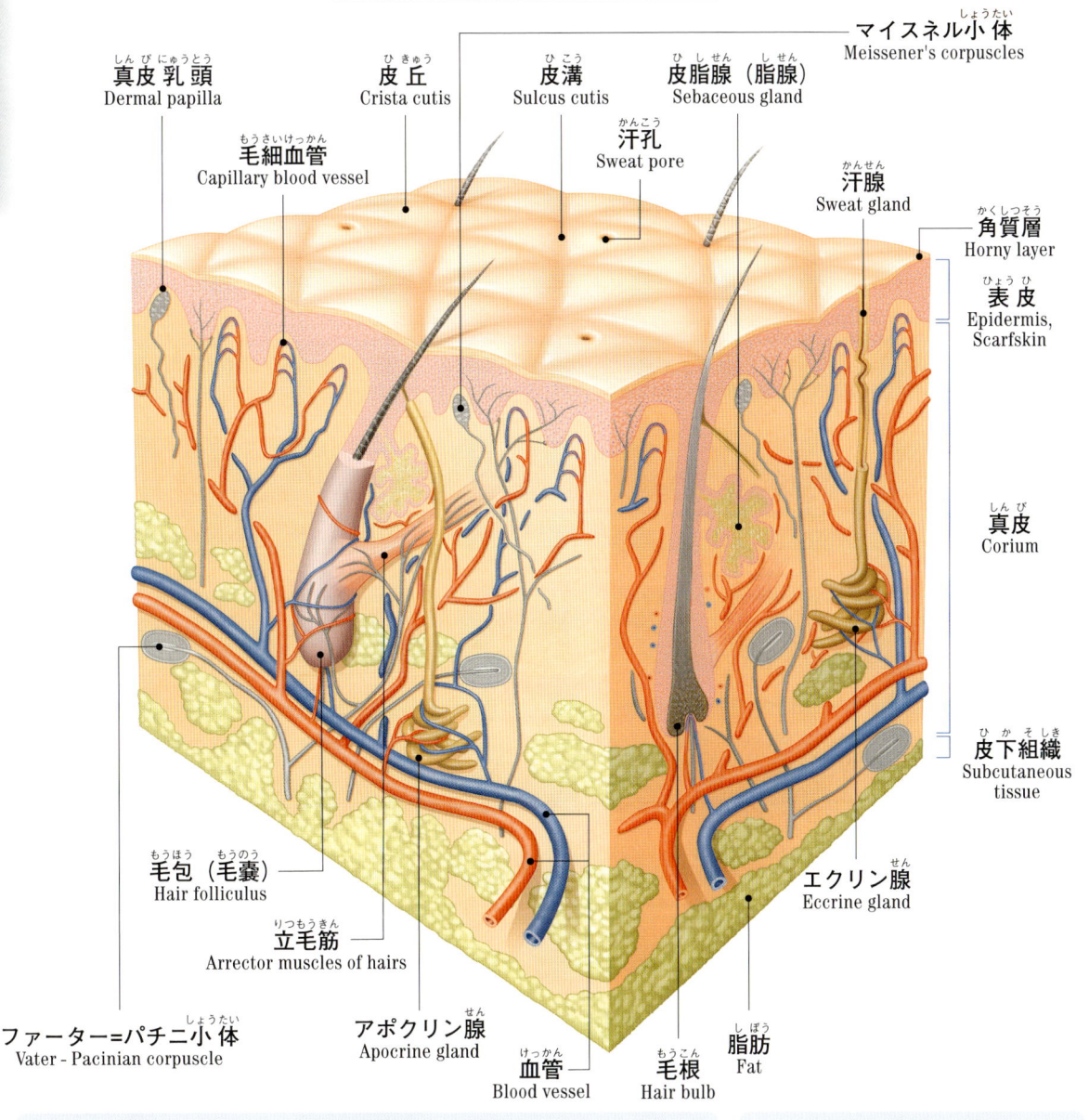

真皮乳頭 Dermal papilla
毛細血管 Capillary blood vessel
皮丘 Crista cutis
皮溝 Sulcus cutis
皮脂腺（脂腺） Sebaceous gland
汗孔 Sweat pore
マイスネル小体 Meissener's corpuscles
汗腺 Sweat gland
角質層 Horny layer
表皮 Epidermis, Scarfskin
真皮 Corium
皮下組織 Subcutaneous tissue
エクリン腺 Eccrine gland
脂肪 Fat
毛根 Hair bulb
血管 Blood vessel
アポクリン腺 Apocrine gland
立毛筋 Arrector muscles of hairs
毛包（毛嚢） Hair folliculus
ファーター＝パチニ小体 Vater - Pacinian corpuscle

感覚受容器 Sensory receptor

真皮には温覚、冷覚、痛覚、触覚、圧覚の五つの感覚受容器（感覚神経）があります。

温覚：皮膚より高い温度刺激による。温度受容器、ルフィニ小体で受容。
冷覚：皮膚より低い温度刺激による。クラウゼ小体が関係。
痛覚：皮膚への刺激によって生じる苦痛を伴う感覚。自由神経終末。
触覚：受容体は毛根の周囲に存在し、ものに触れたときに生じる感覚。マイスネル小体が受け取る。
圧覚：皮膚への圧迫や衝撃をファーター＝パチニ小体で受容する。

皮膚の厚さ

表皮、真皮、皮下組織の3層の厚さはほぼ1～4mmです。そのうち、表皮の厚さは普通0.1～0.3mmですが、手のひらや足の裏など刺激の多い部位では厚く、手のひらで0.7mm、足の裏では1.3mmほどです。逆にまぶたの表皮は、0.04mmしかありません。

からだのうんちく　全身の皮膚を広げると、成人で平均1.6㎡と、およそ畳1枚分の面積になります。また、重さもかなりあって、体重の約6分の1を占めています。

全身・手足⑭

皮膚の体温調節

皮膚は熱の放出や抑制、発汗などの体温調節により体温を一定に保つ

体温調節のしくみとはたらき

体温は外気温にかかわらず、健康であれば、常に36〜37度と一定に保たれています。この温度はからだのさまざまな器官が無理なくはたらける温度なのです。

体温を一定に保つため、暑ければ皮膚から熱を放出し汗を分泌したりと、からだにはいろいろな体温調節のしくみが用意されています。

◎暑いときの体温調節

気温が高かったり、運動などによって体温が上昇すると、体表近くの**毛細血管**が広がり、血流が増えて熱を放出し、同時に皮膚から汗が分泌され、その蒸発によって熱が奪われて体温が下がります。

ふだん気づかなくても、発汗と蒸発は行われていて、これを不感蒸散といいます。

成人の場合、普通に生活しているだけでも不感蒸散は1日に約600mℓあり、運動などをした場合の汗の量は2〜3ℓにもなります。

◎寒いときの体温調節

気温が低く寒いときには、毛細血管は収縮し血流を減らし、同時に**汗孔**や**毛孔**を狭めて、熱の放出を抑えます。

肌が急な寒さにさらされたときに、皮膚が一面、粟粒状に盛り上がり、**鳥肌**をつくります。これは、立毛筋を収縮させて熱を産生し、体温を上げる反応です。

◎汗腺と発汗の種類

汗を分泌する汗腺には、**エクリン腺**とアポクリン腺の2種類があります。エクリン腺はほぼ全身に分布し、汗を分泌して体温調節を行います。アポクリン腺は腋の下、陰部、乳頭などの毛根部にしかなく、導管は毛孔に開口し、分泌物(汗)は細菌の影響を受けて特有のにおいを発します。

発汗には暑いときにかく汗(温熱性発汗)以外に、緊張したときに手のひらや足の裏、腋の下にかく汗(精神性発汗)、ワサビなど刺激の強いものを食べたときに顔面にかく汗(味覚性発汗)があります。

34

PART-1 皮膚の体温調節

全身・手足 ⑭

体温調節のしくみとはたらき

寒いときの皮膚の様子

鳥肌 (Goose flesh)
鳥の肌に似ていることから鳥肌（とりはだ）と呼ばれますが、実際の鳥や動物の場合は毛を立てることで空気の層をつくり寒さをしのぎます。

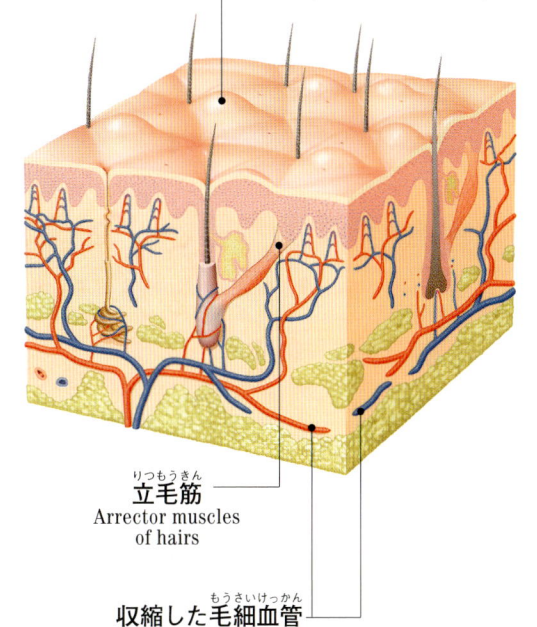

立毛筋 (Arrector muscles of hairs)

収縮した毛細血管
血管は狭まり血流を減らすことで、放熱を抑制します。

暑いときの皮膚の様子

汗孔 (Sweat pore)
汗孔が開き汗を分泌して、その蒸発によって熱を取り去ります。

汗 (Sweat)
汗の成分は水とナトリウムなどの電解質からなり、血液から作られるので、汗腺の周囲には豊富な毛細血管があります。

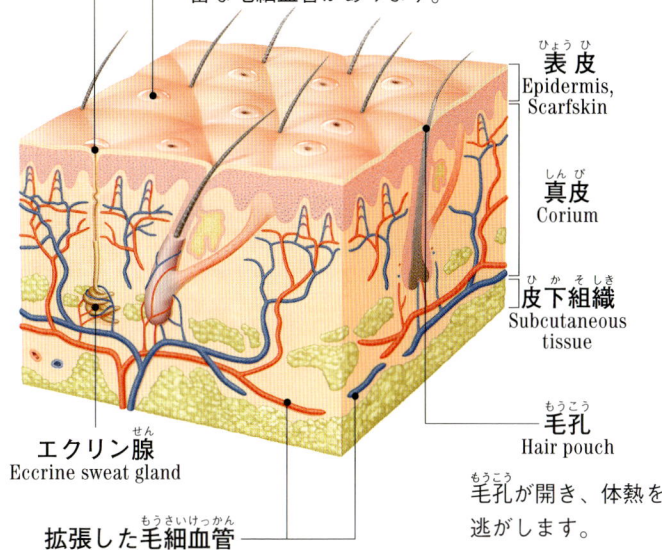

表皮 (Epidermis, Scarfskin)

真皮 (Corium)

皮下組織 (Subcutaneous tissue)

エクリン腺 (Eccrine sweat gland)

毛孔 (Hair pouch)
毛孔が開き、体熱を逃がします。

拡張した毛細血管
血管は広がり、血流が増加して放熱します。

日焼けは皮膚の防衛手段

太陽光線に含まれる紫外線に皮膚がさらされ続けると、やがてその皮膚の組織は炎症を起こし、同時に免疫力も弱まってきます。

すると、表皮にある色素細胞（メラノサイト）は、メラニン色素という黒い粒を盛んに増産し、体表面の角質産生細胞（ケラチノサイト）に送り込みます。角質産生細胞では遺伝子のある細胞の核を守るため、そのメラニン色素で細胞の核の上を覆うようにします。そのため皮膚の色が褐色となります。これが日焼けといわれるもので、メラニン色素で覆われた表皮によって、真皮は紫外線から守られています。

色素細胞は、皮膚1mm²当たり1500個ほどあり、額では腹部のほぼ2倍と多くなっています。

🔴 **からだのうんちく** 活動している汗腺（エクリン腺）は平均230万個ほど。そのうち手のひら、額、足の裏には1mm²当たり2.5個以上と密に分布しています。

皮膚付属器のしくみ

全身・手足⑮

爪や毛は皮膚の表皮が変化したもので、からだを保護している

爪の構造

爪は1日に、成人の平均で0.1mmほど伸び、利き手のほうが早く伸び、女性より男性が早いといわれています。そのほかにも、指のなかでも人差し指・中指・薬指、足より手、夜間より昼間、季節も暖かいほうが早く伸びます。

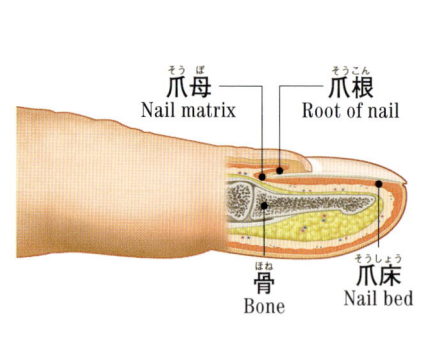

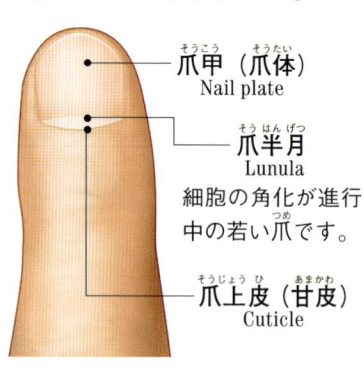

爪母（そうぼ） Nail matrix
爪根（そうこん） Root of nail
骨（ほね） Bone
爪床（そうしょう） Nail bed
爪甲（そうこう）（爪体 そうたい） Nail plate
爪半月（そうはんげつ） Lunula — 細胞の角化が進行中の若い爪です。
爪上皮（そうじょうひ）（甘皮 あまかわ） Cuticle

爪の構造とはたらき

爪は皮膚の表皮が角化し変形したもので、手や足の指先をしっかりと保護するはたらきと同時に細かい物をつかむ場合などに役立ちます。

◎爪の構造

一般に爪と呼ばれている部分を**爪甲**または**爪体**といい、その根元の薄い皮膚にかくれた部分を**爪根**といいます。爪甲の内側に付着している部分は**爪床**で、表皮の基底層や真皮の最上部にあたるので、爪がはがれると非常に痛く、出血します。

爪根の爪床部分は**爪母**と呼ばれ、爪を作る細胞群があります。この爪母の細胞が分裂・増殖し、角化して爪となって、順に先端へと押し出されます。この爪母は胎児のうちから形成され、生涯、爪を作り続けますが、ひどく損傷されると、再生はできないため、爪が生えなくなります。

毛の構造とはたらき

毛も爪と同様、表皮が角化して汕状に変形してできたもので、手のひらや足の裏、くちびるなど、ごく一部の限られた部分を除いて全身に生えています。毛は生えている部位により頭髪、まゆげ、まつげ、ひげ、体毛、腋毛などと分類されますが、一部退化したものがあるものの、皮膚とともに、からだを保護し保温する役目を担っています。

36

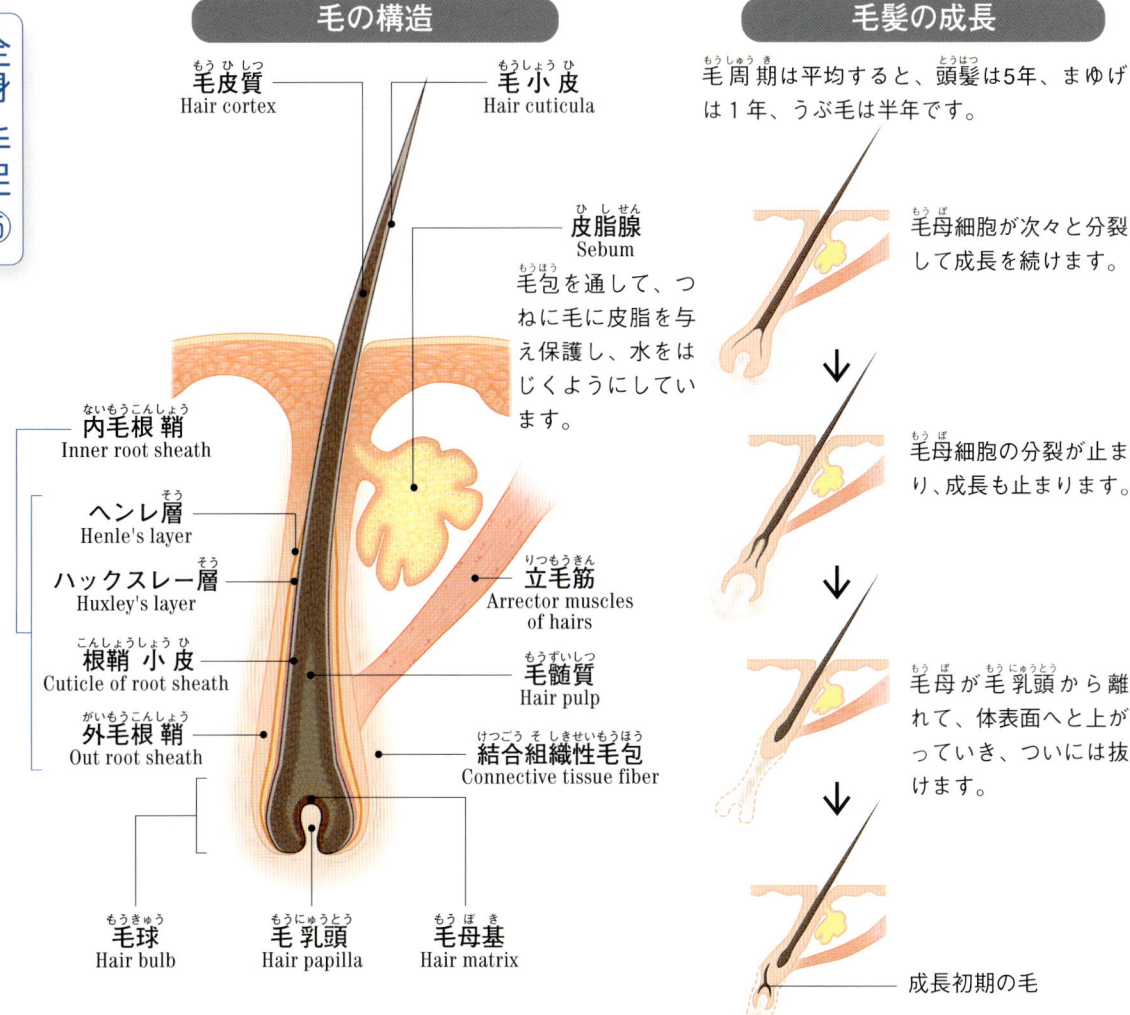

PART-1 皮膚付属器のしくみ
爪の構造とはたらき／毛の構造とはたらき

全身・手足 ⑮

毛の構造

- 毛皮質 Hair cortex
- 毛小皮 Hair cuticula
- 皮脂腺 Sebum
  毛包を通して、つねに毛に皮脂を与え保護し、水をはじくようにしています。
- 内毛根鞘 Inner root sheath
- ヘンレ層 Henle's layer
- ハックスレー層 Huxley's layer
- 根鞘小皮 Cuticle of root sheath
- 外毛根鞘 Out root sheath
- 立毛筋 Arrector muscles of hairs
- 毛髄質 Hair pulp
- 結合組織性毛包 Connective tissue fiber
- 毛球 Hair bulb
- 毛乳頭 Hair papilla
- 毛母基 Hair matrix

毛髪の成長

毛周期は平均すると、頭髪は5年、まゆげは1年、うぶ毛は半年です。

毛母細胞が次々と分裂して成長を続けます。

↓

毛母細胞の分裂が止まり、成長も止まります。

↓

毛母が毛乳頭から離れて、体表面へと上がっていき、ついには抜けます。

↓

成長初期の毛

◎頭髪の構造

毛が皮膚に埋まっている部分を毛根、その根元の球状の部分を**毛球**といいます。毛球の中には**毛母基**があり、毛母細胞の分裂と増殖によって毛が作りだされています。毛球のまわりを毛包によって保護され、毛母基はその下にある**毛乳頭**により栄養を得ています。

毛は三層構造となっていて、最も外側は、うろこ状に角化した細胞からなる**毛小皮**（キューティクル）と呼ばれる層で、その内側には密な細胞の層である**毛皮質**があります。毛皮質は、毛母基にある色素細胞が作り出すメラニン色素を取り込んで成長するので、毛に色がつきます。また、メラニン色素の多少によって、毛の色が決定します。

最も内側は**毛髄質**という組織で、細胞間にはすき間があって、栄養の通り道となっています。しかし、うぶ毛などの細かい軟毛に毛髄質はありません。

からだのうんちく　江戸時代の俳人立羽不角は「ああ世の中や苦爪楽髪」と詠みました。実際には苦労すれば爪が早く伸び、楽であれば髪が早く伸びるということはありません。

37

頭部①

頭蓋骨のしくみ

多くの骨が複雑・強固に連結し、脳や感覚器官を保護し助けている

頭蓋骨の構造とはたらき

◎多くの骨からなる頭蓋

骨の大切な役割のひとつに臓器の保護があります。なかでも頭部には、情報処理の中枢としての脳、目や耳などの感覚器官、呼吸と栄養摂取器官である口腔と、いずれも生命にかかわる重要な器官が集中しています。これらを保護し、はたらきを助けているのが、15種23個の骨からなる頭蓋骨で、これらは脳頭蓋と顔面頭蓋に分けられます。

◎脳を支える脳頭蓋

脳をおさめている脳頭蓋は、脳の天井にあたる部分を頭蓋冠、底にあたる部分を頭蓋底といい、ここには前頭蓋窩、中頭蓋窩、後頭蓋窩の三つのくぼみがあります。
前頭蓋窩は前頭骨、蝶形骨、篩骨からできており大脳の前頭葉をおさめています。中頭蓋窩は蝶形骨と側頭骨から構成され、側頭葉や間脳を載せています。小脳や延髄を支えている後頭蓋窩は、蝶形骨と左右の側頭骨から構成されています。

◎骨を強固に連結する縫合

頭蓋の多くの骨は薄くできていますが、強固に連結されていて外部からの衝撃をやわらげています。この複雑な波状の結合部分を縫合といいます。また、前頭骨、蝶形骨、篩骨、側頭骨などの一部分は内部が空洞になっていて、頭蓋全体は軽量化されています。

小児の頭蓋骨と泉門

新生児の頭蓋骨は未完成で、完全には癒合しておらず、骨どうしの間は膜状の組織でつながっています。小泉門は6か月、大泉門は1歳半から2歳で閉鎖します。

- 大泉門 Fonticulus anterior
- 頭頂骨 Parietal bone
- 小泉門 Fonticulus posterior
- 後頭骨 Occipital bone
- 前頭骨 Frontal bone
- 大泉門 Fonticulus anterior
- 頭頂骨 Parietal bone

38

PART-2 頭蓋骨のしくみ — 頭蓋骨の構造とはたらき

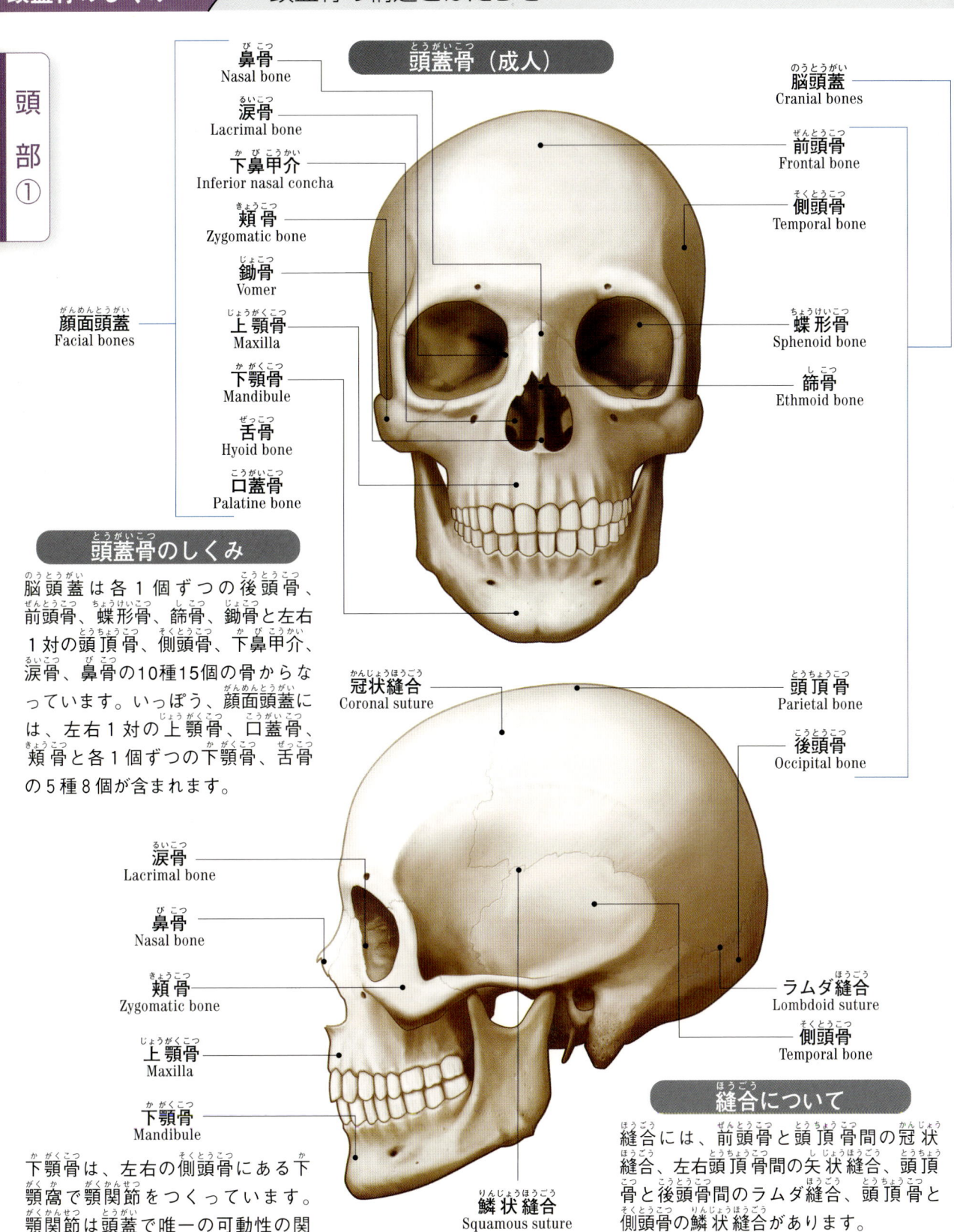

頭部①

頭蓋骨（成人）

- 鼻骨 Nasal bone
- 涙骨 Lacrimal bone
- 下鼻甲介 Inferior nasal concha
- 頬骨 Zygomatic bone
- 鋤骨 Vomer
- 上顎骨 Maxilla
- 下顎骨 Mandibule
- 舌骨 Hyoid bone
- 口蓋骨 Palatine bone
- 顔面頭蓋 Facial bones
- 脳頭蓋 Cranial bones
- 前頭骨 Frontal bone
- 側頭骨 Temporal bone
- 蝶形骨 Sphenoid bone
- 篩骨 Ethmoid bone
- 冠状縫合 Coronal suture
- 頭頂骨 Parietal bone
- 後頭骨 Occipital bone
- 涙骨 Lacrimal bone
- 鼻骨 Nasal bone
- 頬骨 Zygomatic bone
- 上顎骨 Maxilla
- 下顎骨 Mandibule
- ラムダ縫合 Lombdoid suture
- 側頭骨 Temporal bone
- 鱗状縫合 Squamous suture

頭蓋骨のしくみ

脳頭蓋は各1個ずつの後頭骨、前頭骨、蝶形骨、篩骨、鋤骨と左右1対の頭頂骨、側頭骨、下鼻甲介、涙骨、鼻骨の10種15個の骨からなっています。いっぽう、顔面頭蓋には、左右1対の上顎骨、口蓋骨、頬骨と各1個ずつの下顎骨、舌骨の5種8個が含まれます。

下顎骨は、左右の側頭骨にある下顎窩で顎関節をつくっています。顎関節は頭蓋で唯一の可動性の関節です。

縫合について

縫合には、前頭骨と頭頂骨間の冠状縫合、左右頭頂骨間の矢状縫合、頭頂骨と後頭骨間のラムダ縫合、頭頂骨と側頭骨の鱗状縫合があります。

> **からだのうんちく** 頭の骨は一般に「頭蓋（ずがい）」と呼ばれていますが、解剖学用語では、「とうがい（とうがいこつ）」とよびます。

頭部② 脳のしくみ

脳は、大脳、間脳、中脳、橋、延髄、小脳からなる神経細胞のかたまり

基本的な脳の構造

脳は**大脳**、**間脳**、**脳幹**、**小脳**に大別できます。人間の大脳は著しく発達し、脳全体の約80％を占めています。大脳に次いで大きい小脳は後頭部下方に位置しており、脳の約10％を占めるにすぎませんが、脳全体の神経細胞の半分以上が小脳に存在しています。

脳幹は間脳と**脊髄**の間に位置し、**中脳、橋、延髄**で構成されており、生命維持にかかわる機能をもっています。

間脳の主要部分は**視床**と**視床下部**で、視床下部の下には**脳下垂体**が突出しています。視床や視床下部は自律神経系の中枢であり、また、大脳への感覚情報の中継路としての大きな役割を担っています。中脳は橋と間脳の間にあり、大脳、延髄・脊髄に結びつける大脳脚や聴覚反射にかかわる部位や聴覚の中継核などがあります。延髄は脳の最下部に位置し、脊髄へ続く部分で、呼吸中枢や血管中枢など生命維持に不可欠な中枢があります。

進化を示す大脳の構造

大脳は大脳皮質、大脳辺縁系、大脳基底核に分けられます。

大脳の表面は厚さ数mmの層で覆われ、大脳皮質（灰白色）の層で覆われ、その内部に白色の大脳髄質（白質）があります。大脳皮質は数層の神経細胞が並んだもので、多くのしわや溝に富んでいます。大脳髄質は、神経細胞から出る神経線維の束からなっています。

大脳皮質はまた、進化的に見て新しい新皮質と古い古皮質（嗅脳系と大脳辺縁系）に分けられます。大脳辺縁系は新皮質の発達に伴い、内部にたたみ込まれ、大脳縦裂の下部で脳梁と間脳をとり囲んだ位置にあります。大脳辺縁系は、生きるための本能的な行動（原始感覚）を支配しています。

大脳基底核は、大脳半球の基底部の白質内にある数個の灰白質のかたまりで、運動機能にかかわる重要な役割をもつ古い脳です。

PART-2 脳のしくみ

頭部②

基本的な脳の構造／進化を示す大脳の構造

脳のしくみ（左側面）

頭蓋骨と髄膜により外部の衝撃から守られている脳は、千数百億個という神経細胞からなっています。脳の表面を覆う大脳皮質は約140億個の神経細胞の層で、ひだ状になっています。このひだをすべて伸ばすと表面積は約2000cm²、新聞紙の1ページほどの広さになります。

髄膜 Meninges
外側から、硬膜、クモ膜、軟膜。クモ膜と軟膜の間のクモ膜下腔は髄液に満たされ、外部からの衝撃を吸収する。

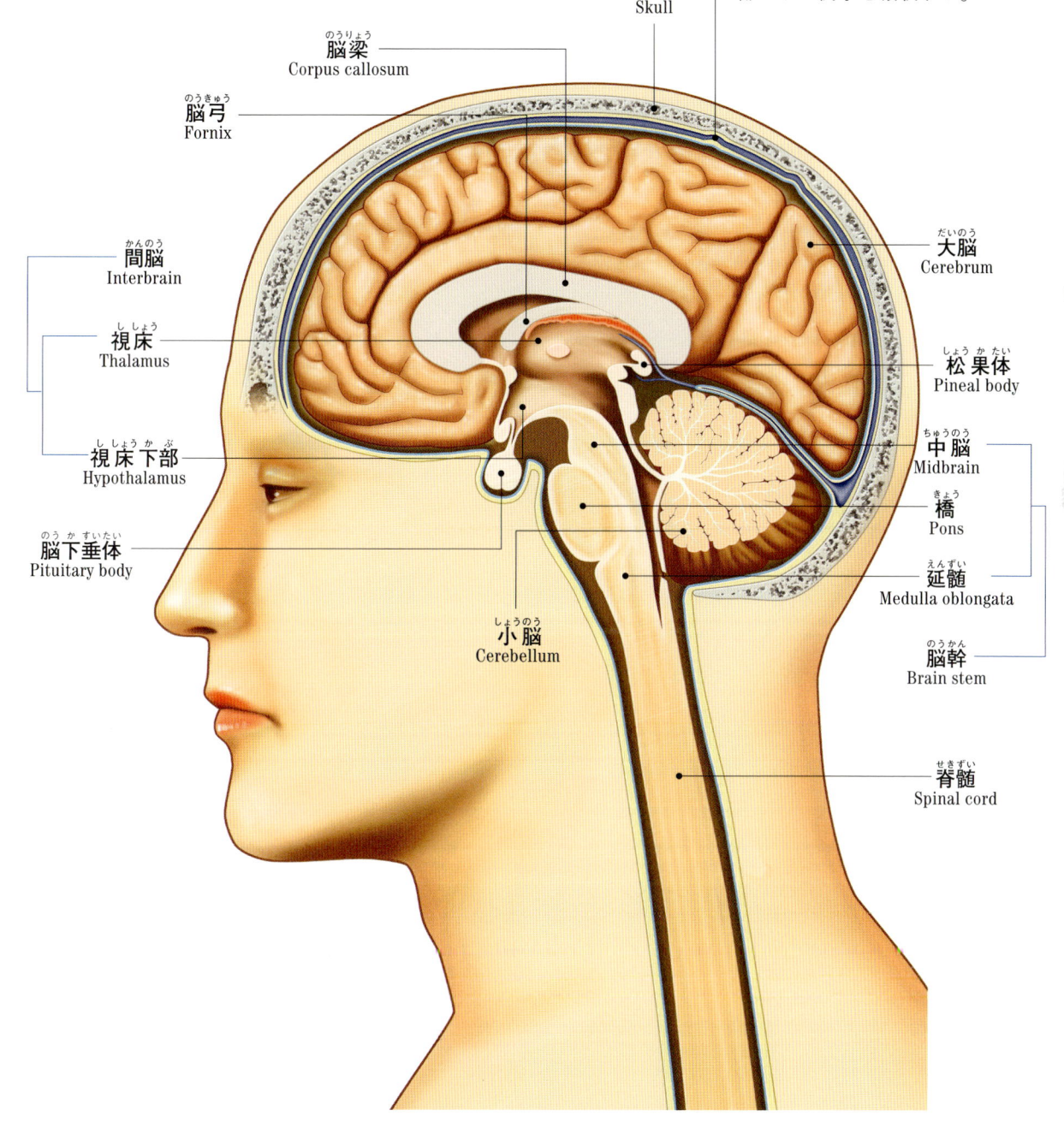

- 頭蓋骨 Skull
- 脳梁 Corpus callosum
- 脳弓 Fornix
- 間脳 Interbrain
- 視床 Thalamus
- 視床下部 Hypothalamus
- 脳下垂体 Pituitary body
- 大脳 Cerebrum
- 松果体 Pineal body
- 中脳 Midbrain
- 橋 Pons
- 延髄 Medulla oblongata
- 脳幹 Brain stem
- 小脳 Cerebellum
- 脊髄 Spinal cord

からだのうんちく　ヒトの脳の重さは新生児で約400g、成人で約1200〜1500g。ちなみに動物の脳の重さは、鳩1.8g、猫32g、犬65g、馬450g、象4700g。

脳のはたらき

頭部③

さまざまな情報を分析・統合し、生体活動、言語・精神活動をつかさどる

大脳は、大脳縦裂という前後に走る溝により左右の大脳半球に分けられ、その右側を右脳、左側を左脳といいます。大脳皮質から運動指令を伝える神経線維は延髄あるいは脊髄の部分で交差してからだの反対側に移動します。したがって、右脳はからだの左半分を、左脳は右半分を支配することになります。

右脳も左脳も運動指令に関しては同じ機能をもってはいますが、どちらか一方にしかない機能もあり、脳梁を通じて連絡し合い、補い合っています。一般に右脳には、芸術の理解、空間認知などの感覚的・直感的

右脳は感覚的、左脳は論理的

分野に関する機能が集中し、左脳には、話す、書く、読む、計算するなど、論理的思考分野に関する機能が集中していると考えられています。

大脳半球の機能分担

左右大脳半球は、前頭葉、頭頂葉、側頭葉、後頭葉の四つの部分に分けられます。また、大脳半球の表面を覆う大脳皮質は、その部位によってそれぞれ特定の機能をもっています。

それぞれの部位は「野」とよばれ、運動野、感覚野、連合野（運動・感覚の両野以外の新皮質領域）などに分けられます。

前頭葉は主に思考や判断などをつかさどり、前頭葉の後方には、全身

の運動命令を発する運動野がありま
す。頭頂葉は痛みや温度など皮膚感
覚（体性感覚）をつかさじりますが、
視覚は後頭葉、聴覚は側頭葉に、原
始的な感覚である嗅覚、性感覚など
はかなり離れた大脳辺縁系に独自の
感覚中枢が存在します。

連合野は大脳で最も広い部分を占
め、脳の中では最も高等な機能に関
係すると考えられています。前頭連
合野、側頭連合野、頭頂連合野の三
つに区別され、前頭連合野は思考・
意志・創造、側頭連合野は記憶、
頭頂連合野は知覚・判断の中心と考
えられています。特に前頭連合野は
よく発達し、人間らしい精神活動に
関係する「個性の座」とみかされて
います。

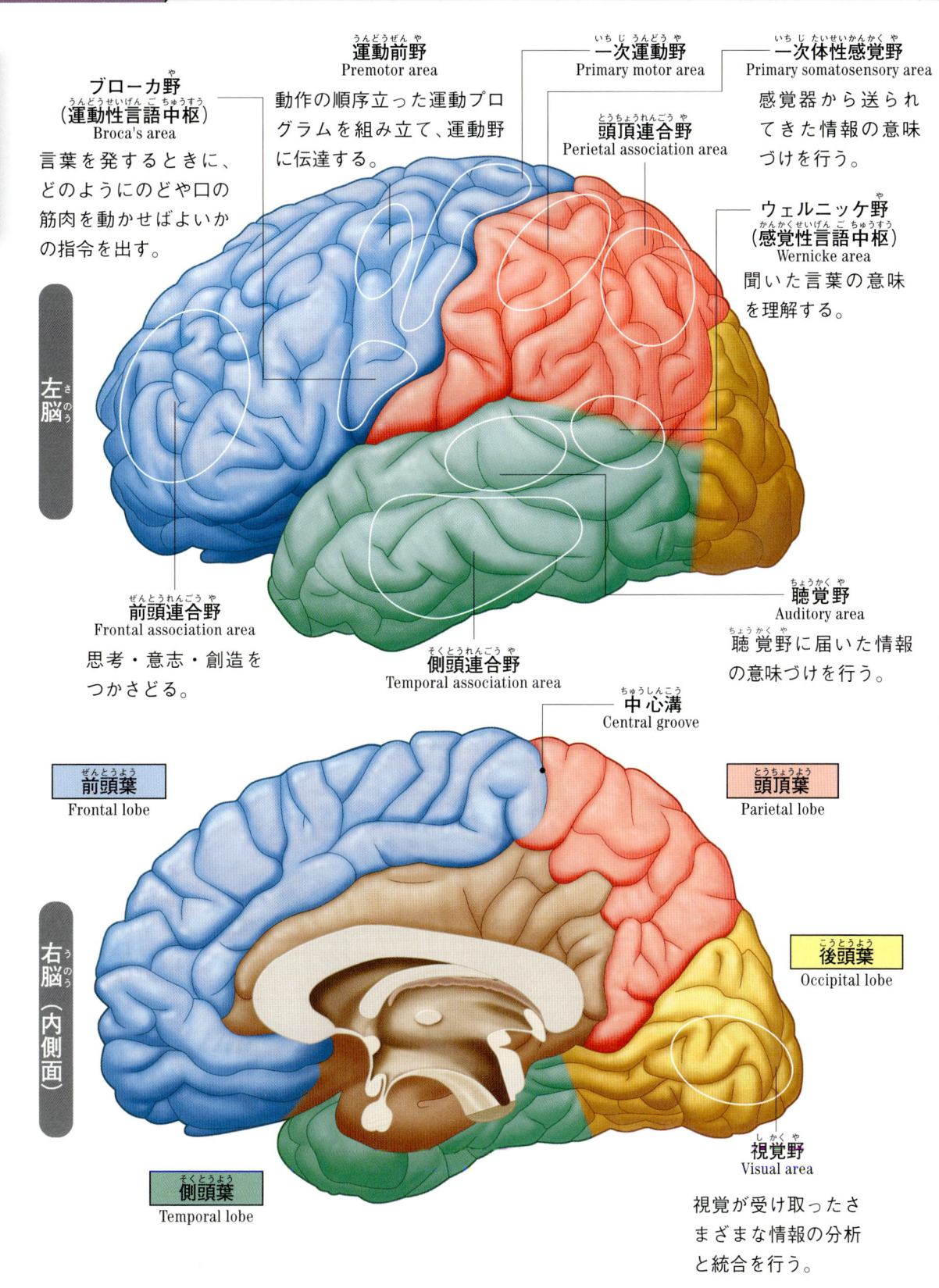

PART-2 脳のはたらき
頭部③ 右脳は感覚的、左脳は論理的／大脳半球の機能分担

ブローカ野（運動性言語中枢） Broca's area
言葉を発するときに、どのようにのどや口の筋肉を動かせばよいかの指令を出す。

運動前野 Premotor area
動作の順序立った運動プログラムを組み立て、運動野に伝達する。

一次運動野 Primary motor area

一次体性感覚野 Primary somatosensory area
感覚器から送られてきた情報の意味づけを行う。

頭頂連合野 Parietal association area

ウェルニッケ野（感覚性言語中枢） Wernicke area
聞いた言葉の意味を理解する。

前頭連合野 Frontal association area
思考・意志・創造をつかさどる。

側頭連合野 Temporal association area

聴覚野 Auditory area
聴覚野に届いた情報の意味づけを行う。

左脳

中心溝 Central groove

前頭葉 Frontal lobe

頭頂葉 Parietal lobe

後頭葉 Occipital lobe

右脳（内側面）

側頭葉 Temporal lobe

視覚野 Visual area
視覚が受け取ったさまざまな情報の分析と統合を行う。

からだのうんちく 大脳皮質には約140億個の神経細胞が存在し、20歳を過ぎると1日に平均10万個ずつ死んでいくが、海馬では新生されているとも考えられている。

頭部④

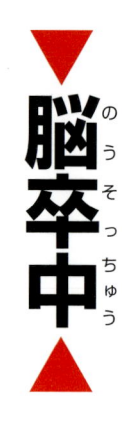

脳卒中

生活習慣病をベースに突然起こる病気。
緊急の対応とふだんからの予防が肝心

▼脳血管疾患とは

脳に酸素や栄養素を送っている動脈がつまったり、出血したりして、血液を十分送れなくなると、脳が障害され、手足のまひ、言語障害、意識障害などが現れることがあります。さらに、呼吸困難によって命にかかわることもあります。このような病気を脳血管疾患といい、脳卒中が代表的なものです。

脳卒中は、生活習慣病や脳動脈瘤などを原因とする頭蓋内出血によっておこる**脳出血**とクモ膜下出血、脳の動脈がつまって、そこから先の部分が血液不足になる**脳梗塞**（脳血栓、脳塞栓）に分けられます。

◎脳出血

脳の動脈から出血し、脳の中に血があふれることから脳溢血とも呼ばれます。あふれた血液が固まって（血腫）、脳を圧迫したりして障害がおこります。吐き気、頭痛、めまいが現れ、そののち片側のまひやしびれ、さらに重くなると意識障害、いびき、昏睡状態になるなどし、呼吸困難から死にいたることもあります。意識を戻しても、後遺症として片側の顔面や手足のまひ、言語障害、認知障害などが残ることがあります。

◎クモ膜下出血

脳動脈瘤（脳動脈にこぶ状にふくれた箇所がある）が破裂し、脳表面に近いクモ膜下腔に出血するものです。脳血管の形の個人差によっておこる。

頭痛（ずつう）

だれもが一度は経験する頭痛には、さまざまな原因でおこります。

日常的な頭痛には、緊張型頭痛（首や肩の筋肉の緊張による）、片頭痛（頭の血管周囲の神経が敏感になっていて、血管拡張で引き起こされる）があります。病院を受診すれば適切な薬を処方してくれます。月経、むし歯や目の病気など、原因が考えられる場合はそれぞれの専門科を受診してください。

吐き気をともなう急な激しい頭痛は、脳卒中のおそれもあるので直ちに脳神経外科を受診しましょう。

PART-2 脳卒中
頭部④ 脳血管疾患とは／脳卒中の対応策と予防

こるため、比較的若い世代にも多く現れます。

突然おこる激しい頭痛、嘔吐、けいれん、意識障害があり、重症では昏睡から死にいたることもあります。脳出血をともなうと、意識が戻っても後遺症が現れることがあります。

◎脳梗塞

脳の動脈がつまり、そこから先が血液不足になり、組織が障害されるものです。動脈が狭くなり血栓ができてきてつまる場合を脳血栓、脳以外の場所にできた血栓などが脳の動脈まで流れてきてつまる場合を脳塞栓といいます。

血液不足となる部分によって、手足のまひや言語障害、視野障害など、現れる症状が違います。

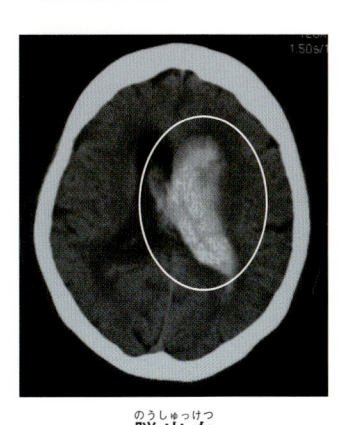

脳出血
Brain Hemorrhage
囲った部分が出血部位

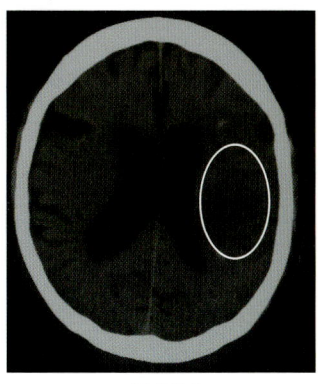

脳梗塞
Brain Infarction
囲った部分が梗塞部位

脳出血をおこしやすい場所
（　）内は出血の頻度、単位は％。

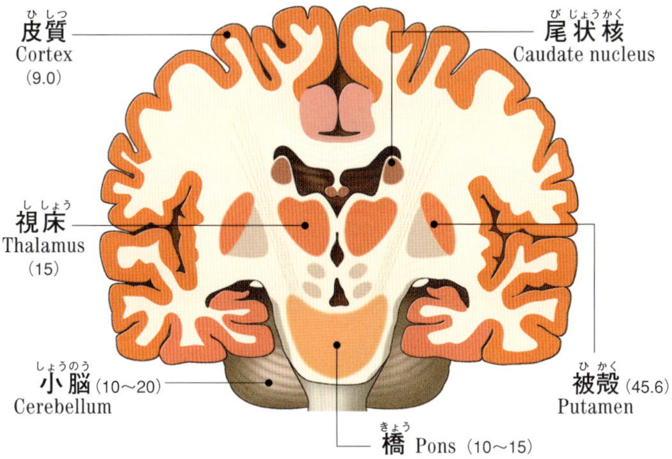

- 皮質 Cortex （9.0）
- 尾状核 Caudate nucleus
- 視床 Thalamus （15）
- 小脳 Cerebellum （10〜20）
- 橋 Pons （10〜15）
- 被殻 Putamen （45.6）

▼脳卒中の対応策と予防

原因のわからない片側の顔面や手足のまひ、しびれ、ろれつが回らない、ことばが出ない、片側の目が見えにくいなどの症状が、一時的でも現れた場合、吐き気をともなった突然の激しい頭痛が現れた場合には、直ちに脳神経外科を受診しましょう。

身近な人が、脳卒中が疑われる意識障害や昏睡状態に陥った場合は、直ちに救急車を呼びましょう。その際は、頭部をゆすったり動かしたりしないように注意してください。トイレ、風呂場などで倒れている場合は、からだを横にしたまま（とくに頸を曲げないように）安全な場所へ運んでください。

健康診断で、高血圧、糖尿病、高脂血症、動脈硬化を注意された人は、食事や運動習慣を見直し、ふだんの生活を改善しましょう。また機会があれば、脳ドックを受けて、脳動脈瘤をチェックしておきましょう。

> **からだのうんちく** 脳の容積が大きいと知能が高いといわれますが、実際は神経細胞のネットワークが関係すると考えられています。同様に脳のしわの数との関係もありません。

45

頭部⑤

小脳と脳幹

小脳は複雑な動きを記憶・制御し、脳幹は生命活動の中枢である

小脳の構造とはたらき

小脳は大脳半球の後下部にあって、大脳半球に覆われるようにあります。運動の制御と最も関係の深い脳で、脳幹と脊髄を結ぶ運動神経路の中枢です。

小脳は**虫部**という中央の小さな部分と二つの小脳半球からなり、**中脳**、**橋**、**延髄**、脊髄のそれぞれと三つの**小脳脚**という通路で線維連絡しています。**片葉**と**小節**は最も古い原小脳で平衡感覚の中枢、虫部とその周辺の領域は古小脳で姿勢維持の中枢、**小脳半球**は進化とともに発達した新小脳で、大脳からの指令を細かく調整して全身に伝達し、運動をスムー

ズに行う役割を担っています。

小脳表面にある小脳溝は小脳を各葉に分けています。また、小脳表層と中心部にある神経細胞群の細胞密度は非常に高く、緊密な回路網を構成し、入力した多種多様の大量の信号を整理・統合・調整しています。

脳幹の構造とはたらき

脳幹は、中脳、橋、延髄からなっていて、「いのちの座」ともいわれる生命活動の中枢です。

間脳は主に視床と**視床下部**からなり、視床脳とよばれることもあります。視床は、嗅覚以外のすべての感覚を受け入れて大脳皮質や他の大脳核と伝える中継点です。視床下部は、意識の状態や睡眠・覚醒に深くかかわる網様体という樹状突起が網目状になっている神経群があり

自律神経からの情報を大脳辺縁系に伝えると同時に自律神経に命令をトす、自律神経の中枢であり、また、下部の**脳下垂体**のホルモン分泌を調整する内分泌系の中枢でもあります。

間脳を脳幹に含める場合もあります。中脳は間脳と橋の間に位置し、視覚と聴覚の伝導路の中継点で、視覚や聴覚の反射に関係します。橋は脊髄から大脳へ行く上行性伝導路と大脳から脊髄への下行性伝導路が通っています。延髄はその橋から球部ともよばれ、呼吸や血管などの調節をする、生命維持に不可欠な中枢です。また、中脳から橋、延髄にかけて、

PART-2 小脳と脳幹

頭部 ⑤

小脳の構造とはたらき／脳幹の構造とはたらき

小脳と脳幹の断面図（成人）

脳幹の重さは脳全体の7.5％ほどである。

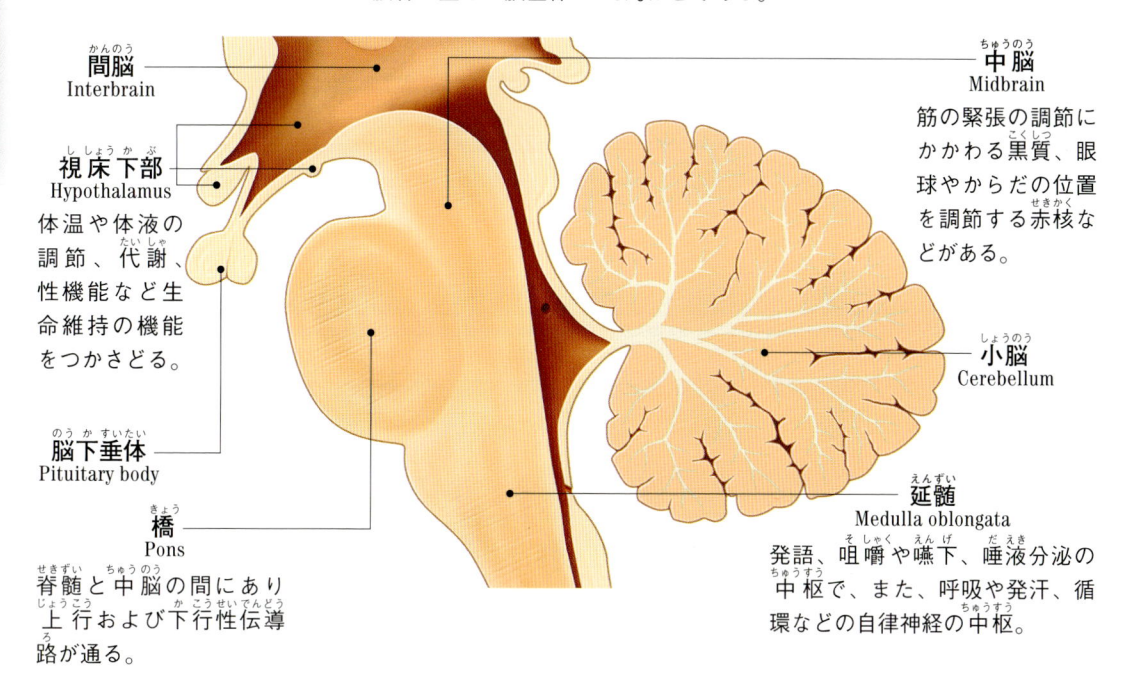

- **間脳** Interbrain
- **視床下部** Hypothalamus
  体温や体液の調節、代謝、性機能など生命維持の機能をつかさどる。
- **脳下垂体** Pituitary body
- **橋** Pons
  脊髄と中脳の間にあり上行および下行性伝導路が通る。
- **中脳** Midbrain
  筋の緊張の調節にかかわる黒質、眼球やからだの位置を調節する赤核などがある。
- **小脳** Cerebellum
- **延髄** Medulla oblongata
  発語、咀嚼や嚥下、唾液分泌の中枢で、また、呼吸や発汗、循環などの自律神経の中枢。

前から見た小脳の構造

大きさは握りこぶし大で、重さは脳全体の約10％を占める。筋肉や関節、皮膚、眼球などからだのさまざまな情報を統合し、大脳に伝達し、また、大脳からの命令を細かく調節して各運動器官に伝える役目を担う。

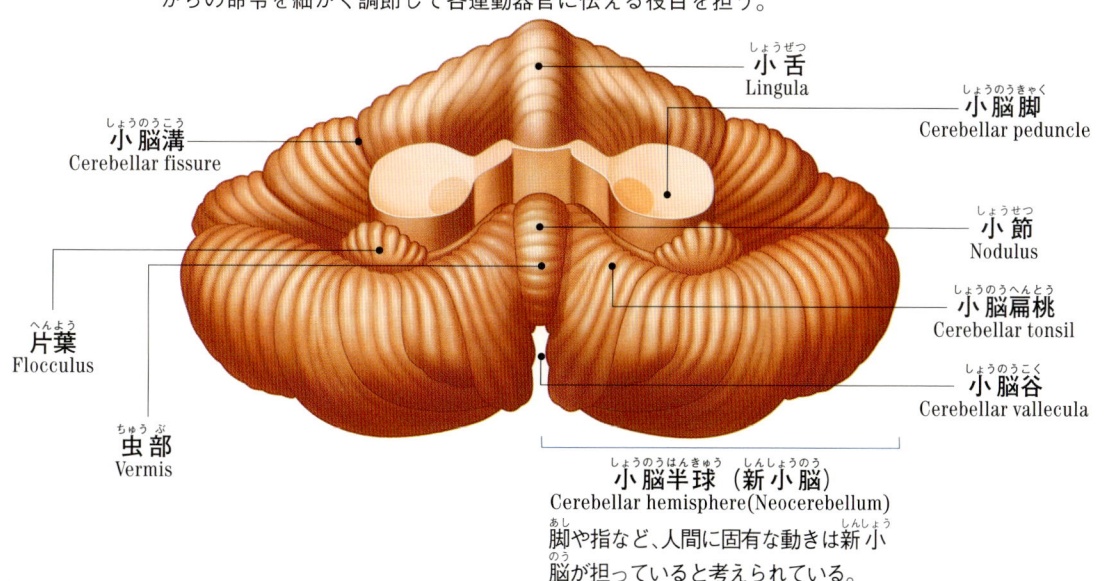

- **小脳溝** Cerebellar fissure
- **片葉** Flocculus
- **虫部** Vermis
- **小舌** Lingula
- **小脳脚** Cerebellar peduncle
- **小節** Nodulus
- **小脳扁桃** Cerebellar tonsil
- **小脳谷** Cerebellar vallecula
- **小脳半球（新小脳）** Cerebellar hemisphere(Neocerebellum)
  脚や指など、人間に固有な動きは新小脳が担っていると考えられている。

> **からだのうんちく**　小脳は文字どおり小さい脳ですが、神経細胞の数は大脳の140億個に対して1000億個以上、また表面のしわも細かく、表面積は800cm²もあります。

頭部⑥

髄膜と脳脊髄液

脳は三層の髄膜と、その内部に満たされた脳脊髄液によって保護されている

脳を保護するしくみ

生命活動の中枢である脳は、頭蓋骨とその内部の**髄膜**と**脳脊髄液**によって、外部の衝撃から守られています。

髄膜は外側から、**硬膜**、**クモ膜**、**軟膜**の三層の膜からなっています。

硬膜は**外葉**と**内葉**よりなり、外葉は頭蓋骨の内側にぴったりと張り付くと同時に、両葉は合わさって左右の大脳半球間と大脳・小脳の間に入り込み脳を固定しています。クモ膜は半透明で薄く、軟膜は脳の凹凸に沿って表面に密着する膜で、クモ膜と軟膜との間のすき間を**クモ膜下腔**といいます。クモ膜下腔と脳室は、絶えず循環する脳脊髄液によって満たされ、脳は液体の中に浮いたような状態となっています。脳脊髄液は、**脈絡叢**から供給され、**クモ膜顆粒**から**静脈**に吸収されると考えられています。

また、髄膜は**脊髄**へと伸び、脳脊髄液とともに脊髄を保護しています。

髄膜 Meninges
- 硬膜 Dura mater
  - 外葉 Outer layer
  - 内葉 Inner layer
- クモ膜 Arachnoid mater
- 軟膜 Pia mater

頭皮 Scalp
毛髪は頭部への衝撃を和らげるはたらきをする。

頭蓋骨 Skull
複雑に組み合わさった硬い骨壁となっていて頭部を一一する。

クモ膜顆粒 Arachnoid villus
脳脊髄液をここから静脈に吸収される。

PART-2 髄膜と脳脊髄液

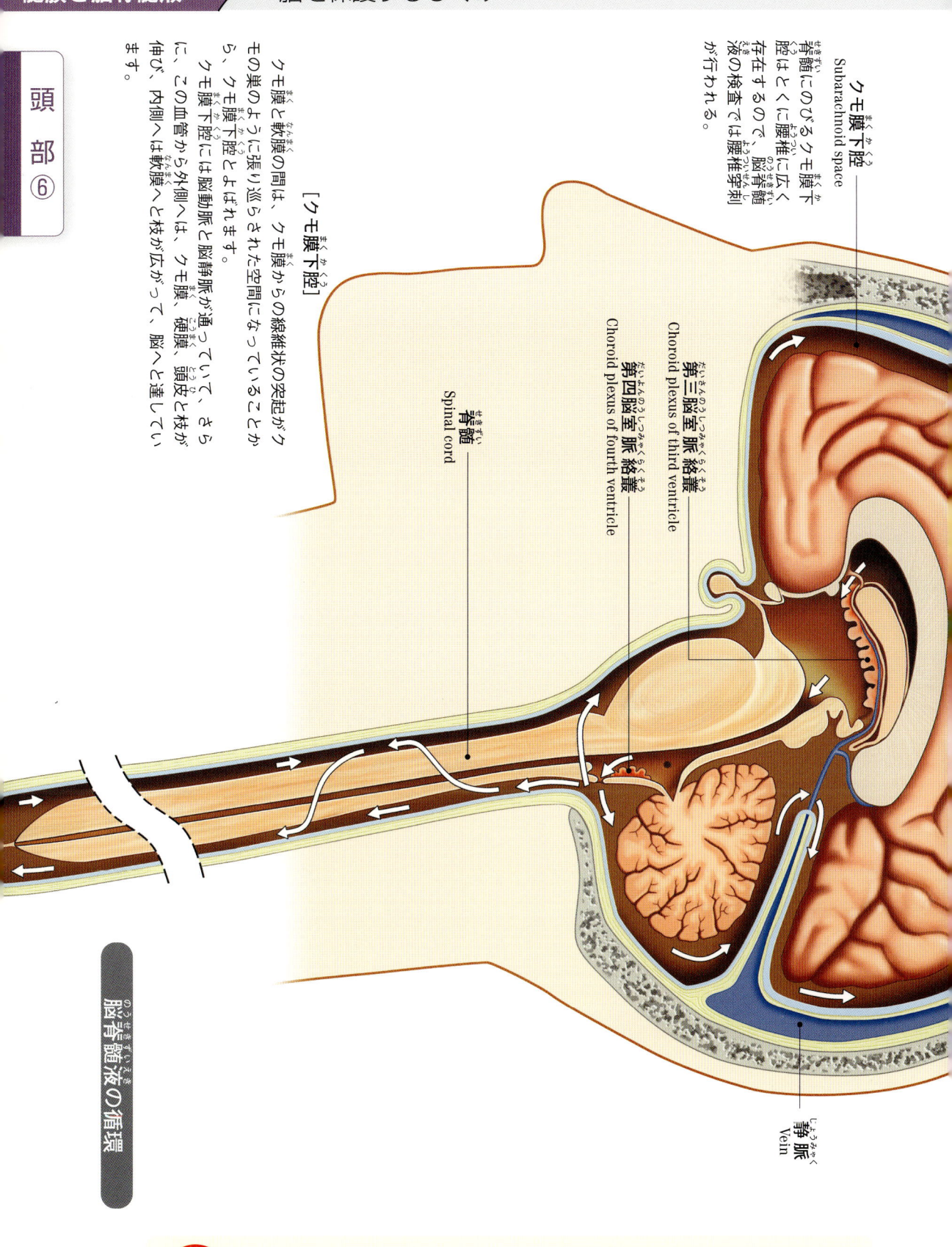

脳を保護するしくみ

頭部⑥

クモ膜下腔 Subarachnoid space

脊髄にのびるクモ膜下腔はとくに腰椎に広く存在するので、脳脊髄液の検査では腰椎穿刺が行われる。

[クモ膜下腔]

クモ膜と軟膜の間は、クモ膜からの繊維状の突起がクモの巣のように張り巡らされた空間になっていることから、クモ膜下腔とよばれます。

クモ膜下腔には脳動脈と脳静脈が通っていて、さらに、この血管から外側へは、クモ膜、硬膜、頭皮と枝が伸び、内側へは軟膜へと枝が広がって、脳へと達していきます。

第三脳室脈絡叢 Choroid plexus of third ventricle
第四脳室脈絡叢 Choroid plexus of fourth ventricle
脊髄 Spinal cord
静脈 Vein

脳脊髄液の循環

からだのうんちく 成人の脳の重さは1200〜1500gですが、脳脊髄液の中に浮かんでいるので、実際には浮力がはたらき、その重さは30分の1ほどにしかなりません。

49

頭部⑦

脳とつながる全身の神経

全身を巡る神経は、情報の収集と脳からの命令を伝達するネットワーク

中枢神経系と末梢神経系

全身に張り巡らされている神経網は、脳からの命令を各器官に伝え、各器官からはさまざまな情報を脳に伝えるはたらきをしています。

脳や**脊髄**は神経細胞の集まりで**中枢神経**とよばれます。その中枢神経に情報や刺激を伝えたり、逆に中枢からの命令を伝える神経は**末梢神経**とよばれます。

この末梢神経系には脳から直接伸びる12対の**脳神経**と脊髄に出入りする31対の**脊髄神経**、さらに自律神経があります。

自律神経系は血管や内臓に分布し、一つの器官に相反するはたらきをする2種類の神経系統で、一方を交感神経、もう一方を副交感神経といいます。

これらの神経は、呼吸や循環など、そのはたらきを自律的にコントロールしています。

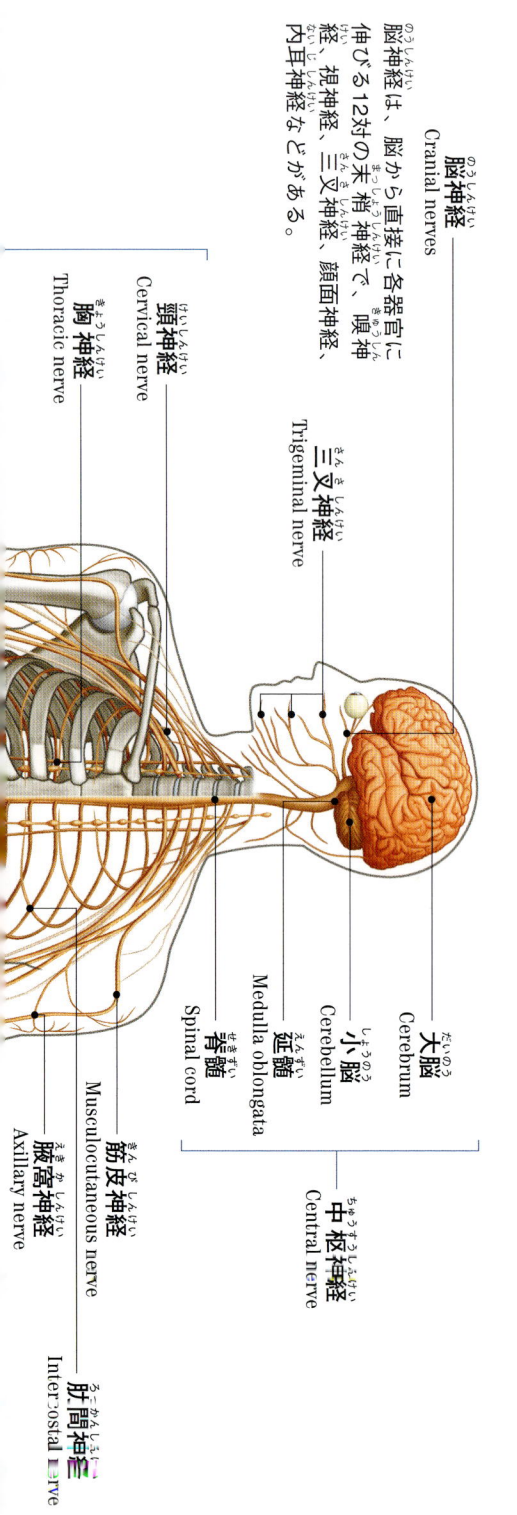

脳神経 Cranial nerves
脳神経は、脳から直接に各器官に伸びる12対の末梢神経で、嗅神経、視神経、三叉神経、顔面神経、内耳神経などがある。

- 頸神経 Cervical nerve
- 胸神経 Thoracic nerve
- 三叉神経 Trigeminal nerve
- 小脳 Cerebellum
- 延髄 Medulla oblongata
- 脊髄 Spinal cord
- 大脳 Cerebrum
- 中枢神経 Central nerve
- 筋皮神経 Musculocutaneous nerve
- 腋窩神経 Axillary nerve
- 肋間神経 Intercostal nerve

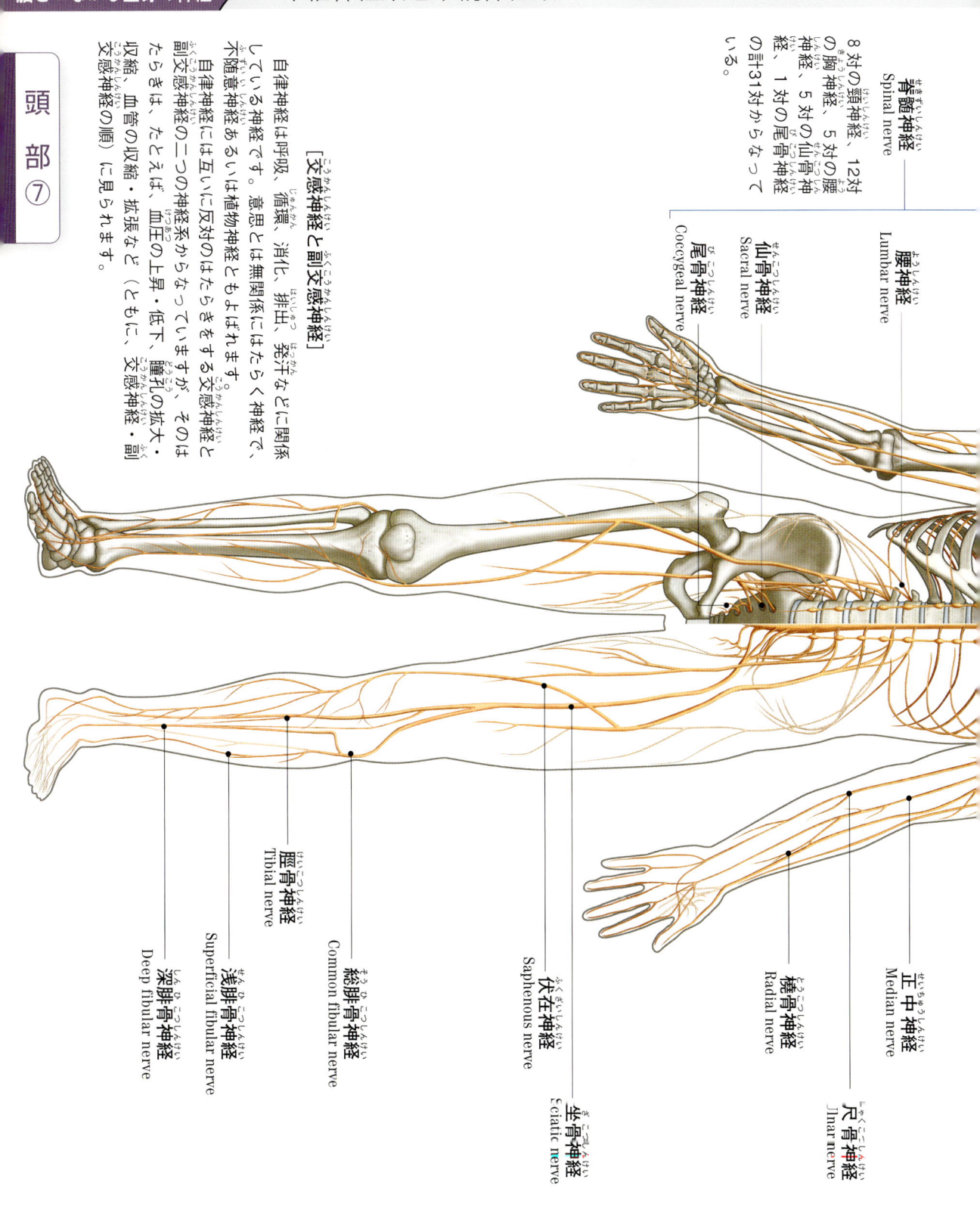

PART-2 脳とつながる全身の神経

中枢神経系と末梢神経系

頭部⑦

脊髄神経(Spinal nerve)は、8対の頸神経、12対の胸神経、5対の腰神経、5対の仙骨神経、1対の尾骨神経の計31対からなっている。

[交感神経と副交感神経]

自律神経は呼吸、循環、消化、排出、発汗などに関係している神経です。意思とは無関係にはたらく神経で、不随意神経あるいは植物神経ともよばれます。

自律神経には互いに反対のはたらきをする交感神経と副交感神経の二つからなっていますが、そのはたらきは、たとえば、血圧の上昇・低下、瞳孔の拡大・収縮、血管の収縮・拡張など(ともに、交感神経・副交感神経の順)に見られます。

腰神経 Lumbar nerve
仙骨神経 Sacral nerve
尾骨神経 Coccygeal nerve

脛骨神経 Tibial nerve
浅腓骨神経 Superficial fibular nerve
深腓骨神経 Deep fibular nerve
総腓骨神経 Common fibular nerve
伏在神経 Saphenous nerve
坐骨神経 Sciatic nerve
橈骨神経 Radial nerve
正中神経 Median nerve
尺骨神経 Ulnar nerve

> **からだのうんちく**
> 「神経」という言葉は、医学用語で使われる漢語のなかでも珍しい日本製のもので、杉田玄白らによる造語で、『解体新書』で初めて使われました。

頭部⑧

神経のしくみ

神経細胞は神経網を構成する最小単位で、ニューロンともよばれる

神経細胞とグリア細胞

全身にくまなく張り巡らされている神経のネットワーク（回路網）は、膨大な神経細胞の集まりです。つまり、神経細胞は、このネットワークを構成する最小単位であり、ニューロン（神経単位）とも、よばれています。

ところが、神経のネットワークには神経細胞だけでなく、グリア細胞という細胞が、神経細胞の数以上に存在しています。グリア細胞は神経膠細胞ともいい、神経細胞に栄養を補給したり、神経どうしを離れないように結合・支持するなどの役割を担っています。

ニューロンの構造

ニューロンは**神経細胞体**と神経突起から成り立っています。神経細胞体は核と細胞質からできていて、星形、紡錘形、球形などさまざまな形をしていますが、必ず一本以上の神経突起を伸ばしています。その神経突起のうち長く伸びた一本を神経線維（**軸索**）、他の短い突起を**樹状突起**とよんでいます。

◎**有髄・無髄神経線維**（**軸索突起**）

神経線維は**髄鞘**のある有髄神経線維と、髄鞘のない無髄神経線維に区分されます。末梢の有髄神経線維は、

シュワン細胞のしくみ

軸索（神経線維）
Axon (nerve fiber)

髄鞘（ミエリン鞘）
Myelin sheath

筋
Muscle

神経終末
Nerve ending

52

PART-2 神経のしくみ
神経細胞とグリア細胞／ニューロンの構造

頭部⑧

ニューロン（神経単位）のしくみ

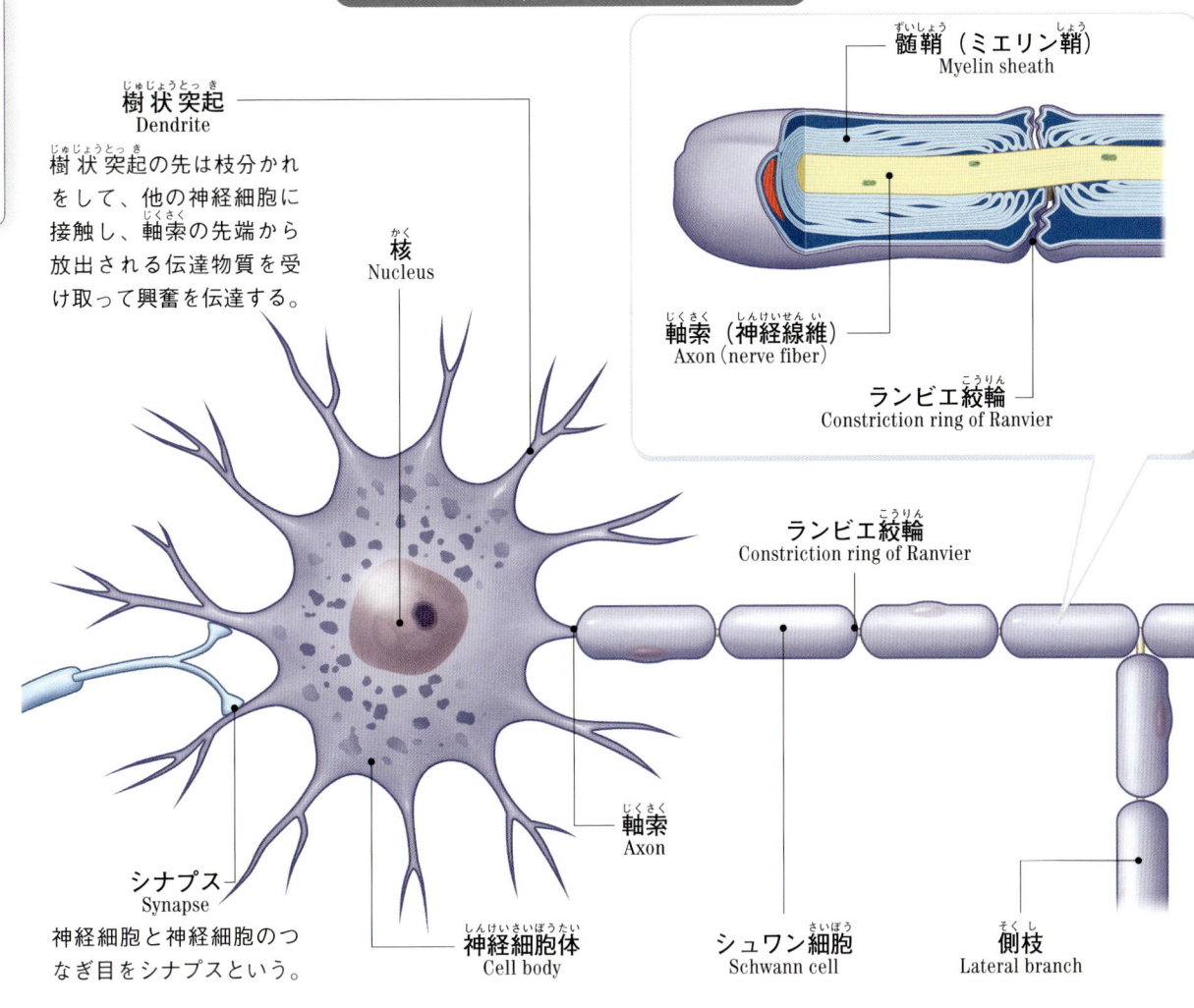

樹状突起 Dendrite
樹状突起の先は枝分かれをして、他の神経細胞に接触し、軸索の先端から放出される伝達物質を受け取って興奮を伝達する。

核 Nucleus

髄鞘（ミエリン鞘） Myelin sheath

軸索（神経線維） Axon (nerve fiber)

ランビエ絞輪 Constriction ring of Ranvier

ランビエ絞輪 Constriction ring of Ranvier

シナプス Synapse
神経細胞と神経細胞のつなぎ目をシナプスという。

神経細胞体 Cell body

軸索 Axon

シュワン細胞 Schwann cell

側枝 Lateral branch

グリア細胞のひとつである**シュワン細胞**に包み込まれるように保護されています。無髄神経線維は自律神経の節後線維が代表的です。

有髄神経線維には、ところどころに、髄鞘が途切れて軸索の細胞膜が露出している**ランビエ絞輪**というところがあります。神経細胞を流れる電気信号はランビエ絞輪から次の絞輪へと跳躍するように伝達されるため、有髄神経線維の伝導速度は無髄神経線維に比べ10〜100倍ほども速くなっています。

◎**人体最長のニューロン**
中枢神経（脳と脊髄）は神経細胞体を多く含み、神経線維が複雑に連絡しあって複雑な情報処理を行っています。末梢神経（感覚・運動神経）のほとんどは神経突起の束だけでできており、伝達の機能しかありません。人体で最も長い神経細胞はその突起を脊髄の下から足の親指まで伸ばしている坐骨神経内の神経線維で、身長の高い人であれば130cmもあります。

> **からだのうんちく**　ニューロンは特異な細胞で、刺激を伝達するときもそうでないときも消費するエネルギーはほとんど変わらず、1日の基礎代謝量の4分の1ほどです。

神経のはたらき

頭部⑨

感覚器からの刺激を脳に伝達し、脳からの命令を各器官に伝達する

シナプスのしくみ

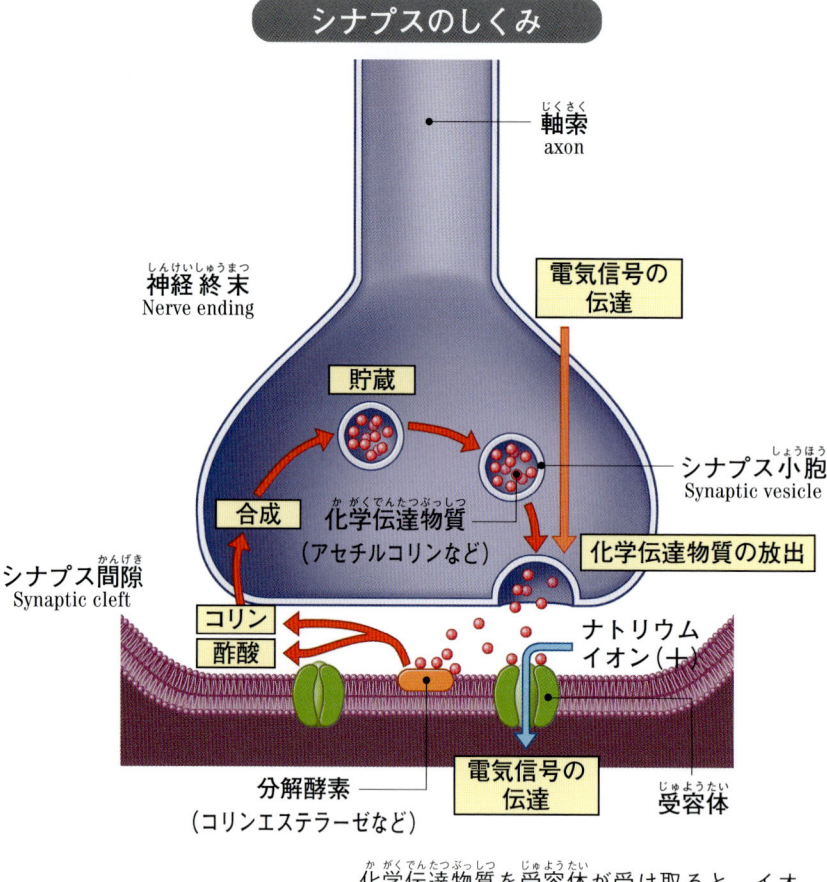

- 軸索 axon
- 神経終末 Nerve ending
- 貯蔵
- 合成
- 化学伝達物質（アセチルコリンなど）
- 電気信号の伝達
- シナプス小胞 Synaptic vesicle
- 化学伝達物質の放出
- シナプス間隙 Synaptic cleft
- コリン
- 酢酸
- 分解酵素（コリンエステラーゼなど）
- ナトリウムイオン（＋）
- 電気信号の伝達
- 受容体

化学伝達物質を受容体が受け取ると、イオンチャネルの口が開き、ナトリウムイオンが流れ込む。するとその部分がプラスの電気を帯び、細胞内のマイナスの部分との間に電位差が生じ、電気が流れる。

ニューロンとの連結器"シナプス"

神経細胞（ニューロン）は神経線維（軸索）の先端が、他の神経細胞の細胞体や樹状突起に、また、効果器である筋の細胞や感覚器の細胞に接しており、この接合部をシナプスといっています。

シナプスには、わずかのすき間があり、神経はこのシナプスを介して連絡を取り合い、情報や命令を伝達しています。

◎電気的伝達から化学的伝達へ

外部から何らかの刺激を受けると、感覚器は興奮し、弱い電気が発生します。その電気信号（インパルス）が神経線維（感覚神経）を通って神

PART-2 神経のはたらき
ニューロンとの連結器 "シナプス"

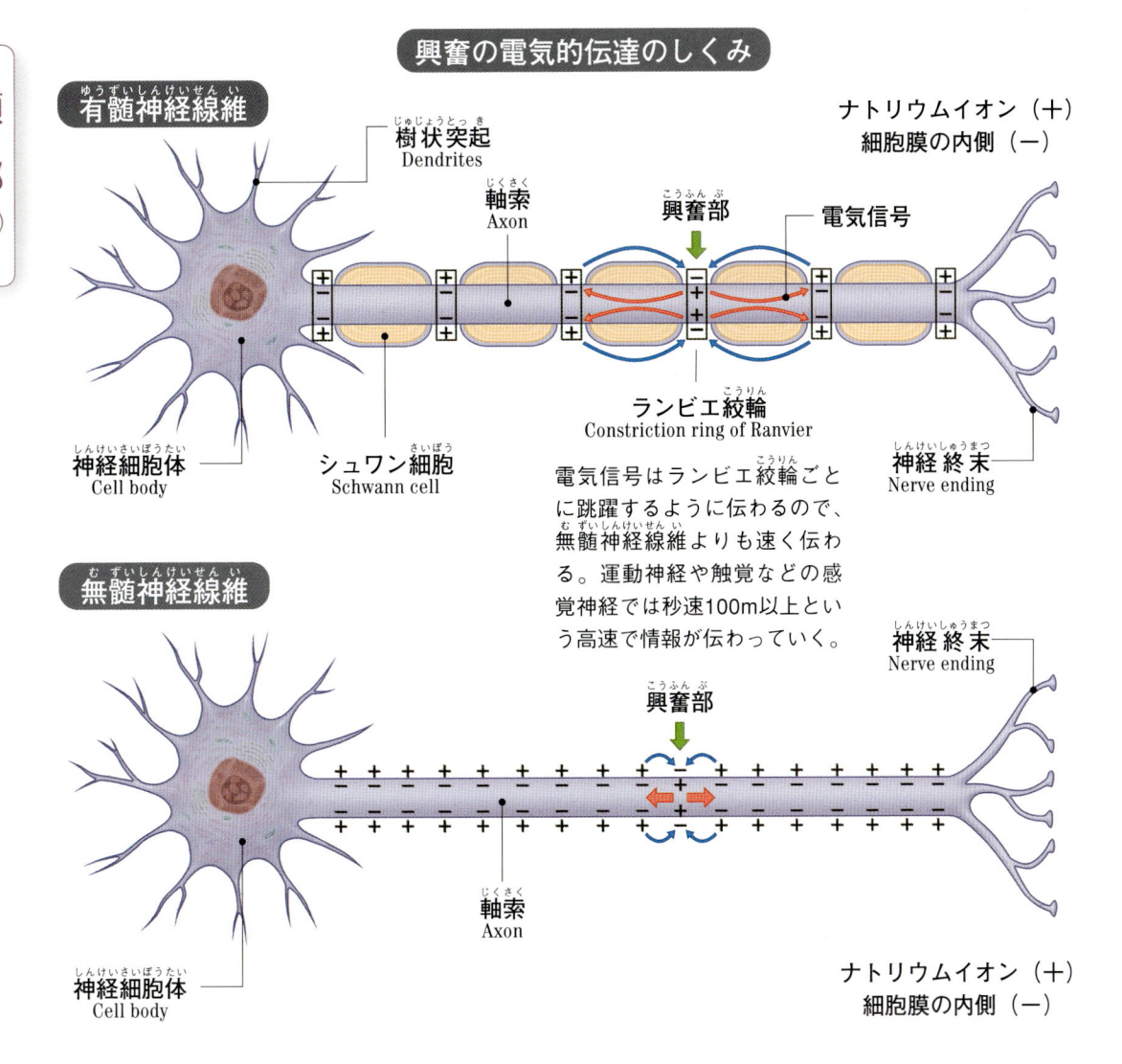

頭部 ⑨

興奮の電気的伝達のしくみ

有髄神経線維

- 樹状突起 Dendrites
- 軸索 Axon
- 興奮部
- 電気信号
- ナトリウムイオン（＋）
- 細胞膜の内側（−）
- 神経細胞体 Cell body
- シュワン細胞 Schwann cell
- ランビエ絞輪 Constriction ring of Ranvier
- 神経終末 Nerve ending

電気信号はランビエ絞輪ごとに跳躍するように伝わるので、無髄神経線維よりも速く伝わる。運動神経や触覚などの感覚神経では秒速100m以上という高速で情報が伝わっていく。

無髄神経線維

- 興奮部
- 軸索 Axon
- 神経細胞体 Cell body
- 神経終末 Nerve ending
- ナトリウムイオン（＋）
- 細胞膜の内側（−）

◎電気信号の発生するしくみ

通常、ニューロンの細胞の外側は正（＋）に、内側は負（−）に帯電しています。ところが、刺激を受けると、細胞の内外の電位が瞬間的に逆転します。これにより隣接する部分との間に電位差が生じ、電流（活動電流）が流れます。この電流が刺激となって順に興奮が伝わっていきます。

電位が元に戻った部分は、興奮した直後は刺激に反応できない時期となり、したがって興奮は神経終末へと向かって伝わることになります。

神経終末に到着すると、シナプス小胞の表面に押し出され、その中の化学伝達物質（アセチルコリンやドーパミンなど）が放出されます。これが次の細胞の受容体と結合すると、再び電気信号となって次のシナプスへと伝達されていきます。このようなしくみで、情報が感覚神経から脳へと伝達され、また、脳から発せられた命令は同様にして、運動神経を伝わって筋へと伝えられます。

からだのうんちく　脳のある部分の神経細胞が増えることがわかってきました。一つのニューロンに数十〜数万あるシナプスは、使われると発達し、使われないと消失します。

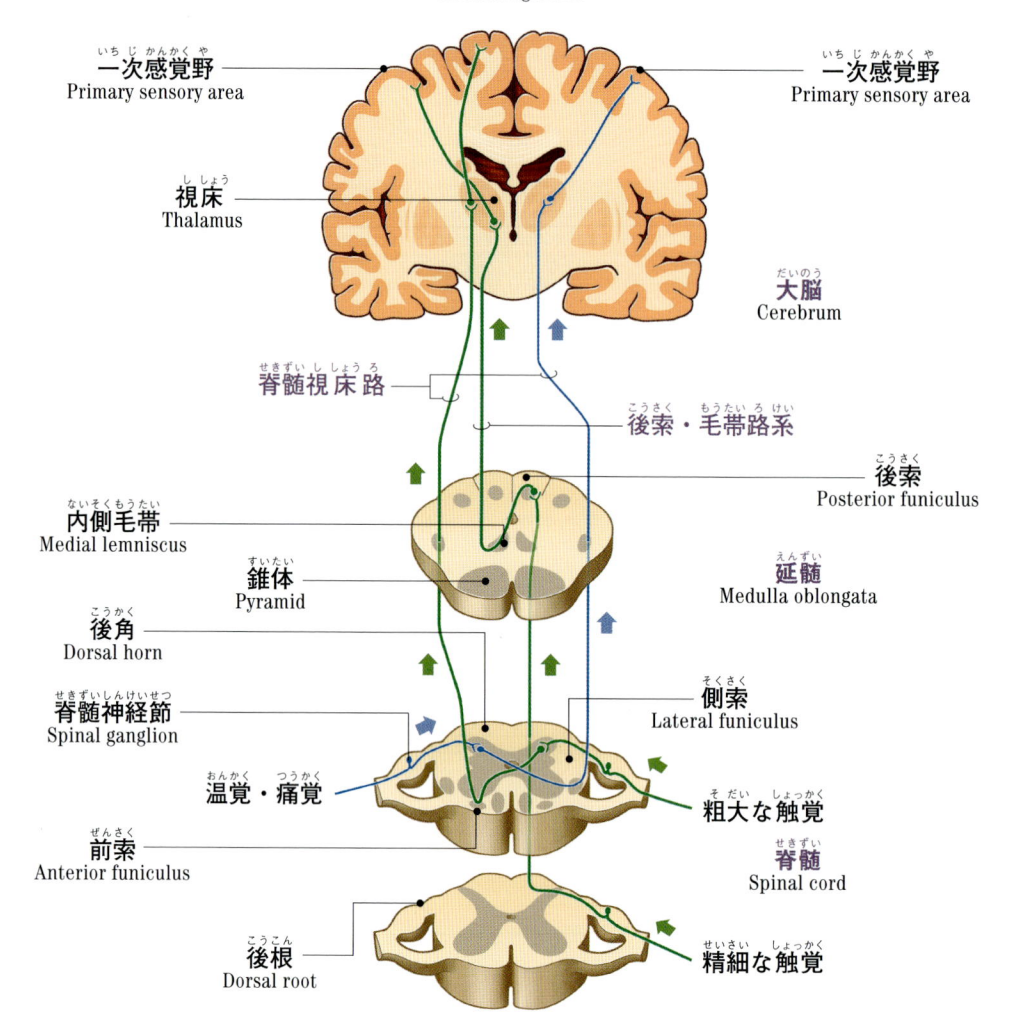

上行性伝導路
Ascending tracts

- 一次感覚野 Primary sensory area
- 視床 Thalamus
- 大脳 Cerebrum
- 脊髄視床路
- 後索・毛帯路系
- 後索 Posterior funiculus
- 内側毛帯 Medial lemniscus
- 錐体 Pyramid
- 延髄 Medulla oblongata
- 後角 Dorsal horn
- 脊髄神経節 Spinal ganglion
- 側索 Lateral funiculus
- 温覚・痛覚
- 粗大な触覚
- 前索 Anterior funiculus
- 脊髄 Spinal cord
- 後根 Dorsal root
- 精細な触覚

感覚と運動情報の通り道

全身に伸びている末梢神経には、からだの感覚を脳に伝える経路「感覚神経」と、脳から末端の臓器に運動の指令を伝える(運動神経)、一つの経路があります。感覚神経は、**上行性伝導路**ともいいます。これに対して運動神経は、**下行性伝導路**ともいいます。感覚情報も運動情報とともに、脊髄神経を経由して情報伝達が行われますが、脊髄神経の出口で交差して、反対側に伝わります。

◎上行性伝導路

筋や関節などの深部感覚や精細な触覚などの感覚情報は、脊髄の**後根**を通って**後索**を上行し、延髄へより、延髄の**後索**で神経細胞(ニューロン)を乗り換えて、反対側の**内側毛帯**に入り、上行し、視床で再びニューロンを乗り換え、大脳皮質の**一次感覚野**へと達します。

感覚情報の温覚や痛覚、細かく識別できない触覚などは、脊髄の後根

PART-2 神経のはたらき

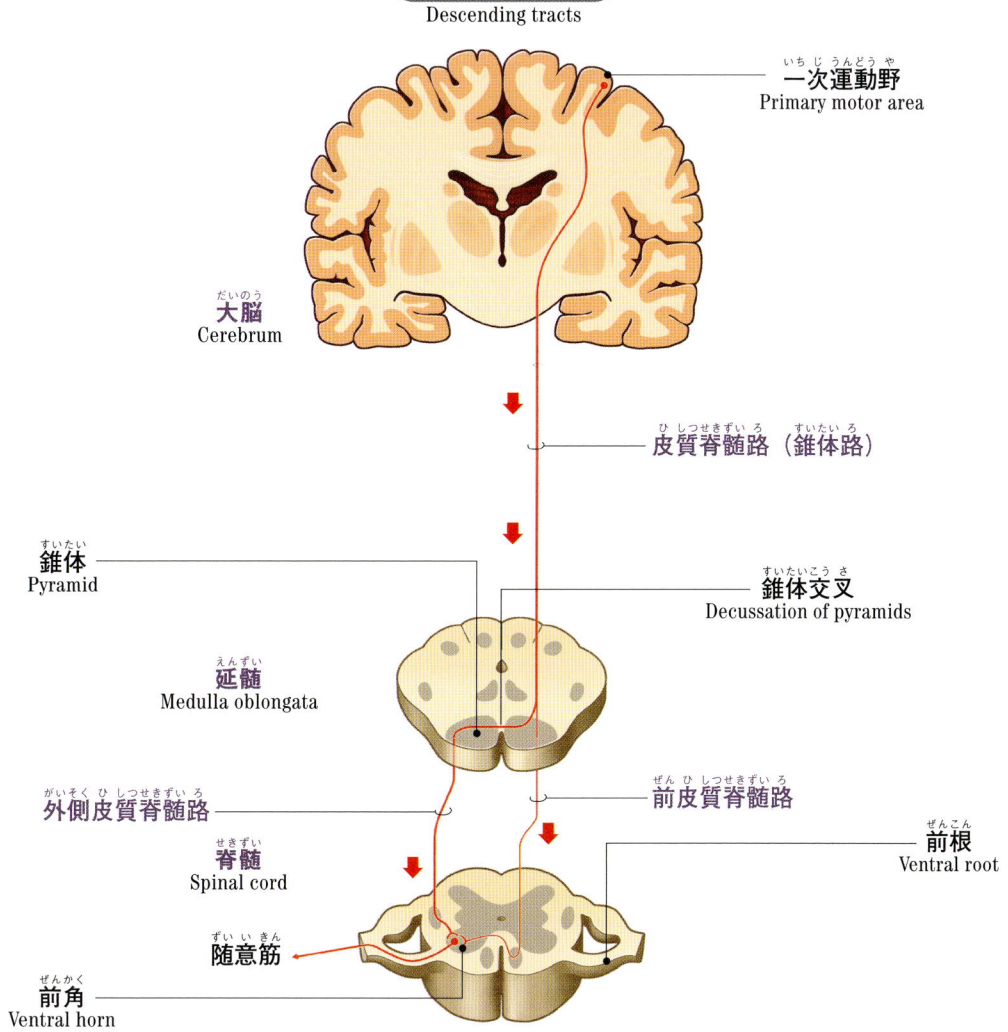

感覚と運動情報の通り道

頭部⑨

下行性伝導路 Descending tracts

- 一次運動野 Primary motor area
- 大脳 Cerebrum
- 皮質脊髄路（錐体路）
- 錐体 Pyramid
- 錐体交叉 Decussation of pyramids
- 延髄 Medulla oblongata
- 外側皮質脊髄路
- 前皮質脊髄路
- 前根 Ventral root
- 脊髄 Spinal cord
- 随意筋
- 前角 Ventral horn

を通ってすぐに後角でニューロンを乗り換えます。そこから反対側に移り、**側索**（温・痛覚）や**前索**（粗大な触圧覚）を上っていきます。視床に達すると、再びニューロンを乗り換えて、大脳皮質の**一次感覚野**へと達します。なお、後根では、**脊髄神経節**をつくっています。

◎下行性伝導路

大脳の**一次運動野**を発した運動情報は、延髄の**錐体**を経て、反対側へ移り（**錐体交叉**）、脊髄の前角へと至ります。脊髄の**前角**でニューロンを乗り換え、**前根**を通って筋へと伝えられます。この下行路を錐体路といい、骨格筋への指令が伝えられます。

ただし一部の神経線維は、錐体で交叉を行わず、下行してから交叉し、前角で合流しています。

大脳皮質から発せられた運動情報には、延髄の錐体を通らないものがあります。これを錐体外路といい、錐体路による随意運動が円滑に進行するように調節の役目をしいます。

> **からだのうんちく** 下行性伝導路のうち、錐体で交叉しないで下行する一部の神経線維には、左右のバランスをとるなどのはたらきがあると考えられています。

頭部⑩ 脳神経のしくみ

12対の脳神経は、頭部の感覚器や頭頸部の筋と胸腹部の内臓を支配する

12対の脳神経

脳神経は、脳から直接出ている末梢神経のことで、左右12対あります。その多くは、中脳、橋、延髄から出て頭蓋底を出入りし、おもに頭頸部（顔を含む）の感覚と運動を支配していますが、胸部、腹部の内臓などに分布しているものもあります。

12対の脳神経には、それぞれの名称のほかにⅠから順に番号を付した名前もつけられています。

Ⅰ **嗅神経**：鼻から得た嗅覚情報を脳に伝えます。

Ⅱ **視神経**：眼球の網膜からの視覚情報を脳に伝えます。

Ⅲ **動眼神経**：眼球を動かす6種の眼筋のうちの四つと目を開く筋を支配しています。

Ⅳ **滑車神経**：眼筋のうち上斜筋のみを支配しています。

Ⅴ **三叉神経**：眼神経、上顎神経、下顎神経の三枝に分かれています。顔面、目、鼻、口などの感覚にかかわるほか、下顎神経は咀嚼に関与する筋の運動をつかさどる神経でもあります。

Ⅵ **外転神経**：眼筋のうち外側直筋の運動を支配します。

Ⅶ **顔面神経**：頭頸部の表情筋（皮筋）の運動と涙や唾液の分泌を促進する神経のほか、感覚神経として舌の前方の3分の2の味覚情報を伝えます。

Ⅷ **内耳神経**：前庭神経、蝸牛神経の二つに分かれます。内耳からの聴覚情報を脳に伝えるとともに、平衡感覚情報を脊髄や小脳、大脳に伝えます。

Ⅸ **舌咽神経**：舌の後方3分の1の味覚情報を伝えるだけでなく耳下腺の分泌を促進させ、咽頭の感覚や運動もつかさどっています。

Ⅹ **迷走神経**：頭頸部、胸、腹部に広がり、脳神経で最大の分布領域もつ神経です。感覚、運動のほか、胸腹部の内臓平滑筋や心筋、腺に分布しています。迷走神経の80％が副交感神経成分です。

Ⅺ **副神経**：頸の胸鎖乳突筋・肩の僧帽筋の動きをつかさどります。

Ⅻ **舌下神経**：舌の運動を支配しています。

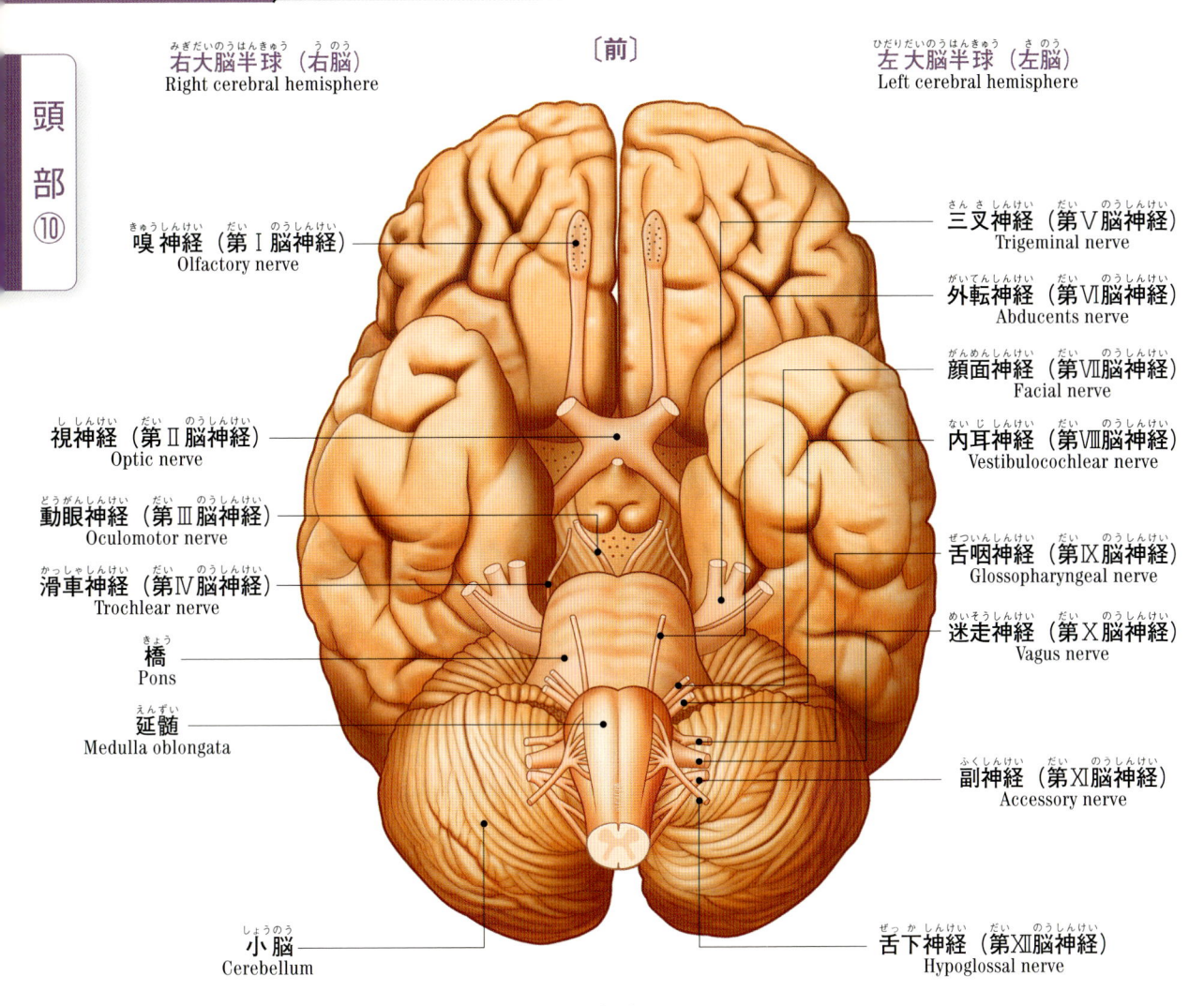

PART-2 脳神経のしくみ　　12対の脳神経

頭部⑩

〔前〕

右大脳半球（右脳） Right cerebral hemisphere
左大脳半球（左脳） Left cerebral hemisphere

- 嗅神経（第Ⅰ脳神経） Olfactory nerve
- 視神経（第Ⅱ脳神経） Optic nerve
- 動眼神経（第Ⅲ脳神経） Oculomotor nerve
- 滑車神経（第Ⅳ脳神経） Trochlear nerve
- 橋 Pons
- 延髄 Medulla oblongata
- 小脳 Cerebellum
- 三叉神経（第Ⅴ脳神経） Trigeminal nerve
- 外転神経（第Ⅵ脳神経） Abducents nerve
- 顔面神経（第Ⅶ脳神経） Facial nerve
- 内耳神経（第Ⅷ脳神経） Vestibulocochlear nerve
- 舌咽神経（第Ⅸ脳神経） Glossopharyngeal nerve
- 迷走神経（第Ⅹ脳神経） Vagus nerve
- 副神経（第Ⅺ脳神経） Accessory nerve
- 舌下神経（第Ⅻ脳神経） Hypoglossal nerve

〔後〕

神経痛（しんけいつう）

ある一本の神経（末梢神経）に沿って、突然、電気が走るような鋭く激しい痛みが起こり、数秒から数分で治まりますが、再発をくり返します。また、痛みが治まっているときに、神経の部分を押すと痛みがあったり、一定の姿勢をとったときや、せき、くしゃみなどで痛みが起こります。

原因の多くは、末梢神経を刺激する骨の変形、神経周囲の炎症、腫瘍、けがなどです。三叉神経痛、肋間神経痛、坐骨神経痛などと、痛みを起こしている末梢神経の名前でよばれます。

神経痛と思われるときは内科か神経内科を受診して原因を探りますが、同時に、鎮痛薬、神経ブロック、理学療法、鍼灸療法など痛みを軽減する治療が行われます。休養をとる、からだを冷やさない、ビタミン類の摂取に心がけます。

> **からだのうんちく**　迷走神経は、硬膜や外耳道の皮膚、咽頭、上喉頭、さらに気管、気管支、食道、肺、心臓、胃、肝臓、腎臓、膵臓、脾臓、腸などの内臓へと広く分布します。

頭部⑪ 目のしくみ

視覚情報は、外界への窓である目を介して脳へ伝達される

目は視覚情報の窓

ヒトが感覚器を介して外界から受け取る情報の多くは、視覚情報であるといわれます。形や色、立体感や遠近感などの情報は脳に伝達され、統合されて、物や距離感などを正確に把握されます。

1対の目は顔の前方に位置し、光を電気信号に変換する網膜の視細胞とその信号を脳に伝える**視神経**、そして眼球のまわりには眼筋や**瞼板腺**、**眼瞼**や**眉毛**、**睫毛**（まつ毛）などが付属しています。

◎**眼球**のしくみ

眼球は、三層の膜に包まれ、その内部にはゲル状の透明な物質が充満しています。それは**硝子体**とよばれ、99％が水分で、わずかな線維成分によって、その形が保たれています。

膜は外側から**強膜**、**脈絡膜**、**網膜**とよばれ、強膜は強靱な白い膜で、眼球の前面で一部（約6分の1）が透明になっていて、そこは**角膜**とよばれます。脈絡膜は網膜の裏側にある血管の豊富な膜で、視細胞に栄養を供給しています。また**毛様体**と**虹彩**につながる組織で、これら三つは血管と色素が多く、裏から見ると濃いぶどう色に見えるため、ぶどう膜ともよばれます。

虹彩と硝子体の間にある**水晶体**は、毛様体の筋によって曲率が調節され、網膜上に鮮明な像を結ばせるはたらきをしています。虹彩も筋性の組織で、伸縮によって**瞳孔**の大きさを変えることができます。

網膜は眼球のいちばん奥の内壁を覆う膜で、光の強弱と波長（色）を感じる2種類の視細胞を多数含みます。水晶体の中心点を水平にまっすぐ入った光（視軸）が網膜に当たる部位は黄斑とよばれ、最も感度のよい部分で、このすぐ内側に**視神経乳頭**があります。

◎**眼球**周辺のしくみ

眼球を動かす6個の筋を**外眼筋**といいます。外眼筋は強膜に付着し、3種類の脳神経の指令により、とても巧妙な動きを可能としています。また、眼瞼は目の開閉に、涙腺や瞼板腺は分泌物により角膜を保護し

60

PART-2 目のしくみ

目は視覚情報の窓

頭部⑪

目の構造

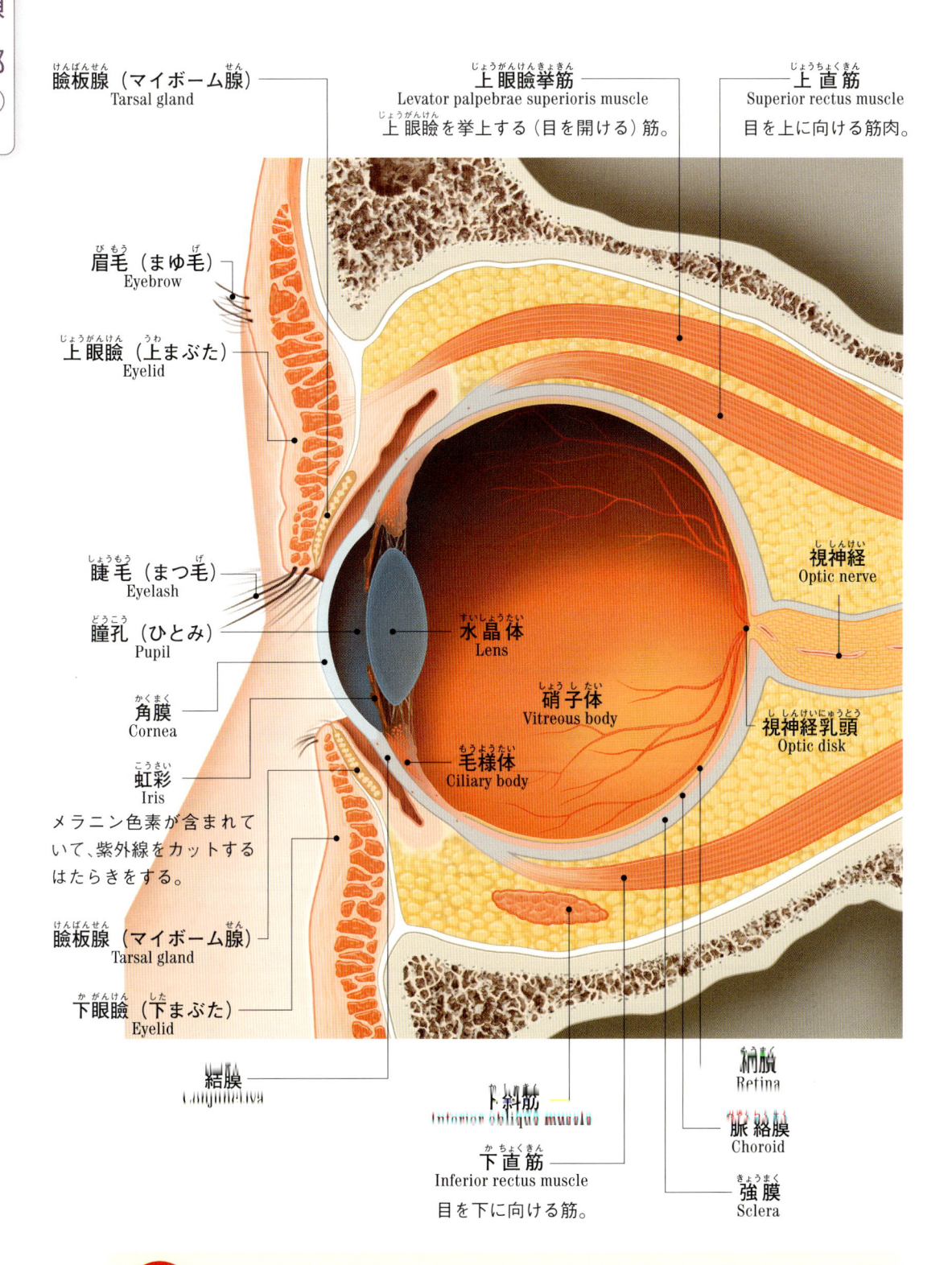

- **瞼板腺（マイボーム腺）** Tarsal gland
- **上眼瞼挙筋** Levator palpebrae superioris muscle
  上眼瞼を挙上する（目を開ける）筋。
- **上直筋** Superior rectus muscle
  目を上に向ける筋肉。
- **眉毛（まゆ毛）** Eyebrow
- **上眼瞼（上まぶた）** Eyelid
- **睫毛（まつ毛）** Eyelash
- **瞳孔（ひとみ）** Pupil
- **角膜** Cornea
- **虹彩** Iris
  メラニン色素が含まれていて、紫外線をカットするはたらきをする。
- **水晶体** Lens
- **硝子体** Vitreous body
- **毛様体** Ciliary body
- **視神経** Optic nerve
- **視神経乳頭** Optic disk
- **瞼板腺（マイボーム腺）** Tarsal gland
- **下眼瞼（下まぶた）** Eyelid
- **結膜** Conjunctiva
- **下斜筋** Inferior oblique muscle
- **下直筋** Inferior rectus muscle
  目を下に向ける筋。
- **網膜** Retina
- **脈絡膜** Choroid
- **強膜** Sclera

> **からだのうんちく** まばたきは通常、無意識に両目同時に行っています。成人の場合は1分間に20回ほど。1日16時間起きていたとすると、1万9200回にもなります。

61

頭部⑫ 目のはたらき

究極のカメラと究極のコンピュータによって支えられる目のはたらき

精巧に連係した目

物を見るしくみは、よくカメラの構造にたとえられます。

眼球をカメラと考えると、カメラの前ぶたとシャッターにあたるのが眼瞼（まぶた）です。レンズにあたる水晶体を保護し、光を屈折する無色フィルターは角膜、光の量を調節する絞りは虹彩、光を通す窓は中央部にある瞳孔で、フィルムに相当するのが網膜です。

私たちが外部から得る全情報の多くは目から入ってくるといわれますが、これらのしくみが連係した自動調節機能によって、目からはさまざまな環境下の視覚情報を収集することができます。

◎光量の調整と屈折

絞りに相当する虹彩は、外部から入ってくる光の量が環境に応じて最適なものとなるよう、常に収縮・伸展をして瞳孔の大きさを調整します。

入ってきた光はいったん角膜で強く屈折され、瞳孔を通り、再び水晶体で屈折を調整されて網膜に像を結びます。

このとき、結ばれた像は上下左右が実物とは逆の倒立像になりますが、脳によって正しく認識されます。

◎目のピントの合わせ方

見る対象の遠近によって、ピント（焦点）を合わせることが必要ですが、カメラはレンズの位置を動かして調整をします。

いっぽう目は、毛様体の収縮によって、水晶体の厚さを変えて遠近調節をしています。

水晶体は、透明な線維細胞が幾層にも重なってできています。それゆえ弾力性があり、水晶体を支えている毛様体と毛様体小帯のはたらきによって、水晶体の厚みを自由に調整できるのです。

近くのものを見るときは、毛様体筋が収縮して水晶体に近づきます。その結果、水晶体を支えている毛様体小帯は緩み、水晶体の厚みを増すのです。

逆に、遠くのものを見るときは、毛様体筋が弛緩して毛様体小帯を緊張させるので、水晶体は引っ張られ薄くなります。

PART-2 目のはたらき

頭部 ⑫

精巧に連係した目

ものが見えるしくみ

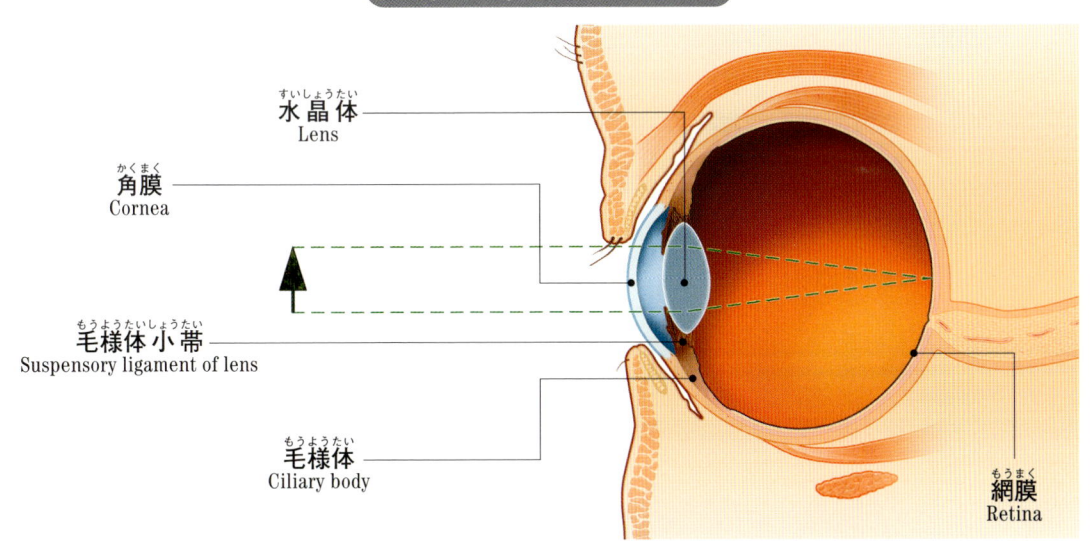

- 水晶体 (Lens)
- 角膜 (Cornea)
- 毛様体小帯 (Suspensory ligament of lens)
- 毛様体 (Ciliary body)
- 網膜 (Retina)

遠視の像の結び方

網膜より後方に像を結びます。見るものが遠い場合は、水晶体が調節できる範囲なのではっきりと見えますが、近い場合はぼやけます。凸レンズで調整します。

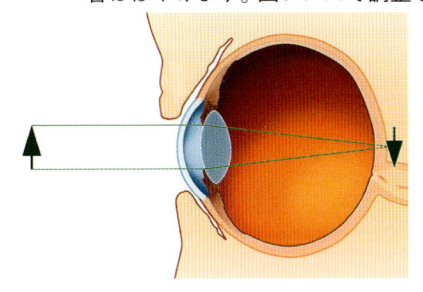

近視の像の結び方

網膜より前方に像を結びます。見るものが近い場合は、水晶体が調節できる範囲なのではっきりと見えますが、遠い場合はぼやけます。凹レンズで調整します。

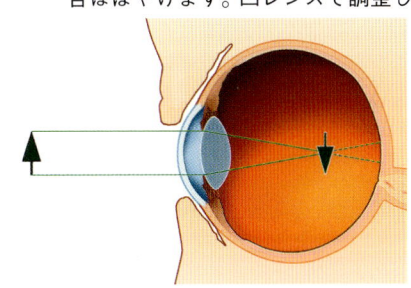

屈折異常（くっせついじょう）

光は角膜で強く屈折され、瞳孔を通り、再び水晶体によって屈折されて網膜上に像を結びます。像を結ぶ位置は、角膜と水晶体が光を屈折する力、つまり、角膜と水晶体の湾曲度と、角膜から網膜までの距離で決まります。正常であれば網膜上に像を結びますが、正しく像を結ばないとぼやけて見えます。

- **近視**：網膜の前方に像が結びます。角膜と網膜までの距離が長いために起こる「軸性近視」角膜や水晶体の湾曲度が強いために起こる「屈折性近視」、「仮性近視（学校近視）」に大別されます。
- **遠視**：網膜の後方に像が結びます。角膜と網膜までの距離が短いために起こる「軸性遠視」角膜や水晶体の湾曲度が弱いために起こる「屈折性遠視」があります。

からだのうんちく　年齢にともない、目にも老化現象が現れます。水晶体の弾力がなくなって厚くできなくなってくるのが老眼で、常に遠くに焦点が合っています。

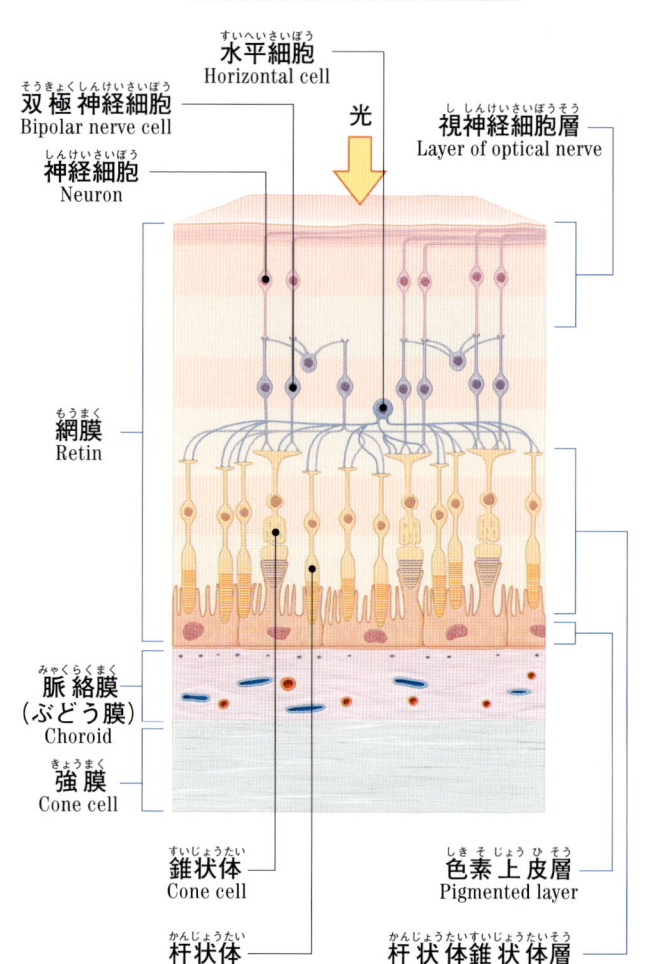

網膜の構造

網膜の構造

網膜は、眼球壁の最内層で、膨大な数の視神経細胞に若干の血管が加わった、厚さ約0.2mmほどの薄い膜です。網膜は10層の膜層構造からなりますが、大きく神経層と色素上皮層の二つの層にまとめられます。

硝子体側にある視神経細胞層は、視神経乳頭（神経が束になって脳へ向かう部位で、ここには網膜はありません）へと軸索を伸ばす視神経細胞からなります。その外側にはニューロン（**神経細胞**）が縦にびっしりと並んだ層があります。この層のニューロンと視神経乳頭に向かうニューロンとは、無数のシナプスで信号の伝達を行っています。

瞳孔から入ってきた光は、**視神経細胞層**を通り抜けて、**杆状体錐状体層**に到達します。この層には光に反応して電気信号を発する2種類の光受容器（視細胞）が混在しています。光に反応する**杆状体**は、片方の眼球だけで1億個以上もあり、光の明暗にだけ反応するロドプシンをもっています。いっぽう**錐状体**は、片方の眼球に600万〜700万個ほどですが、赤、緑、青の波長のどれかひとつに強く反応するヨドプシンという視物質をもっています。杆状体はモノクロ画像、錐状体はカラー画像を形成するともいえます。錐状体は黄斑に多く、杆状体は網膜の辺縁部に多く存在します。

こうして反応して発せられた信号は光の点でしかありませんが、脳によって情報処理・統合されます。網膜の最深部には、色素上皮細胞がびっしりと並んだ**色素上皮層**があります。この層は、外部からよけいな光が入ってくるのを防ぐと同時に、視細胞層を抜けた光が反射しないように吸収しています。

網膜の構造

- 水平細胞 Horizontal cell
- 双極神経細胞 Bipolar nerve cell
- 神経細胞 Neuron
- 光
- 視神経細胞層 Layer of optical nerve
- 網膜 Retin
- 脈絡膜（ぶどう膜） Choroid
- 強膜 Cone cell
- 錐状体 Cone cell
- 杆状体 Rod cell
- 色素上皮層 Pigmented layer
- 杆状体錐状体層 Rod and cone layer

64

PART-2 目のはたらき

頭部⑫

網膜の構造／視交差のしくみ

視覚の伝導路

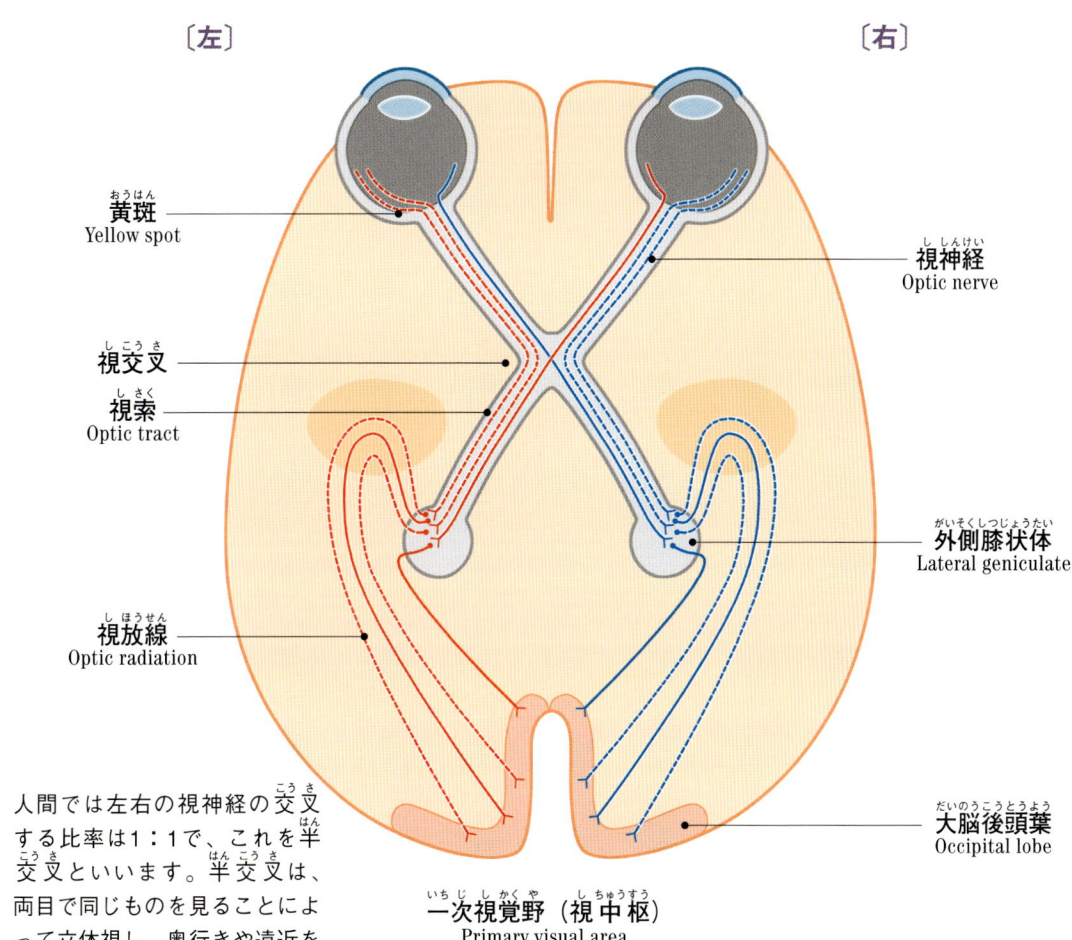

〔左〕　〔右〕

- 黄斑 (Yellow spot)
- 視神経 (Optic nerve)
- 視交叉
- 視索 (Optic tract)
- 外側膝状体 (Lateral geniculate)
- 視放線 (Optic radiation)
- 大脳後頭葉 (Occipital lobe)
- 一次視覚野（視中枢）(Primary visual area)

人間では左右の視神経の交叉する比率は1：1で、これを半交叉といいます。半交叉は、両目で同じものを見ることによって立体視し、奥行きや遠近を知覚するのに役立っています。

視交叉のしくみ

網膜の光受容器が受け取った光刺激は、双極神経細胞を介して視神経細胞に伝えられ、その突起は視神経円板（盲点）に集まり、ここから神経線維の太い束（視神経）となり大脳へと伝達されます。そこでその形や色、大きさや遠近感などが分析・統合されて、本当に見たことになるのです。

網膜からの情報が脳へと伝達される際、右目からの情報は右脳だけでなく左脳へも伝達されます。また、左目からの情報も左脳だけでなく右脳へも伝達されます。これは右脳と左脳間での情報の交換ではなく、右の目の視神経が大脳に達する前に交叉するからです。これを視交叉といい、人間では左右の目の網膜の、それぞれ内側半分からきた視神経だけが交叉して大脳の反対側の半球に達し、網膜の外側からの視神経は交叉することなく各半球に達します。

> **からだのうんちく**　人間の左右の視野は、左右の目それぞれ約160度で、両目では約200度となり、斜め後ろも少し見える。上下は、上が50度、下が70度の計約120度。

頭部⑬ 耳のしくみ

音を効率よく収集する聴覚器とバランスを保つ平衡感覚器

耳の構造

耳は、外部からの音の情報をとらえる聴覚器であると同時に、からだのバランスをとる平衡感覚もつかさどっています。そこで、耳のことを平衡聴覚器ということもあります。

耳の構造は、**耳介**から**鼓膜**までの**外耳**、**耳小骨**の並ぶ**中耳**、その奥の**内耳**の三つの部分に大きく分類されます。

◎外耳のしくみ

外耳は、体外に出ている耳介とそれに続く**外耳道**からなっていて、集音と伝音、および内部の聴覚器を保護する役割をもっています。

耳介は主として、軟骨とこれを覆う皮膚からなり、音波を集め外耳道に音を入りやすくさせます。外耳道は軽度に「ヘ」の字形に曲がった約2・5cmの管で、伝音と共鳴のはたらきを担う音の通路です。耳毛に覆われ、皮脂腺や耳垢腺からの分泌物により保湿、保護されています。

◎中耳のしくみ

中耳は、鼓膜から内耳の入り口までで、**鼓室**という小さな部屋になっています。外耳道の突き当たりにある鼓膜は厚さ約0・1mmの楕円形をした膜で、外耳道からの音の振動を耳小骨に伝えます。耳小骨とは、鼓膜側から順に、**つち骨、きぬた骨、あぶみ骨**というとても小さな三つの骨の総称で、互いに接して連なり、鼓膜の振動をあぶみ骨の奥のリンパ液に伝えています。

鼓室は耳管によって咽頭につながっています。耳管は、ものを飲み込むとき(嚥下時)にのみ開かれ、このとき空気が耳管を通って鼓室に出入りして、鼓室と外耳道の気圧のバランスを保っています。

◎内耳のしくみ

内耳は頭蓋骨内にあり、リンパ液に浮いたようになっています。**蝸牛**と**三半規管、前庭**(卵形嚢と球形嚢)の三つの部分に分けられます。蝸牛は、カタツムリの殻の形をした管状の膜で、内部には音を感知する有毛細胞があります。三半規管の総称で、外側の三つの半規管の総称で、前庭とともに平衡感覚をつかさどる器官です。

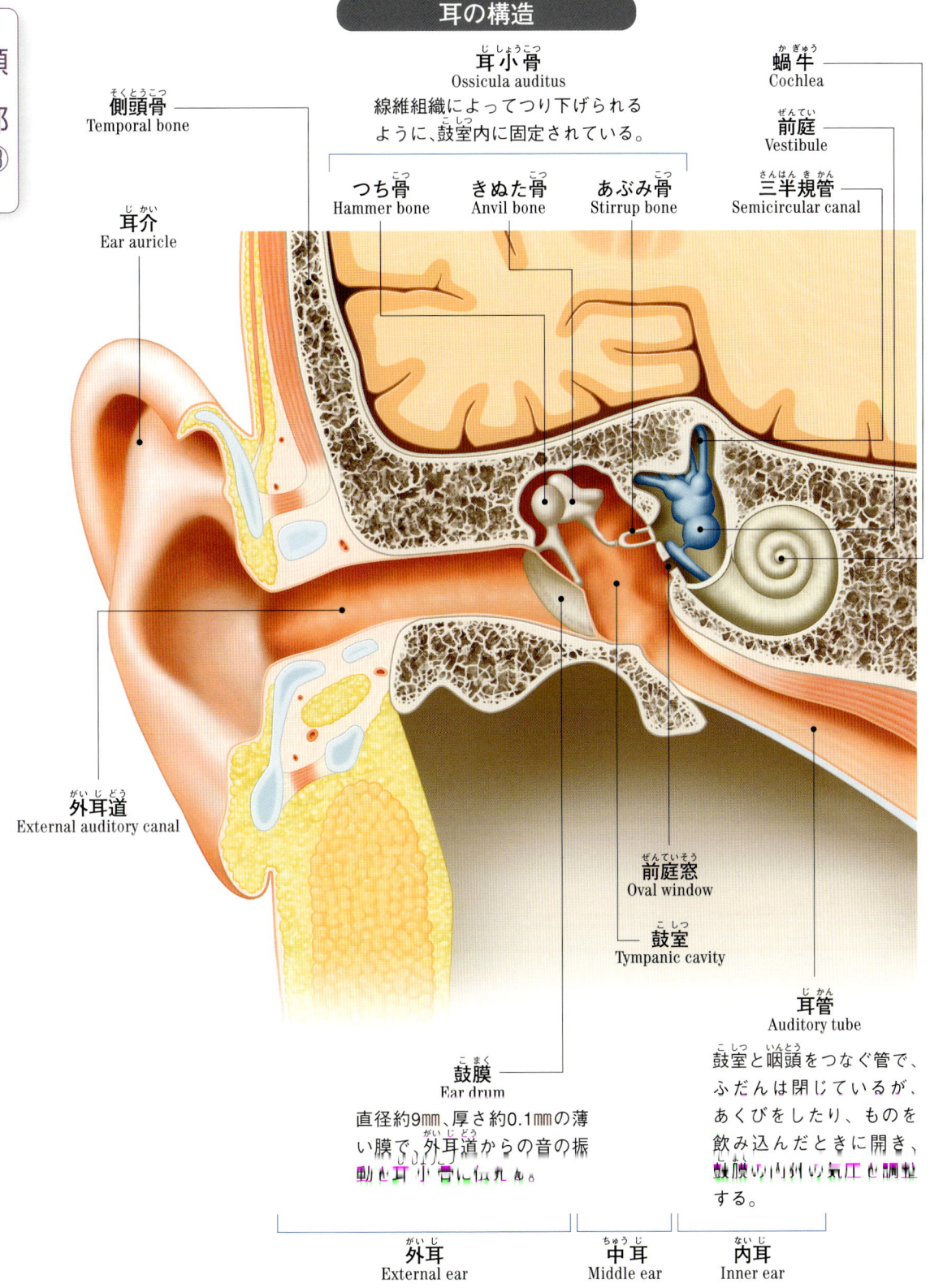

PART-2 耳のしくみ

耳の構造

頭部 ⑬

耳の構造

- 耳小骨 (Ossicula auditus) — 線維組織によってつり下げられるように、鼓室内に固定されている。
  - つち骨 Hammer bone
  - きぬた骨 Anvil bone
  - あぶみ骨 Stirrup bone
- 側頭骨 Temporal bone
- 蝸牛 Cochlea
- 前庭 Vestibule
- 三半規管 Semicircular canal
- 耳介 Ear auricle
- 外耳道 External auditory canal
- 前庭窓 Oval window
- 鼓室 Tympanic cavity
- 耳管 Auditory tube — 鼓室と咽頭をつなぐ管で、ふだんは閉じているが、あくびをしたり、ものを飲み込んだときに開き、鼓膜の内外の気圧を調整する。
- 鼓膜 Ear drum — 直径約9mm、厚さ約0.1mmの薄い膜で、外耳道からの音の振動を耳小骨に伝える。

外耳 External ear / 中耳 Middle ear / 内耳 Inner ear

からだのうんちく　耳掻きをしていると、せきが出ることがあります。これは鼓膜付近の外耳道の迷走神経の分岐が刺激されて、せきが誘発されるからです。

耳のはたらき

頭部⑭

音は蝸牛内で電気信号に変換され、聴神経によって脳に伝えられる

音の伝わるしくみ

外耳から入ってきた音は、鼓膜を振動させ、その振動は耳小骨を経て、内耳との境にある前庭窓から蝸牛内の**外リンパ液**に伝わり、さらに蝸牛の**前庭階**をぐるぐると回って蝸牛の頂上へと上っていきます。

頂上部では前庭階が**鼓室階**に通じていて（その部分を蝸牛孔という）、外リンパ液の振動はその蝸牛孔を抜けて、こんどは逆回りに鼓室階をぐるぐると下って、最終的に中耳との境にある**蝸牛窓**から抜けていきます。

◎**蝸牛とコルチ器のしくみ**
蝸牛は、**蝸牛神経**（聴神経）の束である軸の周囲を2.5周するらせん状のトンネルでできています。トンネルの中は、三つに仕切られています。上の前庭階と下の鼓室階に**蝸牛管**があります。

蝸牛管の内部には、感覚細胞（有毛細胞）と支持細胞からなる**コルチ器**が蝸牛管の全長にわたって存在し、脳からの聴神経とつながっています。

外リンパに伝えられた振動は蝸牛の**基底板**を変位させるので、その上にのるコルチ器を刺激します。その結果、**蓋膜**に触れている感覚細胞の感毛がこすれ、感覚細胞に電気的な変化が起こり、その電気信号が聴神経に伝わり、脳へと伝達されます。

音には強弱（振幅）と高低（周波数）があります。音は鼓膜の振動を通じリンパ液の前後運動に変換されるので、聴毛は前後運動の強さ（音の大きさ）に応じた電気的変化を脳に伝えます。

音の高低は、蝸牛の部位によって反応しやすい周波数が異なり、蝸牛の底近くは高い音に、頂上の近くは低い音に反応します。蝸牛の部位ごとに反応しやすい音の高さが異なることで、外界の音がさまざまな周波数に分解されて脳に伝達されます。

◎**膜迷路につながる内耳神経**
内耳は、側頭骨内の複雑な形をした骨迷路の中に外リンパ液が満たされ、そこに膜迷路（蝸牛管、三半規管など）が浮いているようなもので す。膜迷路の中には、内リンパ液が満たされ、内耳神経は骨迷路を経て、膜迷路の感受装置に達しています。

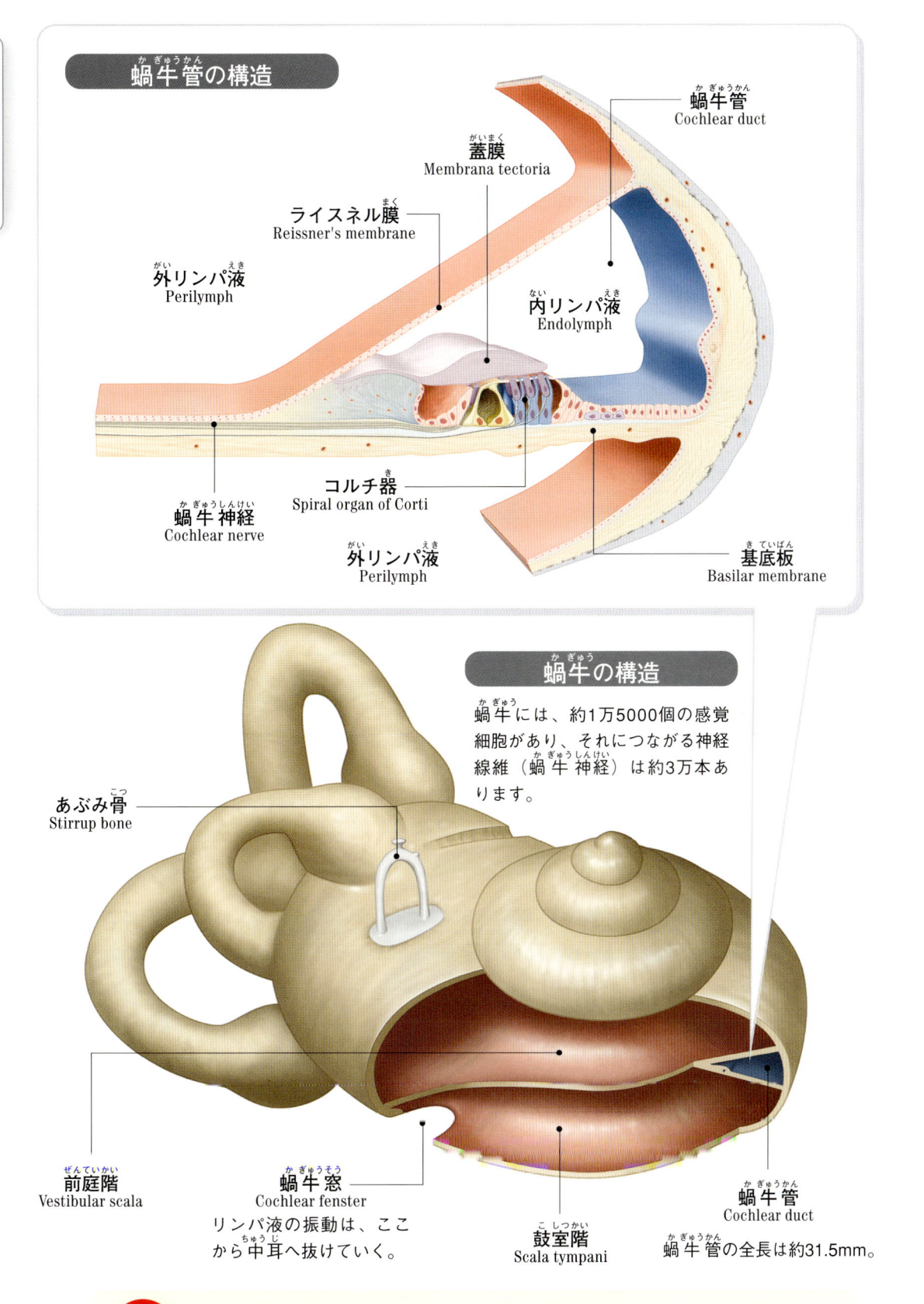

PART-2 耳のはたらき　音の伝わるしくみ

頭部⑭

蝸牛管（かぎゅうかん）の構造

- 蝸牛管（かぎゅうかん） Cochlear duct
- 蓋膜（がいまく） Membrana tectoria
- ライスネル膜（まく） Reissner's membrane
- 外リンパ液（がいりんぱえき） Perilymph
- 内リンパ液（ないりんぱえき） Endolymph
- コルチ器（き） Spiral organ of Corti
- 蝸牛神経（かぎゅうしんけい） Cochlear nerve
- 外リンパ液（がいりんぱえき） Perilymph
- 基底板（きていばん） Basilar membrane

蝸牛（かぎゅう）の構造

蝸牛（かぎゅう）には、約1万5000個の感覚細胞があり、それにつながる神経線維（蝸牛神経（かぎゅうしんけい））は約3万本あります。

- あぶみ骨（こつ） Stirrup bone
- 前庭階（ぜんていかい） Vestibular scala
- 蝸牛窓（かぎゅうそう） Cochlear fenster　リンパ液の振動は、ここから中耳へ抜けていく。
- 鼓室階（こしつかい） Scala tympani
- 蝸牛管（かぎゅうかん） Cochlear duct　蝸牛管の全長は約31.5mm。

> **からだのうんちく**　人が感知できる音には限界があり、ジェット機の爆音などのように130ホン（騒音レベルの単位）を超すと、もはや音としては感じられません。

頭部⑮ 平衡感覚

内耳にある三半規管と耳石器の二つの感覚器が、からだのバランスを保つ

回転方向を感じとる三半規管

三半規管は、からだの回転による加速度を感じとる感覚器です。**前半規管、外側（水平）半規管、後半規管**の三つの半規管が互いに直角をなすように位置し、それぞれの方向の回転による加速度を感じとります。

それぞれの半規管の根元には**膨大部**と呼ばれる内リンパ液（細胞内液の性状に近い）で満たされたふくらみがあります。その中では毛筆の先のような線毛とゼラチンのような物質からなる**クプラ**が、からだの動きの変化（加速度）によって生じた内リンパ液の流れをとらえ、その情報を脳に伝えます。

直線方向を感じとる耳石器

三半規管の根元に**耳石器**ともよばれる**卵形嚢**と**球形嚢**という内リンパ液をいれ、平衡斑を備える袋状の部分があります。平衡斑はゼラチン様の物質の中に含まれる**耳石**（平衡砂）とよばれる炭酸カルシウムの結晶と**有毛細胞**で構成されています。

耳石器は、からだの直線的な動きによる加速度と重力、遠心力などを感じます。耳石器は卵形嚢と球形嚢にある毛のある感覚細胞から構成された平衡斑上の**耳石膜**にのるようにあります。卵形嚢と球形嚢は互いに直角の関係にあるので、あらゆる方向の直線的な加速度を感知できます。

動揺病（どうようびょう）

私たちはふだん、目で周りを見て物の位置を知り、皮膚で微妙な動揺や振動を感じとり、内耳（三半規管や耳石器）によって、身の位置を認識しています。そして、常に頭の中で自分自身の位置を認識しています。ところが、乗り物などの動揺によってこれらの情報に混乱が生じると、吐き気や嘔吐、めまいなどが起こります。換気したり揺れのない場所に移動するか、事前に酔い止め薬で予防しましょう。

PART-2 平衡感覚

頭部 ⑮

回転方向を感じとる三半規管／直線方向を感じとる耳石器

半規管の膨大部

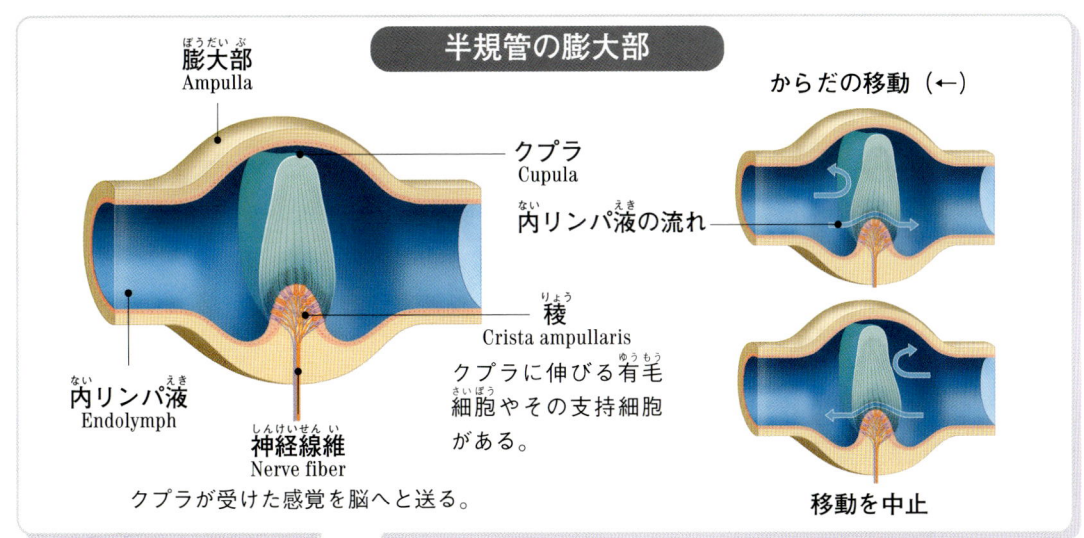

- 膨大部 Ampulla
- クプラ Cupula
- 内リンパ液の流れ
- 稜 Crista ampullaris
  クプラに伸びる有毛細胞やその支持細胞がある。
- 内リンパ液 Endolymph
- 神経線維 Nerve fiber
  クプラが受けた感覚を脳へと送る。

からだの移動（←）

移動を中止

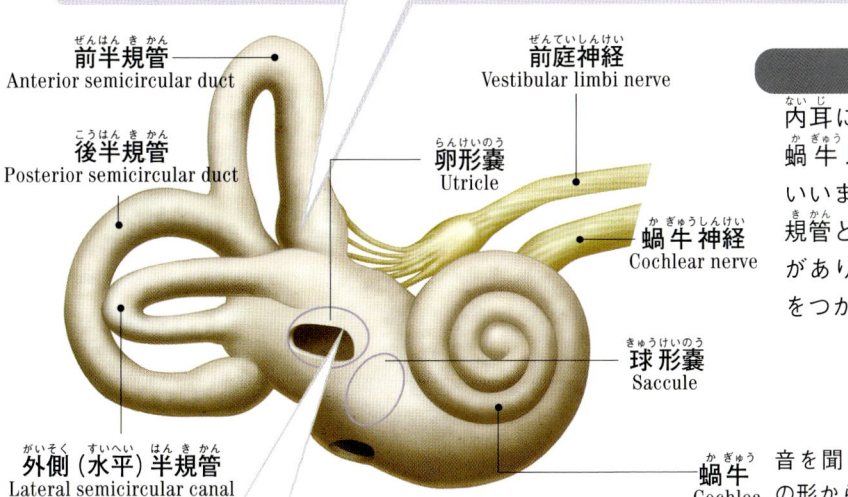

- 前半規管 Anterior semicircular duct
- 後半規管 Posterior semicircular duct
- 外側（水平）半規管 Lateral semicircular canal
- 前庭神経 Vestibular limbi nerve
- 卵形嚢 Utricle
- 蝸牛神経 Cochlear nerve
- 球形嚢 Saccule
- 蝸牛 Cochlea
  音を聞きとる器官で、その形から蝸牛と呼ばれる。

前庭

内耳にある膜迷路のうち、蝸牛以外の部分を前庭といいます。ここには、三半規管と耳石器という感覚器があり、からだの平衡感覚をつかさどっています。

耳石器のしくみ

垂直に立っている状態

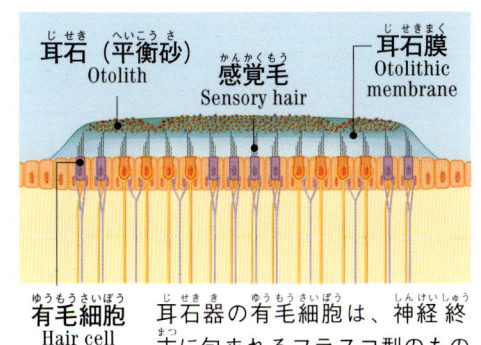

- 耳石（平衡砂） Otolith
- 感覚毛 Sensory hair
- 耳石膜 Otolithic membrane
- 有毛細胞 Hair cell

耳石器の有毛細胞は、神経終末に包まれるフラスコ型のものと、神経が接しているタイプの2種類がある。

からだを傾けた状態

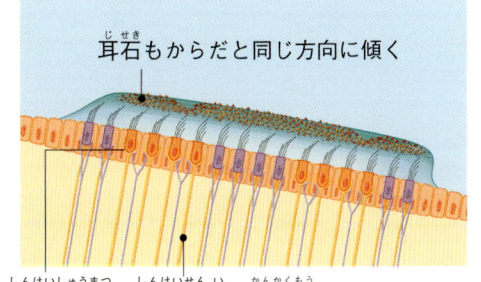

耳石もからだと同じ方向に傾く

- 神経終末 Nerve ending
- 神経線維 Nerve fiber

感覚毛の傾きを脳へと送っている。

からだのうんちく　互いに直角をなす三つの半規管は、一つの方向をもつ動きを、三次元の方向に分解して脳に伝える役目をしています。

頭部⑯ 鼻のしくみ

鼻は空気を浄化・加温・加湿し、においを感じる感覚器でもある

鼻の構造

鼻は呼吸器、感覚器、共鳴器の三役を担う器官で、顔面から隆起している外鼻と、その内部にある鼻腔からなります。

鼻前庭から奥は、鼻腔という広い空間で、鼻中隔という壁で左右に分かれ、後鼻孔で一つとなって鼻咽腔へと続きます。鼻中隔に向き合った鼻腔の壁には三段からなる鼻甲介という表面積の広いひだがあります。

鼻腔の表面は、鼻粘膜に覆われています。鼻粘膜は毛細血管の豊富な組織で、表面にはびっしりと線毛が生えています。また鼻腺（粘液腺や漿液腺）が開口していて、常に粘液や漿液を分泌し、表面に潤いを与えています。吸い込まれた空気は、鼻毛によってゴミやホコリなどが排除されますが、鼻腔にまで入ったゴミや細菌などは鼻甲介を通り抜けるときに鼻粘膜に吸着され、線毛によって排除されます。また同時に、鼻腔に入った空気は適度な温度と湿度を与えられ、冷たい空気が咽頭や喉頭に流れ込まないしくみになっています。

嗅覚のしくみ

人が感じるにおいのもとは空気中をただよう揮発性の化学物質で、においを感じる部分は鼻腔の天井部にあります。ここは切手一枚ほどの広さですが、その粘膜面には嗅細胞という感覚細胞が約500万個ほど並んでいて、嗅上皮とよばれています。嗅上皮には、嗅細胞から出た嗅小毛が密生し、嗅腺（ボーマン腺）から分泌された粘液によって覆われています。粘液には、においの物質を溶かす性質があり、その物質に対する受容体が嗅小毛にあります。嗅小毛がにおい物質をキャッチすると、嗅細胞が興奮し、電気信号が嗅神経を介して大脳へと伝達されます。

嗅神経は、頭蓋底にある孔から嗅球に入ります。ここでにおいの情報が処理されると、嗅索を経て海馬などからにおいにかかわる記憶などの情報を得てのち、嗅覚野に送られ、さらに高度な情報処理を受けておいを認識します。

PART-2 鼻のしくみ

鼻の構造／嗅覚のしくみ

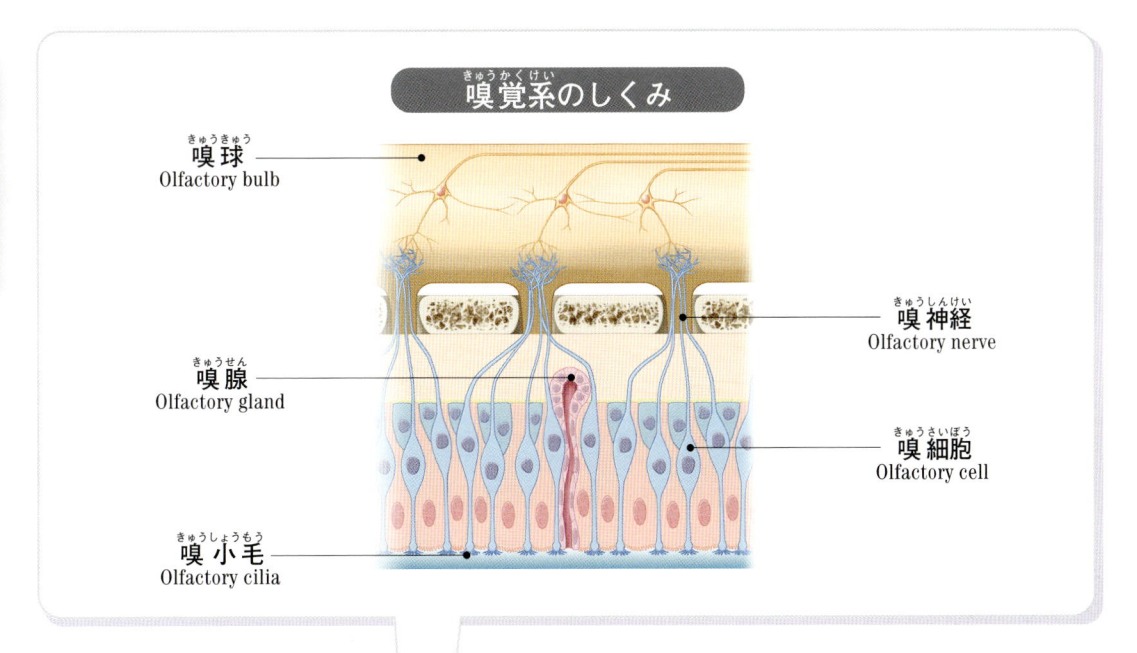

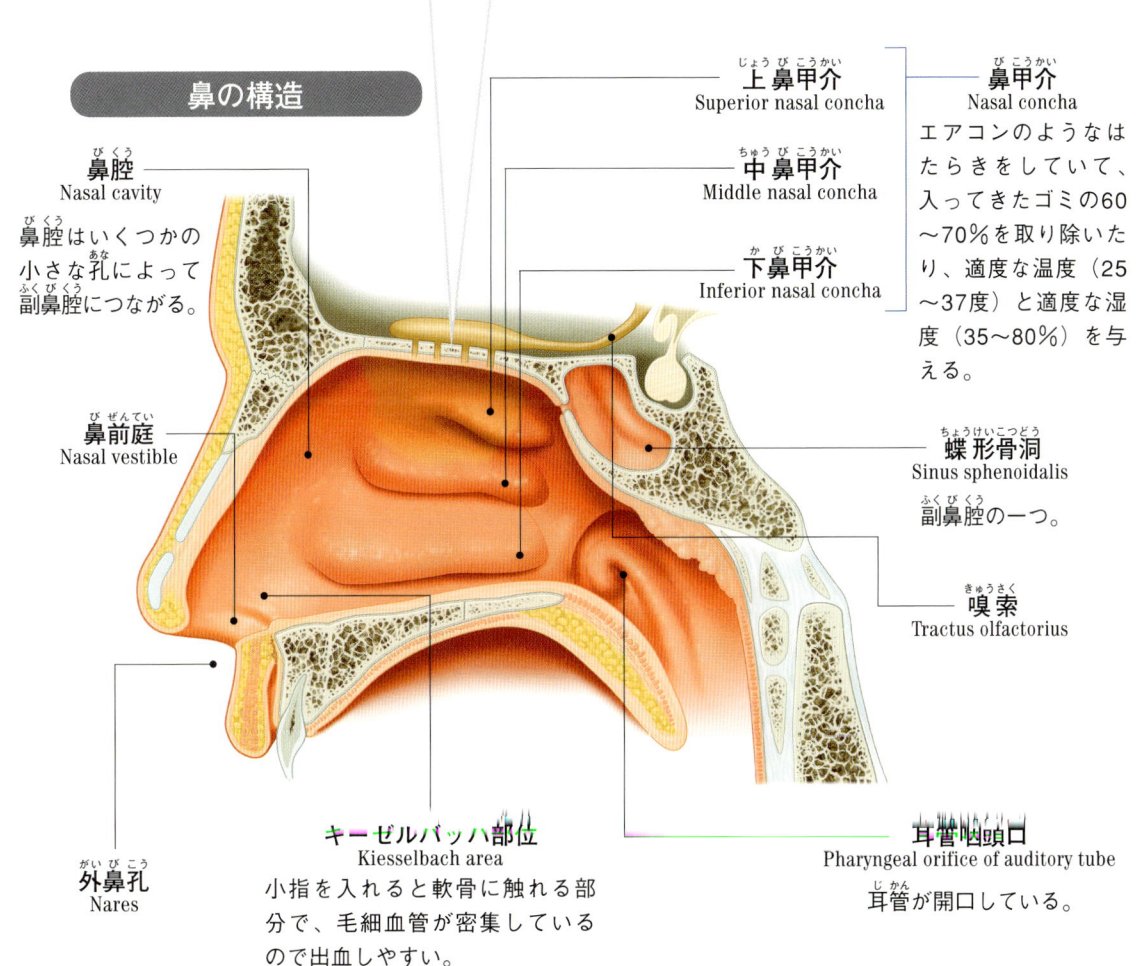

頭部⑯

嗅覚系のしくみ

- 嗅球 Olfactory bulb
- 嗅神経 Olfactory nerve
- 嗅腺 Olfactory gland
- 嗅細胞 Olfactory cell
- 嗅小毛 Olfactory cilia

鼻の構造

- 鼻腔 Nasal cavity
  鼻腔はいくつかの小さな孔によって副鼻腔につながる。
- 上鼻甲介 Superior nasal concha
- 中鼻甲介 Middle nasal concha
- 下鼻甲介 Inferior nasal concha
- 鼻甲介 Nasal concha
  エアコンのようなはたらきをしていて、入ってきたゴミの60〜70％を取り除いたり、適度な温度（25〜37度）と適度な湿度（35〜80％）を与える。
- 鼻前庭 Nasal vestibule
- 蝶形骨洞 Sinus sphenoidalis
  副鼻腔の一つ。
- 嗅索 Tractus olfactorius
- キーゼルバッハ部位 Kiesselbach area
  小指を入れると軟骨に触れる部分で、毛細血管が密集しているので出血しやすい。
- 外鼻孔 Nares
- 耳管咽頭口 Pharyngeal orifice of auditory tube
  耳管が開口している。

> **からだのうんちく** 鼻粘膜は線毛に覆われ、常に粘液が分泌して湿っています。粘液の量は1日約1ℓにもなり、十分に水を吸った絨毯に覆われているようなものです。

頭部⑰ 口腔のしくみ

消化管の入り口かつ、呼吸器の出入り口、そして発声にも関係する

口腔とは

口腔とは上下の唇（口唇）、頬、口蓋、口腔底（舌など）で囲まれた部分をいいます。

このうち、唇と歯槽突起（歯ぐき）および歯列弓（歯）とでできる空間を**口腔前庭**と呼びます。これは唇と歯ぐきの間のことです。狭義にはこの口腔前庭を除いた部分を口腔といいます。

一般に私たちが口といっているのは、唇と両頬の内側、のどちんこ（**口蓋垂**）までのことをいいます。口腔内には舌や歯があり、口腔のはたらきを司ります。

口腔のおもなはたらきとしては、

- 咀嚼
- 消化
- 呼吸
- 嚥下
- 発音
- 表情
- 味覚

などがあります。

食物の入り口

口腔は消化管の入り口であると同時に、呼吸器の出入り口としてもはたらいています。

消化管としてのはたらきは、口腔内の舌と歯が、摂取した食物を小さくかみ砕き（咀嚼）、消化酵素を含んだ唾液と混ぜ合わせて（消化）、食道へと送り出します（嚥下）。

このとき、唇には食べている物が外に飛び出さないようにする役目もあります。

味覚を感じる

口腔内の舌は、口に入った食物の味を感じるおもな器官です。

うまいまずいなどの食感は、舌で感じる味覚や食物のかたさ、歯ざわり、舌ざわり、のどごし、さらに視覚や嗅覚などを総合して感じる感覚なのです。

呼吸器としての口腔

通常の呼吸では、鼻腔を使っていますが、激しい運動をしたときや、かぜで鼻が詰まったときなど、鼻からだけの呼吸では足りなくなった場合、口を開けて呼吸の補助をして、

PART-2
口腔のしくみ

口腔とは／食物の入り口／味覚を感じる／呼吸器としての口腔／音や表情をつくる口腔

頭部⑰

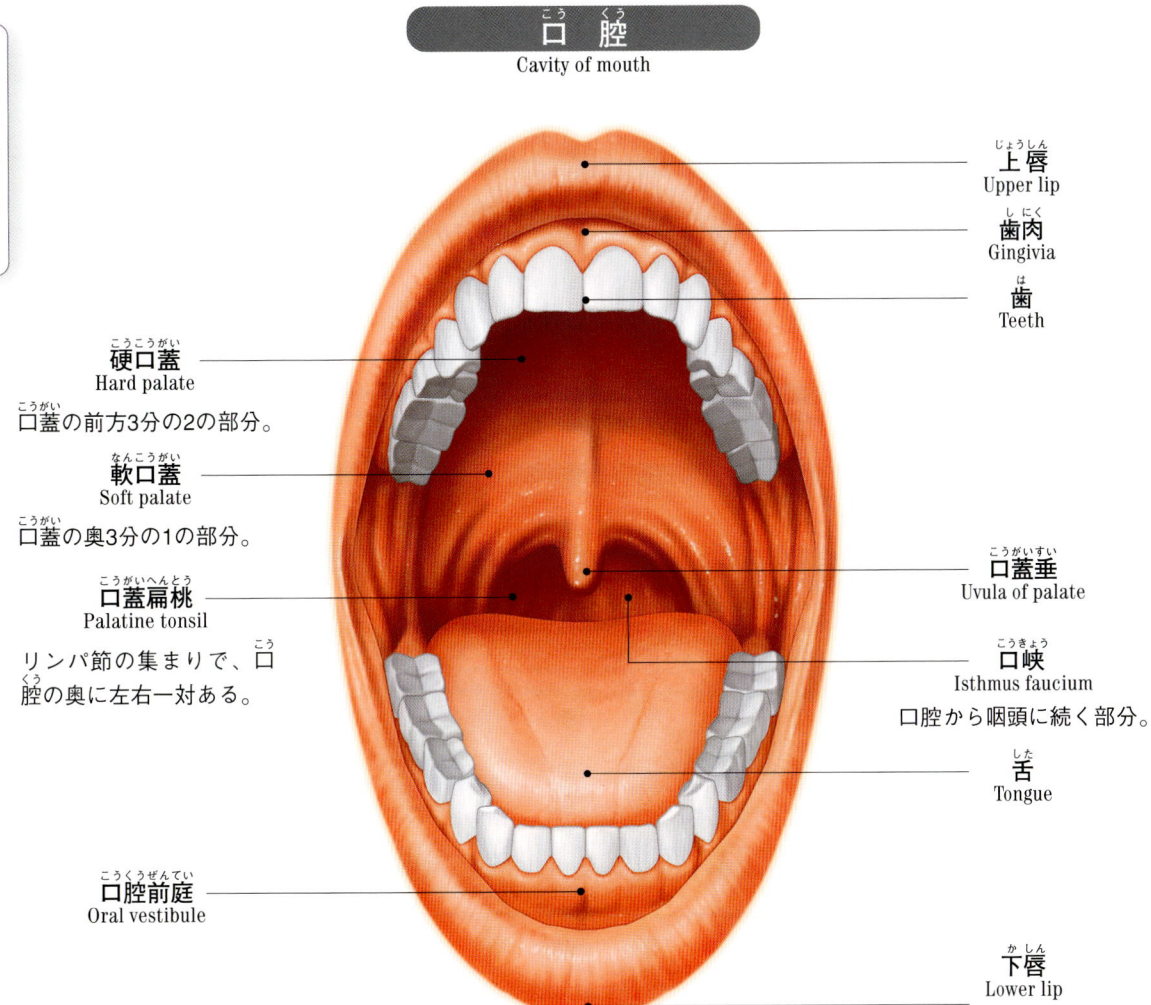

口腔（こうくう）
Cavity of mouth

- 上唇（じょうしん） Upper lip
- 歯肉（しにく） Gingivia
- 歯（は） Teeth
- 硬口蓋（こうこうがい） Hard palate
  口蓋の前方3分の2の部分。
- 軟口蓋（なんこうがい） Soft palate
  口蓋の奥3分の1の部分。
- 口蓋扁桃（こうがいへんとう） Palatine tonsil
  リンパ節の集まりで、口腔の奥に左右一対ある。
- 口蓋垂（こうがいすい） Uvula of palate
- 口峡（こうきょう） Isthmus faucium
  口腔から咽頭に続く部分。
- 舌（した） Tongue
- 口腔前庭（こうくうぜんてい） Oral vestibule
- 下唇（かしん） Lower lip

音や表情をつくる口腔

口腔には、声帯からの音声を鼻腔とともに共鳴させるといったはたらきもあります。

人の声は、声帯からの音声を口腔の形と唇の形や舌の動きによって共鳴を変化させて、さまざまな音をつくります。

音の元をつくるのが声帯だとすると、音に違いを与えるのが口腔（口腔、唇や舌など）です。その音は、日本語であったり、英語であったりして、言語の元となります。

口腔や唇の形の変化はまた、顔に表情を与え、コミュニケーションに大きな役割を果たします。

吸気を気管支へ送り込みます。また逆に、肺からの大量の呼気は、口腔を通してはき出します。とくに睡眠中、無意識の呼吸によって口蓋垂や**軟口蓋**が振動するといびきとして聞こえることがあります。

> **からだのうんちく** 口腔の粘膜には、赤血球の状態がよく現れます。歯ぐきや唇の粘膜が白くなっている場合、貧血の前ぶれとして知ることができます。

口腔のはたらき

頭部 ⑱

舌は、さまざまなはたらきをする筋からでき、味を感じる器官

舌のしくみとはたらき

舌は、自在に動く横紋筋でできており、口腔内でさまざまなはたらきをもっています。

舌の筋は、舌内に終始し、舌の形を変える内舌筋と周辺から起きて舌に終わり、舌の位置を変える外舌筋からできています。これらの筋によって、咀嚼した食べ物を食道に送り込むはたらきをもちます。このとき、舌の奥にある喉頭蓋は食べ物が気管に入らないよう気管のふたとなって気管を覆います。

さらに、言葉を話すときは複雑に形を変えて、唇とともに発音を助けます。

味覚器官としての舌

また、舌の表面は無数のつぶつぶの突起に覆われています。この突起は乳頭と呼ばれ4種類あります。これらのうち3種類の乳頭上皮内には味を感じる味細胞を含む味蕾が存在します。味蕾がもっとも多く存在するのは有郭乳頭で、一つの乳頭に約200個ほどあると言われています。

味は、味蕾の先端の味孔という孔から、水や唾液に溶けた食物の味成分が味蕾に入り込むと、味細胞が味を感じてその刺激を大脳に伝えることによります。

乳頭はその形状から有郭乳頭、葉状乳頭、糸状乳頭、茸状乳頭と四つに分類されます。

有郭乳頭は舌の奥に多く、葉状乳頭は舌の奥の両側、糸状乳頭は舌背全体に広く分布し、茸状乳頭は舌背に点在しています。

人の味覚も「甘味＝あまさ」「塩味＝しょっぱさ」「酸味＝すっぱさ」「苦味＝にがさ」の四つに基本的に分類され、あらゆる味覚はこれらの乳頭にある味蕾は複数の味覚に反応するのですが、舌の部位によって敏感に反応しやすい場所があります。

甘味を強く感じるのは舌尖部にある茸状乳頭の味蕾、塩味は舌の前方側部にある茸状乳頭の味蕾、酸味は葉状乳頭にある味蕾、苦味は有郭乳頭にある味蕾がそれぞれ強く感じます。

PART-2 口腔のはたらき

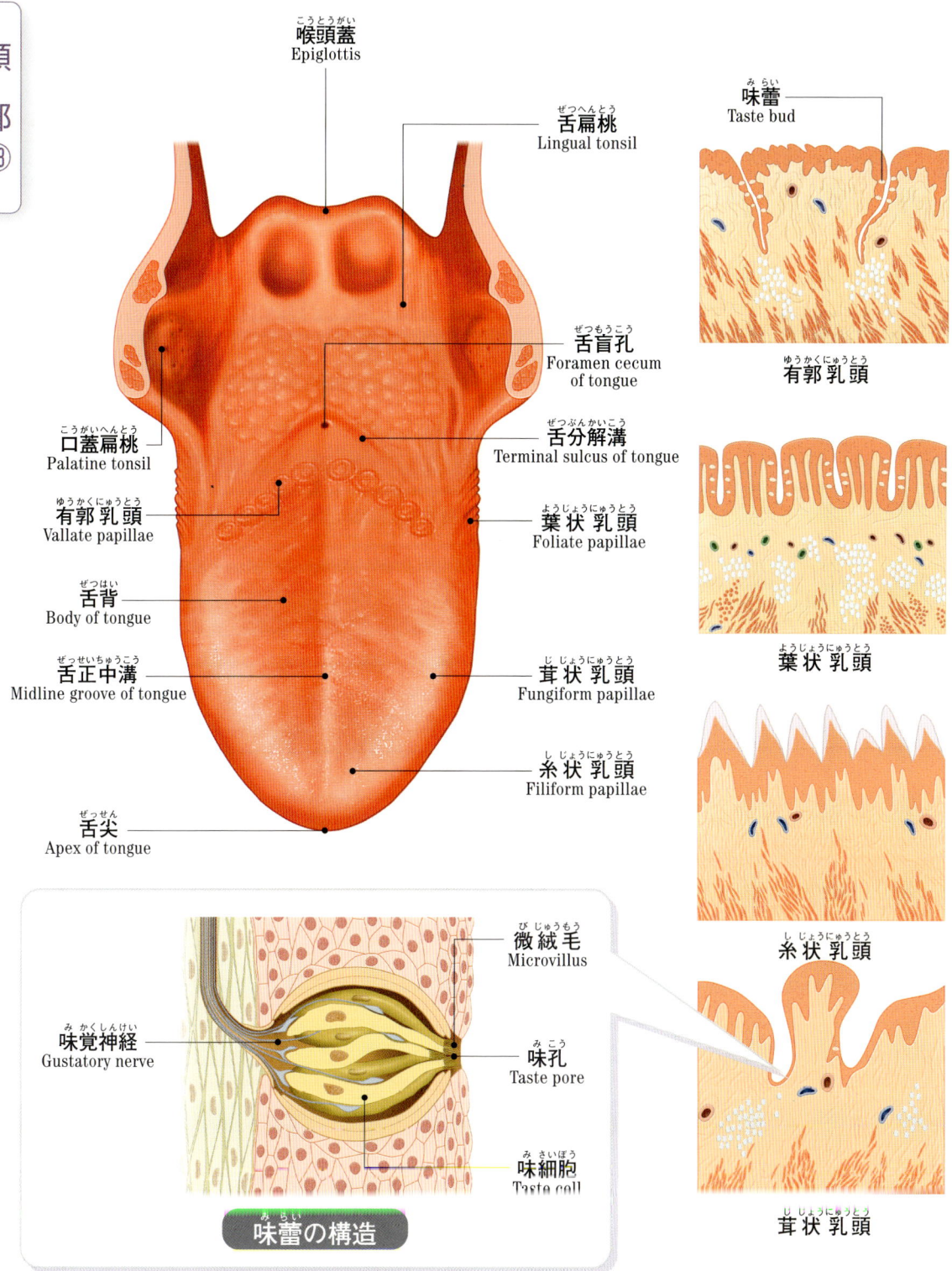

舌のしくみとはたらき／味覚器官としての舌

頭部 ⑱

舌の構造（上面）
- 喉頭蓋 Epiglottis
- 舌扁桃 Lingual tonsil
- 舌盲孔 Foramen cecum of tongue
- 口蓋扁桃 Palatine tonsil
- 舌分界溝 Terminal sulcus of tongue
- 有郭乳頭 Vallate papillae
- 葉状乳頭 Foliate papillae
- 舌背 Body of tongue
- 茸状乳頭 Fungiform papillae
- 舌正中溝 Midline groove of tongue
- 糸状乳頭 Filiform papillae
- 舌尖 Apex of tongue

各乳頭の断面
- 味蕾 Taste bud
- 有郭乳頭
- 葉状乳頭
- 糸状乳頭
- 茸状乳頭

味蕾の構造
- 微絨毛 Microvillus
- 味覚神経 Gustatory nerve
- 味孔 Taste pore
- 味細胞 Taste cell

> **からだのうんちく**
> 辛さは、味蕾が反応するのではなく、舌の痛点が刺激されて感じる痛みです。そのため、味覚には含まれないのです。

歯のしくみ

頭部 ⑲

32本からなる人体で最も硬い組織。
大人では生えかわることがない

大きな力の加わる歯

成人の歯は、上顎、下顎にそれぞれ16本ずつ、合計32本埋め込まれています。人体のなかで最も硬い器官です。歯の役割は、食物をかみ砕いて、唾液と混ぜ合わせ、飲み込みやすい大きさにすることです。また、舌や唇とともに発声の補助を行うこと、顔の表情のポイントにもなることなどです。

歯がかみ合うときの力は、前歯で1㎠に10〜20kg以上、奥歯にいたっては、1㎠に50〜60kgという万力のような力が加わります。これほどの力がかかりながらも折れたり、抜けたりしないのは、歯の根がある**歯槽骨**との間にある**歯肉**、**歯根膜**などの組織がクッションとなって、歯根が歯槽骨に直接ぶつからないようになっているからです。

歯の構造

歯が生えている根元を歯肉といい、歯肉から上の目に見える部分を歯冠、歯肉に埋もれる部分は歯根といいます。歯冠部の最表層は、人体で最も硬い組織の**エナメル質**です。歯根部の最表層は**セメント質**です。エナメル質とセメント質のすぐ内側は**象牙質**です。象牙質のさらに内側の空洞は、歯髄腔とよばれ、血管や神経、リンパ管で満たされる**歯髄**がおさまっています。

歯の種類と役割

歯には、乳幼児期に生える**乳歯**と、乳歯と入れかわりに生える**永久歯**があります。永久歯は一度生えたら生えかわりません。永久歯は、それぞれ上下の顎に切歯4本、**犬歯**2本、**臼歯**10本（**大臼歯**6本、**小臼歯**4本）の合計32本となります。**第三大臼歯**は、生えてこない人もいます。

切歯はいわゆる前歯で、食物などをかみ切るのに使われます。犬歯は肉食動物の牙にあたる、先がとがった鋭い歯で食物などを引き裂きます。糸切り歯などとも呼ばれています。臼歯は文字通り、臼のように食物などをすりつぶす役目があります。

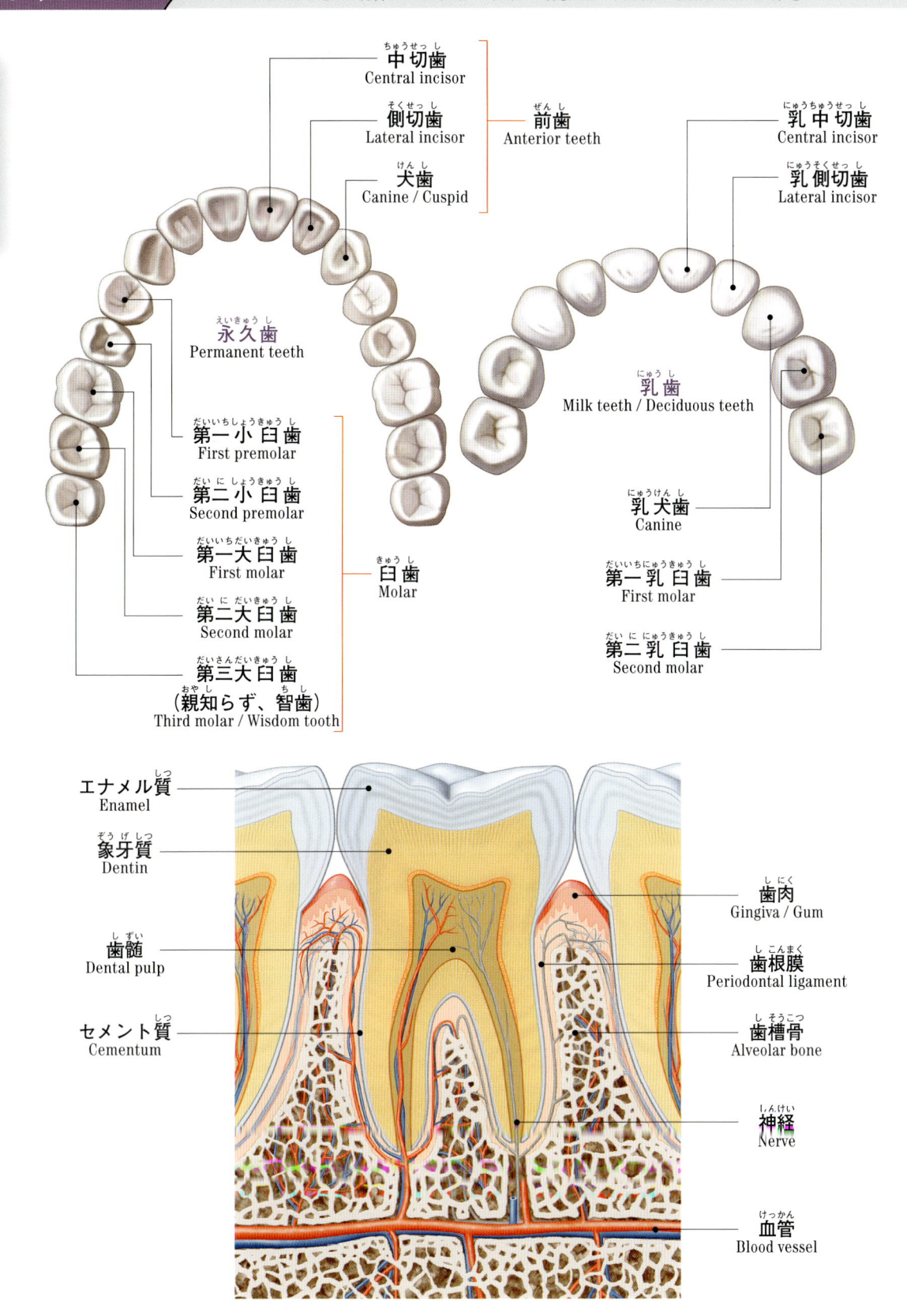

PART-2 歯のしくみ

大きな力の加わる歯／歯の構造／歯の種類と役割

頭部⑲

永久歯 Permanent teeth
- 中切歯 Central incisor
- 側切歯 Lateral incisor
- 犬歯 Canine / Cuspid
- 第一小臼歯 First premolar
- 第二小臼歯 Second premolar
- 第一大臼歯 First molar
- 第二大臼歯 Second molar
- 第三大臼歯（親知らず、智歯） Third molar / Wisdom tooth

前歯 Anterior teeth
臼歯 Molar

乳歯 Milk teeth / Deciduous teeth
- 乳中切歯 Central incisor
- 乳側切歯 Lateral incisor
- 乳犬歯 Canine
- 第一乳臼歯 First molar
- 第二乳臼歯 Second molar

歯の構造
- エナメル質 Enamel
- 象牙質 Dentin
- 歯髄 Dental pulp
- セメント質 Cementum
- 歯肉 Gingiva / Gum
- 歯根膜 Periodontal ligament
- 歯槽骨 Alveolar bone
- 神経 Nerve
- 血管 Blood vessel

> **からだのうんちく**　歯は骨が変化したものと思われますが、じつは鱗から変化したと考えられています。人間では、胎生5週ごろから形成されはじめます。

頭部⑳ のどのしくみ

咽頭と喉頭からなり、食物と空気を振り分け、発声器の役割ももつ

咽頭のしくみ

一般的に「のど」と呼ぶ部分は、鼻の奥から気管の入り口にあたる、咽頭と喉頭の二つの部分からなっています。

咽頭とは、鼻腔、口腔から食道、気管につながる管状の部分で、呼吸するときの空気の通り道であると同時に、食物の通り道のことです。

上咽頭、中咽頭、下咽頭の三つの部分に分かれています。上咽頭は鼻のつきあたり、中咽頭は口腔の奥、下咽頭は気管、食道につながる部分に相当します。

空気と食物の通り道である咽頭は、呼吸時と食事時には、それぞれを気道と食道の通路へと振り分けなければなりません。食物を飲み込むときには、軟口蓋が背上方に動いて鼻腔への通路を閉鎖し、同時に喉頭全体が前上方に上がることで、喉頭蓋が後ろに倒れ込み気道をふさぐ構造になっています。食物が気管に入り込むことがないのは、こうしたしくみのおかげです。

喉頭のしくみ

咽頭の下にあるのが、喉頭で気管の入り口にあたる部分です。甲状軟骨、輪状軟骨、披裂軟骨などの軟骨で構成されています。このうち、甲状軟骨が一般にのどぼとけといわれるものです。甲状軟骨のすぐ下にリング上の輪状軟骨があり、輪状軟骨の後方に左右一対の披裂軟骨があります。披裂軟骨は三角形をしていて、ここに声帯が付着することで声帯の動きを行う重要な軟骨です。

喉頭は呼吸時に空気の通り道となるほか、喉頭腔の左右の壁に突き出たヒダ状の構造をした声帯が、発声器官の役割を担います。呼吸をしているとき、左右の声帯の間が開き、声を出すときは閉じるしくみになっています。声帯のすきまを声門と呼び、はき出した空気を狭められた声門にぶつけて声帯を振動させることで声がつくられます。

また喉頭の粘膜は敏感で、異物が侵入すると激しくせき込んで、気道へ排出しようとします。

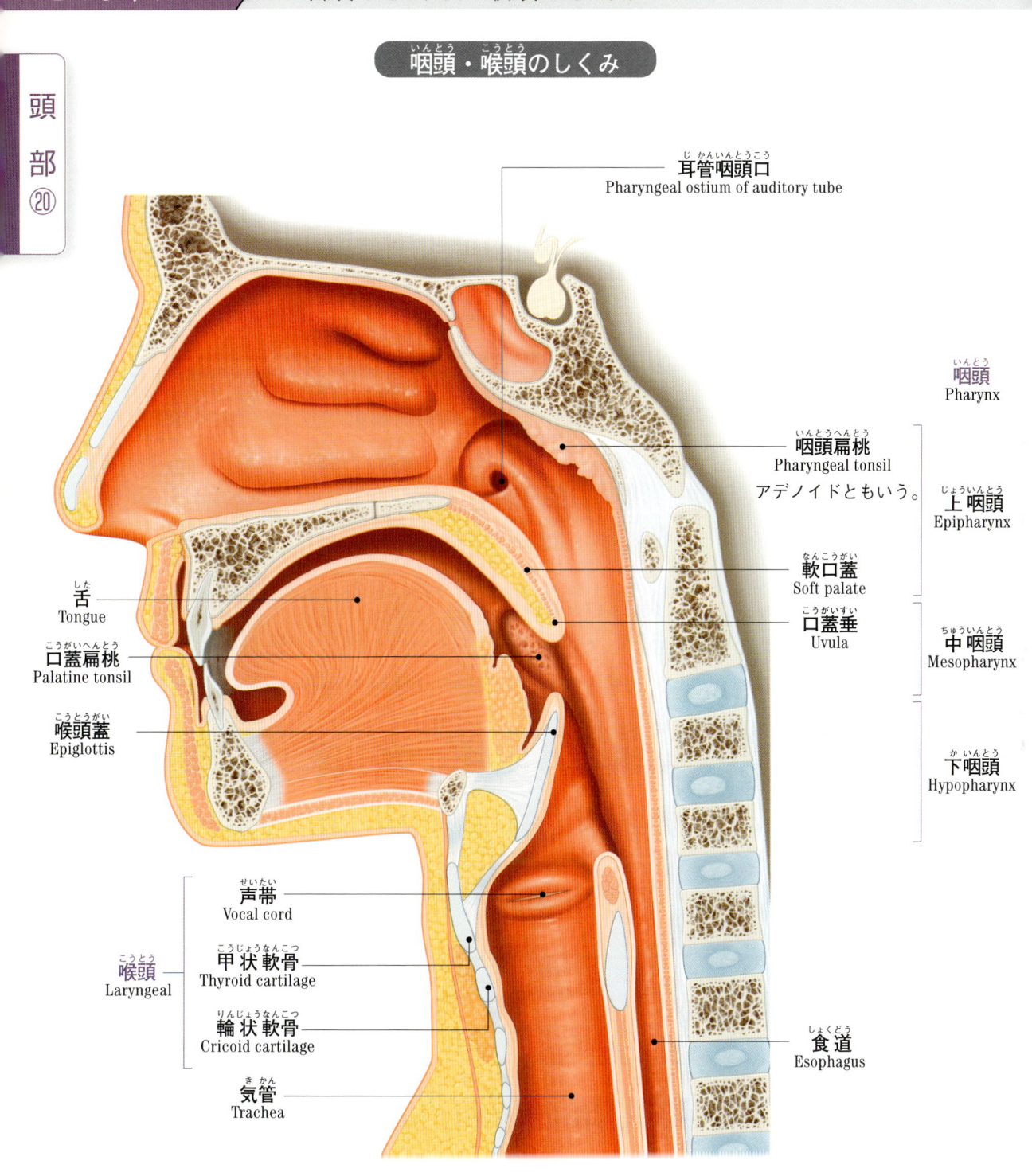

PART-2 のどのしくみ

咽頭のしくみ／喉頭のしくみ

頭部⑳

咽頭・喉頭のしくみ

- 耳管咽頭口（じかんいんとうこう） Pharyngeal ostium of auditory tube
- 咽頭（いんとう） Pharynx
- 咽頭扁桃（いんとうへんとう） Pharyngeal tonsil　アデノイドともいう。
- 上咽頭（じょういんとう） Epipharynx
- 軟口蓋（なんこうがい） Soft palate
- 口蓋垂（こうがいすい） Uvula
- 中咽頭（ちゅういんとう） Mesopharynx
- 下咽頭（かいんとう） Hypopharynx
- 舌（した） Tongue
- 口蓋扁桃（こうがいへんとう） Palatine tonsil
- 喉頭蓋（こうとうがい） Epiglottis
- 声帯（せいたい） Vocal cord
- 甲状軟骨（こうじょうなんこつ） Thyroid cartilage
- 輪状軟骨（りんじょうなんこつ） Cricoid cartilage
- 喉頭（こうとう） Laryngeal
- 食道（しょくどう） Esophagus
- 気管（きかん） Trachea

からだのうんちく　西洋では、のどぼとけを「Adam's apple（アダムのリンゴ）」といい、アダムが禁断のリンゴをのどにつかえたという伝説からきています。

81

頭部㉑ のどのはたらき

喉頭筋がはたらいて、声帯を振動させて声を出す

声を出すしくみ

声帯は、喉頭腔の中央部が盛り上がったひだのことで、左右のひだとひだのすき間を**声門**といいます。声門は、呼吸をするときは空気を通過させるために開いていますが、発声をするときは、緩やかに開閉することで、声帯が振動し音がでます。そこを肺からの空気が通過する声帯の振動は1秒間に100～300回にも及びます。声門が閉じたり、開いたりするのは、喉頭の軟骨に付着する内喉頭筋の活動によります。内喉頭筋は、迷走神経という脳神経の分枝である反回神経に支配されていて、大脳にある言語に関する領野が声を出す指令を出すと、これらの神経を通して、内喉頭筋の活動がおこります。

声帯でつくられた音が、その後、咽頭、鼻腔、口腔などを通って、共鳴することで、はじめて声や言葉となるのです。

声を変化させる要素

音は、振動する物の長さや緊張度合、重さなどにより振動が変わり、高低が決まります。人の声も同様で、声帯の長さや声帯の厚みや緊張度合により振動数が変わり、声の高さが決まります。

声帯の長さは、男性が約20㎜、女性が約16㎜くらいといわれています。そのため女性の声帯の振動数が多いほど高くなります。声帯の振動数が多いほど高くなります。女性の声が男性より高いのは、声帯の長さが男性より短く、厚さもやや薄いので振動しやすいためと考えられています。

さらに、男性の声が低くなるのは、思春期に**甲状軟骨**が突出することで（「のどぼとけ」になります）、声帯のひだが長くなり厚さが増すためです。この思春期の甲状軟骨の変化で起こる声の変化を声変わりと呼びます。

音は振幅が大きければ大きいほど大きな音になります。声も声帯の振幅が大きいほど、大きな声になること

PART-2 のどのはたらき

声を出すしくみ／声を変化させる要素

頭部 ㉑

声帯のしくみ

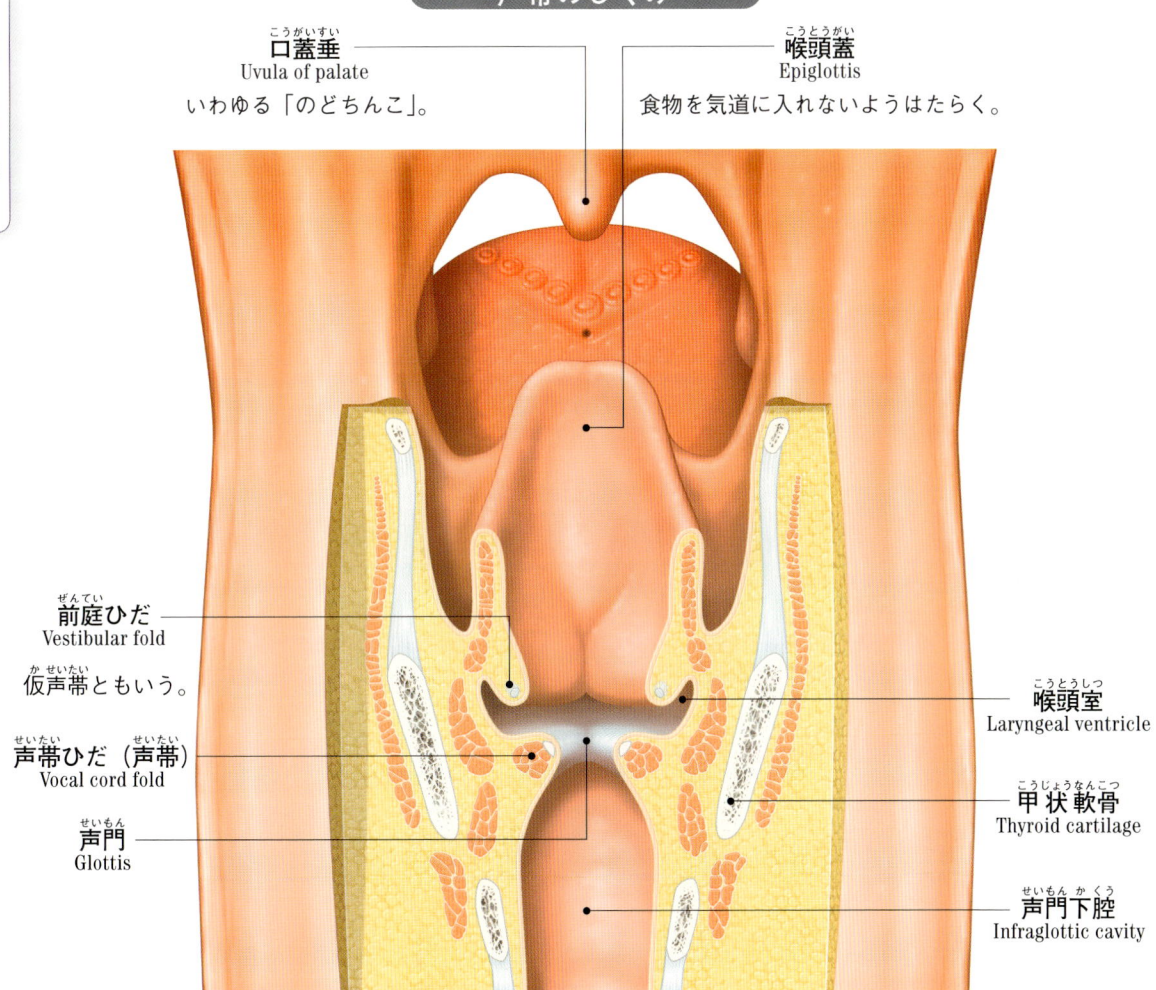

口蓋垂（こうがいすい） Uvula of palate
いわゆる「のどちんこ」。

喉頭蓋（こうとうがい） Epiglottis
食物を気道に入れないようはたらく。

前庭ひだ（ぜんてい） Vestibular fold
仮声帯ともいう。

声帯ひだ（声帯）（せいたい） Vocal cord fold

声門（せいもん） Glottis

喉頭室（こうとうしつ） Laryngeal ventricle

甲状軟骨（こうじょうなんこつ） Thyroid cartilage

声門下腔（せいもんかくう） Infraglottic cavity

とが分かっています。小さい声を出すときには、声門が閉じて振幅を小さくして小さい声を出し、大きい声を出すときには、声門を少し開いて振幅を大きくします。このように声門の微妙な開閉によって、声の大小を調節することができます。

◎いびきはどうして起こるのか

いびきは、おもに睡眠中に軟口蓋や舌の筋肉の緊張がゆるんで、呼吸のたびに軟口蓋や舌が振動しておこる音です。また、**口蓋垂**が大きい場合にも、これが振動していびきになることもあります。

肥満があると、のど全体に脂肪がつき、上気道が狭くなるため、いびきをかきやすくなります。また、鼻づまりや鼻の病気があるとき、過労・飲酒などで上気道の筋肉がゆるんでいると起こしやすくなります。

睡眠中の息苦しさが、睡眠不足や心肺機能の障害を引き起こすこともあります。とくにいびきとともに呼吸が止まる（無呼吸）や見た目に苦しそうないびきは注意が必要です。

> **からだのうんちく** 日本人の平均的な声の高さは、男性130Hz、女性で260Hzです。声域は男性で3オクターブ、女性では2.5オクターブほどです。

頭部 ㉒

せきとたん

せきとたんは、異物から呼吸器を守るための反射運動

▼せきのメカニズム

空気中にはハウスダストといわれるほこりやチリ、花粉、細菌、ウイルス、ダニやダニの死骸など、目に見えない有害な物質が浮遊しています。これら有害な物質は呼吸によって、鼻腔や**気管**、**気管支**に吸い込まれ、粘膜に吸着してしまいます。これらの異物を体外に排出しようとする反射作用が、せきやくしゃみなのです。

また、かぜにかかると、鼻腔、咽頭、気管、気管支、肺などの呼吸器全般の粘膜に炎症が起こり、敏感になった粘膜は、吸入されたゴミや盛んに分泌された粘液などを体外に排出しようとして延髄呼吸中枢に刺激を加え、横隔膜や肋間筋の急激な収縮を起こすことがあります。その結果、出るのがせきです。

さらに気道が炎症を起こすと、肺胞内で白血球がウイルスと戦い、その結果、白血球の残骸が膿となってたまります。こうしてたまった膿を体外に排出するための手段もせきなのです。

▼たん排出のメカニズム

たんは、喀痰とも呼ばれます。

健康な状態でも、口腔、鼻腔、咽頭、喉頭、気管支などの粘膜から粘液が産出されています。この粘液のほとんどは水分で、通常は気管壁で吸収されたり、食道から胃に入って吸収されています。しかし、異物が気道に入った場合、粘液で異物をからめとって体外に捨てるはたらきがあります。異物を排除するため、粘液が普段よりも多く分泌され、りさとともにのどからたんの塊となって出されます。

また、気管や気管支の内側の膜は**粘膜**でできていて、その粘膜は**細胞**と**線毛細胞**で構成されています。線毛細胞の表面は、こまかい線毛が生えています。空気とともに侵入してきたチリやほこりなどの異物、細菌などは、この線毛にキャッチされ、線毛運動によって、口の方へと送り返され、体外に排出されたんとなります。

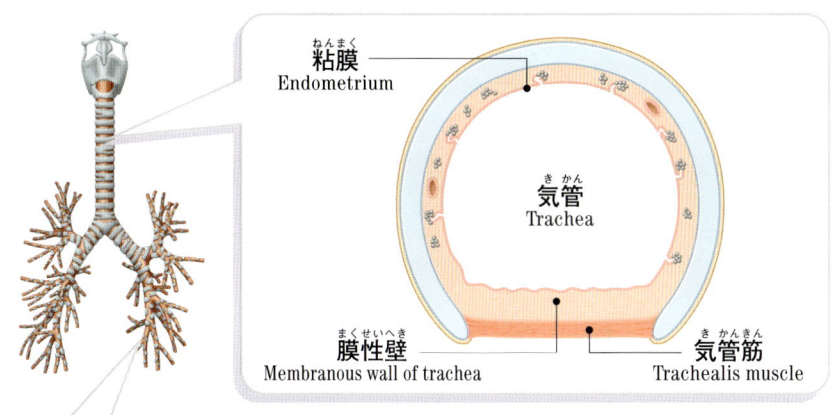

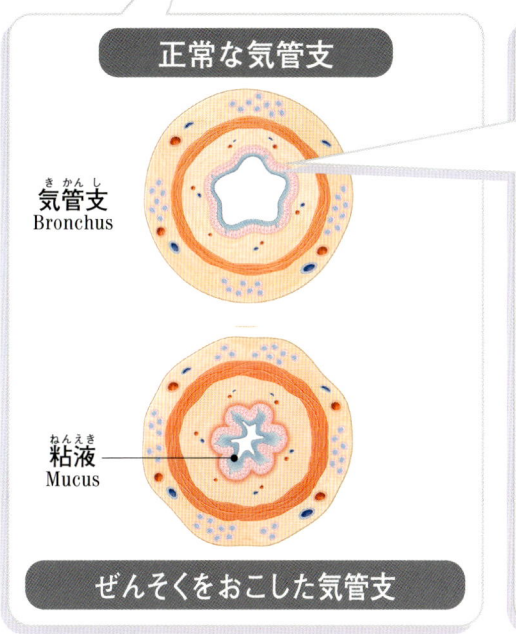

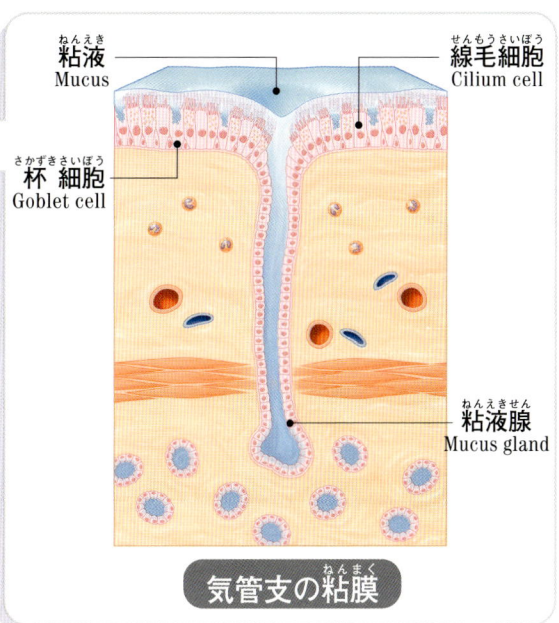

PART 2 せきとたん

せきのメカニズム／たん排出のメカニズム／せき・たんで疑う病気

頭部 ㉒

粘膜 Endometrium
気管 Trachea
膜性壁 Membranous wall of trachea
気管筋 Trachealis muscle

正常な気管支
気管支 Bronchus

ぜんそくをおこした気管支
粘液 Mucus

気管支の粘膜
粘液 Mucus
線毛細胞 Cilium cell
杯細胞 Goblet cell
粘液腺 Mucus gland

▼せき・たんで疑う病気

せきと同時に発熱を伴う場合は、かぜ、気管支炎、肺炎など、呼吸器系の急性炎症を疑います。発熱と胸痛を伴うときは、胸膜炎や肺炎が疑われますが、胸膜炎ではたんのない空せきになります。肺炎のときは、膿の混じったたんが見られます。とくにマイコプラズマ肺炎では、発熱と空せきが続いた場合に、その可能性大です。インフルエンザにかかったときも、大量のせきとたんが出ます。

そのほか、冷たい空気を吸い込んだときや、たばこを吸ったときのせきは、慢性気管支炎を疑いましょう。たんに血が混じったたんが出るような場合は、深刻です。肺がんや結核の危険性が高いと考えられます。いずれにせよ、せき、たんが長く続くようなら、病院で適切な診察を受けましょう。

> **からだのうんちく**　くしゃみの速度は、時速300km前後といわれます。また、くしゃみではき出す空気量は、成人男性で約4ℓ、女性で約3.5ℓです。

胸部①

胸部にある臓器

胸部には、呼吸や血液循環などの命にかかわる器官がある

肺と心臓

胸部には、**肺**や**心臓**などの大切な器官がおさまっています。これらの臓器を**肋骨**、胸骨、胸椎がかご状の胸郭という構造をつくり保護しています。胸郭の下は横隔膜で胸腔と腹腔が隔てられています。胸腔のほとんどを占めているのが、肺です。肺は左右一対となっていて、右の肺は三つに、左の肺は二つに分けられます。血液に酸素を渡し、二酸化炭素を取り出すガス交換を行う器官で、空気を含んだ小さな袋がたくさん集まったものです。

左右の肺に挟まれた縦隔という空間（中央よりやや左寄り）に心臓や気管・食道、体幹を上下する動・静脈、神経などが位置しています。肺は胸膜腔、心臓は心膜腔という膜に包まれたすきまには少量の胸膜液や心嚢液があり、潤滑液のはたらきをしています。心臓は、全身の組織に血液を送り出すポンプのはたらきがあり、心臓からは**大動脈**・大静脈が出ています。また、**肺動脈**、肺静脈によって肺とも血液をやりとりしています。

気管 Trachea
肺へ続く空気の通り道。

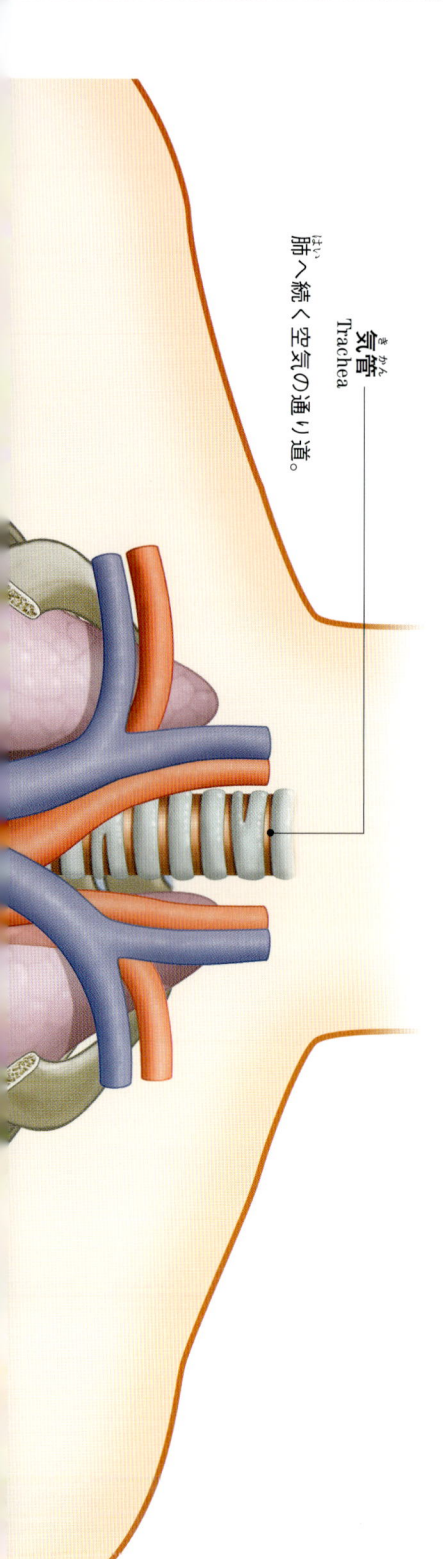

86

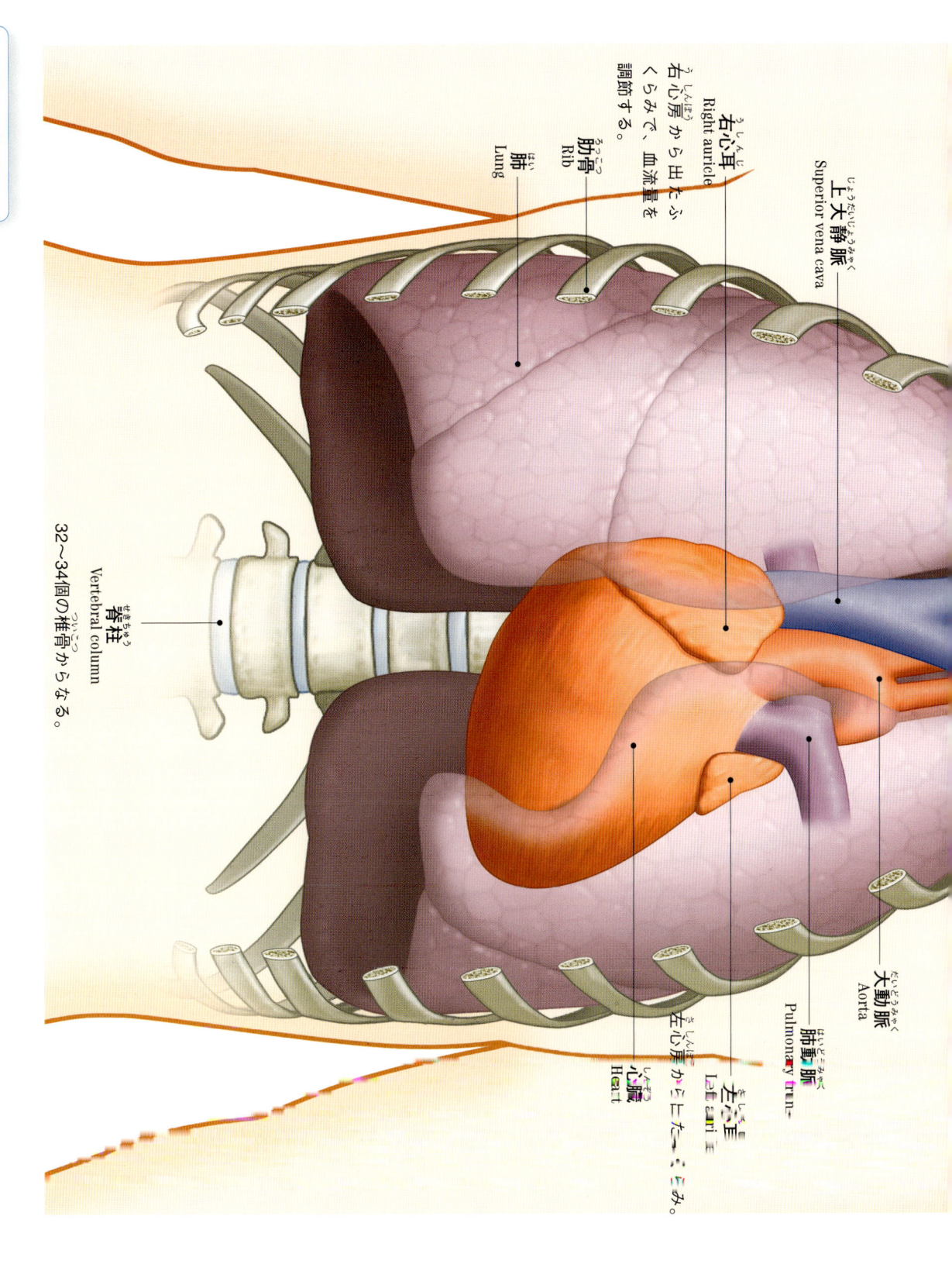

PART-3 胸部にある臓器

肺と心臓

胸部①

- **上大静脈** Superior vena cava
- **右心耳** Right auricle
  右心房から出たふくらみで、血流量を調節する。
- **肋骨** Rib
- **肺** Lung
- **脊柱** Vertebral column
  32〜34個の椎骨からなる。
- **大動脈** Aorta
- **肺動脈** Pulmonary artery
- **左心耳** Left auricle
  左心房からでたふくらみ。
- **心臓** Heart

> **からだのうんちく**
> 肺の上部先端を肺尖といい、鎖骨の上約2cmの位置にあたります。直立していると、肺胞の内圧が高く、この部分には血液が流れにくくなります。

胸部② 乳房のしくみ

思春期に発達をはじめ、妊娠、出産によってさらに発達して乳汁を分泌

乳房のしくみと発達

乳房は、哺乳類の胸部にあって、乳腺を覆うふくらみで、人間の場合ほとんどが左右一対からなります。

乳房は、皮膚の付属器官である乳腺と脂肪組織で形成されています。その割合は8割から9割が脂肪で、残りが乳腺です。

男性や未成熟の女性では、乳房の形成はなく、思春期以降の女性では、脳下垂体が分泌する性腺刺激ホルモンによって徐々に乳房が発達して、ふくらみをもつようになります。月経が始まると、卵胞からエストロゲン、黄体からプロゲステロンが分泌し、**乳管**と乳腺が発達してきます。

乳房は、月経周期とともに変化し、月経の始まる3〜4日前から張った感じになり、月経の進行とともに減少していきます。

半球状の乳房の中央には乳頭より色の濃い部分があります。その中心の突出部を**乳頭**といいます。乳頭には約20本前後の乳管が集まっていて、妊娠、出産後にこの乳管から乳汁（おっぱい）を分泌し、育児の際に、もっとも大事な役割を果たします。

らの細胞を乳腺細胞といいます。乳腺細胞の集まりを腺房といい、腺房の集まりを乳腺葉（**乳腺小葉**）といいます。

妊娠して乳腺が発達しても、すぐおっぱいは出ません。

妊娠すると乳腺小葉が発達しはじめ、出産後、乳汁分泌促進ホルモン（プロラクチン）が乳腺に作用し、乳汁が分泌されます。

妊娠後、乳腺は十分発達するにもかかわらず、出産後でないと乳汁は分泌しません。これは、妊娠中子宮に形成された胎盤から、プロラクチンを抑制するホルモンが作用しているためです。

胎児出産と同時に、胎盤も子宮から出てしまうので、それまで乳汁分

乳汁が出るしくみ

乳管から分泌される乳汁はどこでできるのでしょうか。乳管の最奥には乳汁を分泌する細胞があり、それ

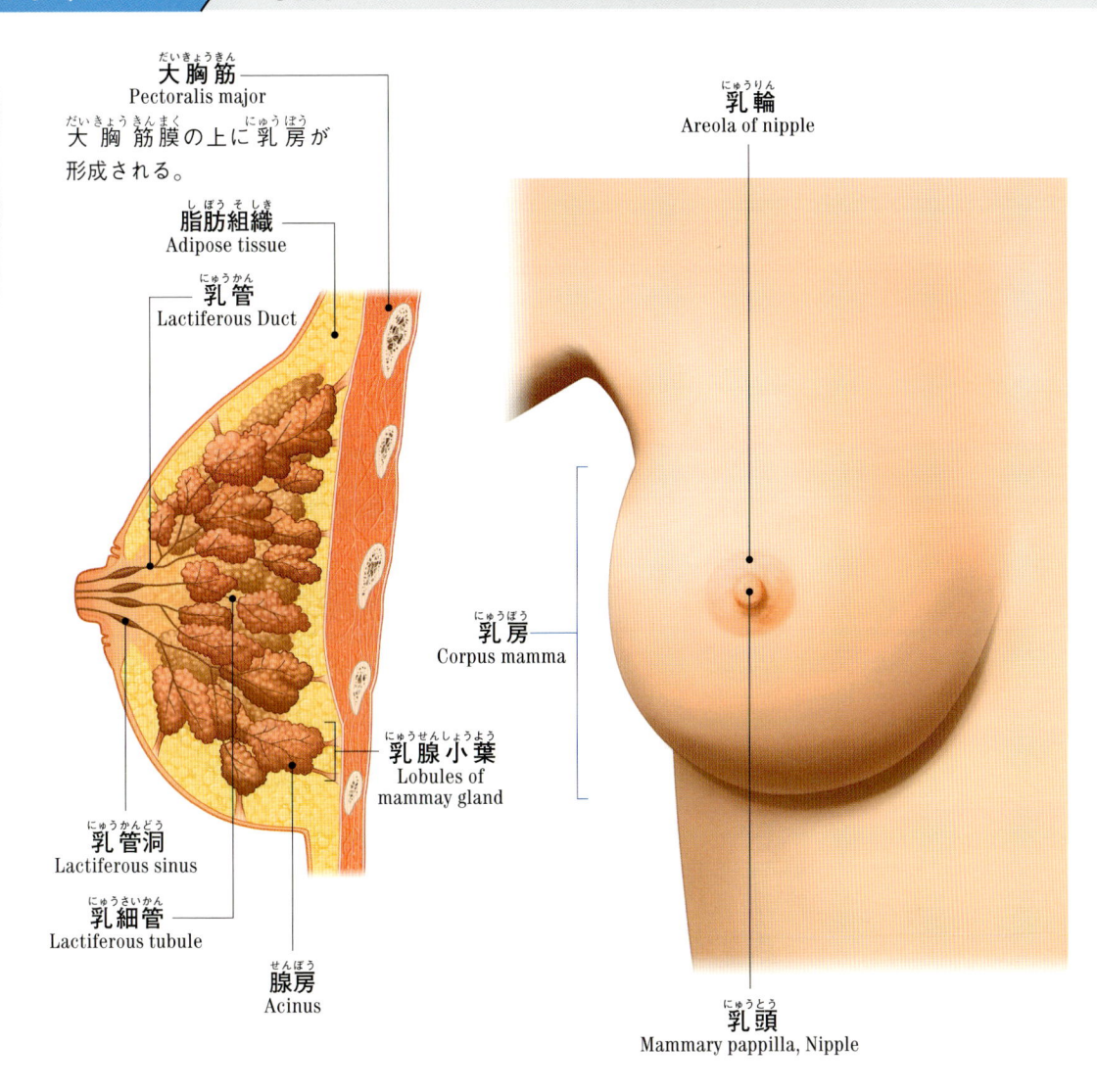

PART-3 乳房のしくみ

乳房のしくみと発達／乳汁が出るしくみ

胸部②

- 大胸筋（Pectoralis major）
  大胸筋膜の上に乳房が形成される。
- 脂肪組織（Adipose tissue）
- 乳管（Lactiferous Duct）
- 乳腺小葉（Lobules of mammay gland）
- 乳管洞（Lactiferous sinus）
- 乳細管（Lactiferous tubule）
- 腺房（Acinus）
- 乳輪（Areola of nipple）
- 乳房（Corpus mamma）
- 乳頭（Mammary pappilla, Nipple）

泌促進ホルモンを抑制していたホルモンもなくなって、乳汁ができるようになるのです。

こうして出産後できた乳汁は、赤ちゃんが乳頭に吸い付くと、その刺激によって乳腺の周囲の筋上皮細胞を収縮させ、乳汁を絞り出しているのです。

◎乳汁の成分

分娩後4～5日目の母乳を初乳といいます。初乳は濃厚で、黄色みを帯びています。分娩後5日以上経過した母乳は成乳と呼ばれますが、初乳は成乳に比べて、たんぱく質やミネラルが多く、脂肪や糖質が少量です。また、エネルギーは成乳に比較すると、やや少なくなります。

母乳には、分泌型免疫グロブリンAという免疫物質が豊富に含まれていて、赤ちゃんの胃や腸の粘膜に広がって、細菌やウイルス、アレルギーの原因物質の侵入を防さます。乳汁は、出産後4～5か月で出なくなってきます。

> **からだのうんちく** 乳頭の数は、生まれてくる子どもの数に関連するといわれます。人間は1対だが、モグラは4～6対、イノシシは7～9対などと幅がある動物もいます。

胸部③ 肺のしくみ

左右二つに分かれた袋状の臓器が胸部のほとんどを占めている

肺の構造

肺は、胸膜に包まれた胸郭内に左右一対ある袋状の臓器で、葉っぱのような形をしています。

左右の肺はそれぞれ右肺、左肺と呼ばれ、左右対称ではなく微妙に形が異なります。右肺は上葉、中葉、下葉という三つに分かれているのに対して、左肺は上葉と下葉しかありません。

大きさも左肺が右肺に比べて、やや小さくなっています。これは、心臓の位置が左に偏位するためです。肺の重さは成人男性で左肺約290g、右肺約370g、成人女性で左肺約230g、右肺約300gとなっています。

肺の内部

◎ 血管がすみずみまで走る肺の内部

肺の中では、気管支が二つ、二つとしだいに分岐した先に肺胞がついています。約16～23回分岐した先に肺胞がついています。また、気管支のほかに、肺動脈と肺静脈が、肺のすみずみまで伸びています。

肺動脈は、全身から心臓に戻ってきた血液を肺に送り込み、肺静脈は肺から心臓に酸素の豊富な血液を送り出すはたらきをします。つまり肺動脈には一般にいう静脈血が流れ、肺静脈には動脈血が流れています。

肺動脈は気管支に沿って、気管支と同じように分かれていますが、肺静脈は少し離れて、隣り合う肺動脈の間を縫うように走っています。

肺は、気管支の細分したものと細流血管の組合せでできています。気管支の最末端は、終末細気管支となっていて、先端には肺胞という細胞があります。

肺胞は、きわめて小さな泡のような袋で、ここで酸素と二酸化炭素のガス交換が行われます。血液中の赤血球に含まれるヘモグロビンという物質には、酸素や二酸化炭素と結び付いたり離れたりする性質があり、ガス交換はヘモグロビンの性質を利用して行われています。

これら肺胞は、両肺合わせておよそ5億個あるといわれています。

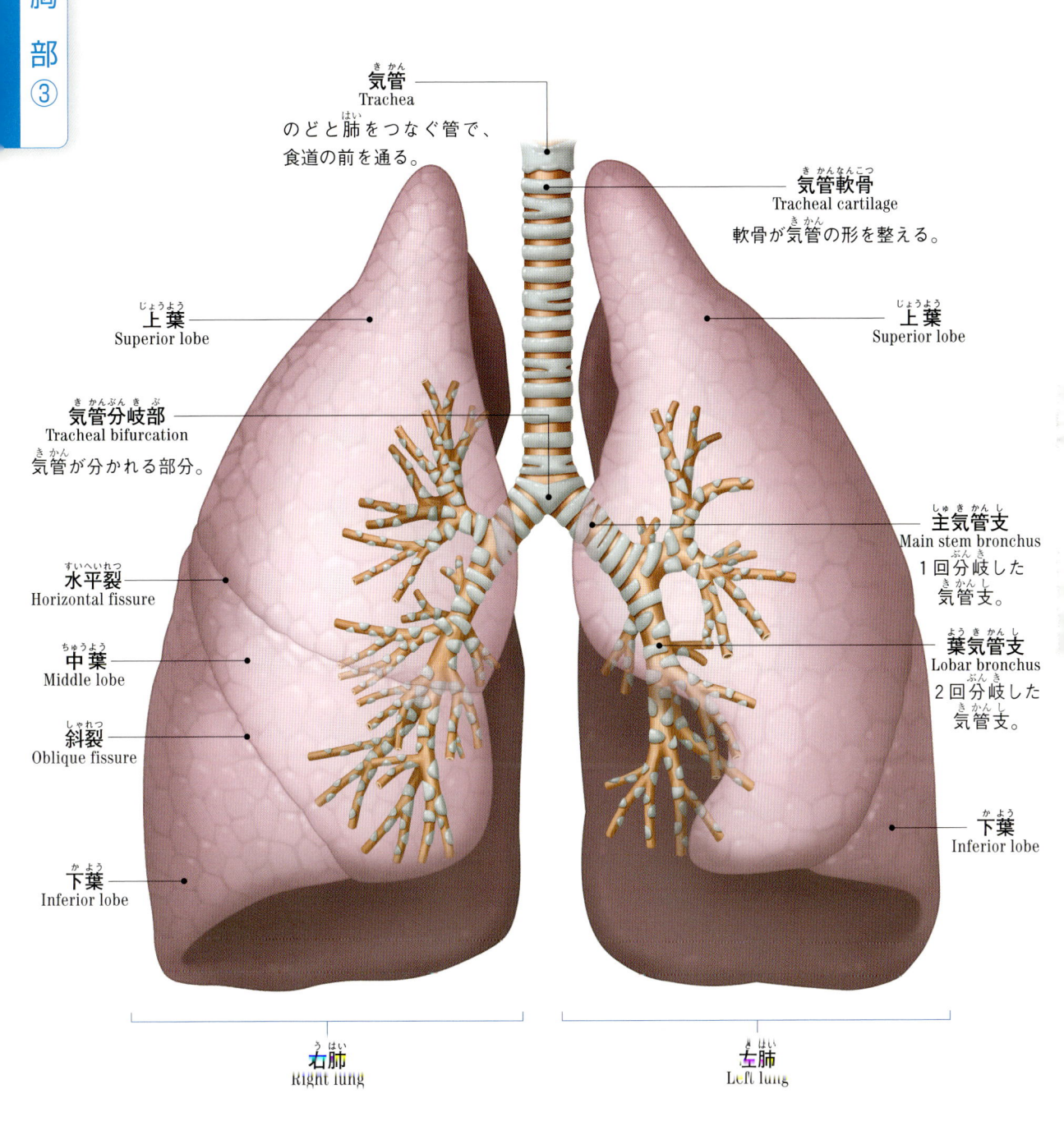

PART-3 肺のしくみ

肺の構造／肺の内部

胸部③

気管 (Trachea)
のどと肺をつなぐ管で、食道の前を通る。

気管軟骨 (Tracheal cartilage)
軟骨が気管の形を整える。

上葉 (Superior lobe)

上葉 (Superior lobe)

気管分岐部 (Tracheal bifurcation)
気管が分かれる部分。

主気管支 (Main stem bronchus)
1回分岐した気管支。

水平裂 (Horizontal fissure)

葉気管支 (Lobar bronchus)
2回分岐した気管支。

中葉 (Middle lobe)

斜裂 (Oblique fissure)

下葉 (Inferior lobe)

下葉 (Inferior lobe)

右肺 (Right lung)　　　**左肺 (Left lung)**

> **からだのうんちく**
> 肺の中の肺胞の表面積は、約100㎡から約140㎡で、肺胞をすべて広げると、畳にして約50枚から80枚分にもなります。

胸部④ 肺のはたらき

呼吸によって、酸素を血液に供給し二酸化炭素を排出する

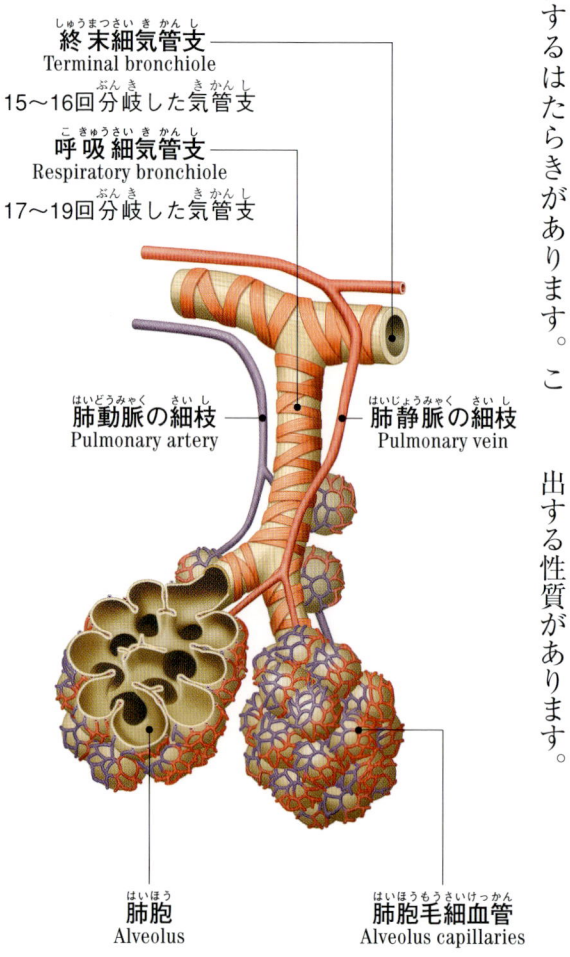

肺胞の構造

- 終末細気管支 Terminal bronchiole（15〜16回分岐した気管支）
- 呼吸細気管支 Respiratory bronchiole（17〜19回分岐した気管支）
- 肺動脈の細枝 Pulmonary artery
- 肺静脈の細枝 Pulmonary vein
- 肺胞 Alveolus
- 肺胞毛細血管 Alveolus capillaries

酸素を供給する

血液は心臓というポンプで全身に送られますが、肺は呼吸によって取り込まれた空気のうち、酸素を血液に供給するはたらきがあります。このとき酸素と結び付くのは、血液中の赤血球に含まれるヘモグロビンという物質です。

このヘモグロビンは、酸素濃度の高いところでは酸素分子と結合し、酸素濃度の低いところでは酸素を放出する性質があります。

また逆に、二酸化炭素濃度の高いところでは二酸化炭素と結び付き、低いところではそれを放出するという性質をもっています。

ヘモグロビンのこの性質によって、体内で発生した二酸化炭素を赤血球で肺まで運んで放出して、肺に吸い込んだ空気中の酸素と結び付くというガス交換を行うのが肺の重要な機能です。

肺胞がガス交換の場

実際に酸素と二酸化炭素が入れ替わるところは、気管支の末端部分につながっている肺胞という部分です。肺胞の周囲には、毛細血管がたくさんあって、肺胞の壁が非常に薄いの

PART-3 肺のはたらき

酸素を供給する／肺胞がガス交換の場／呼吸のしくみ

胸部④

呼吸のしくみ

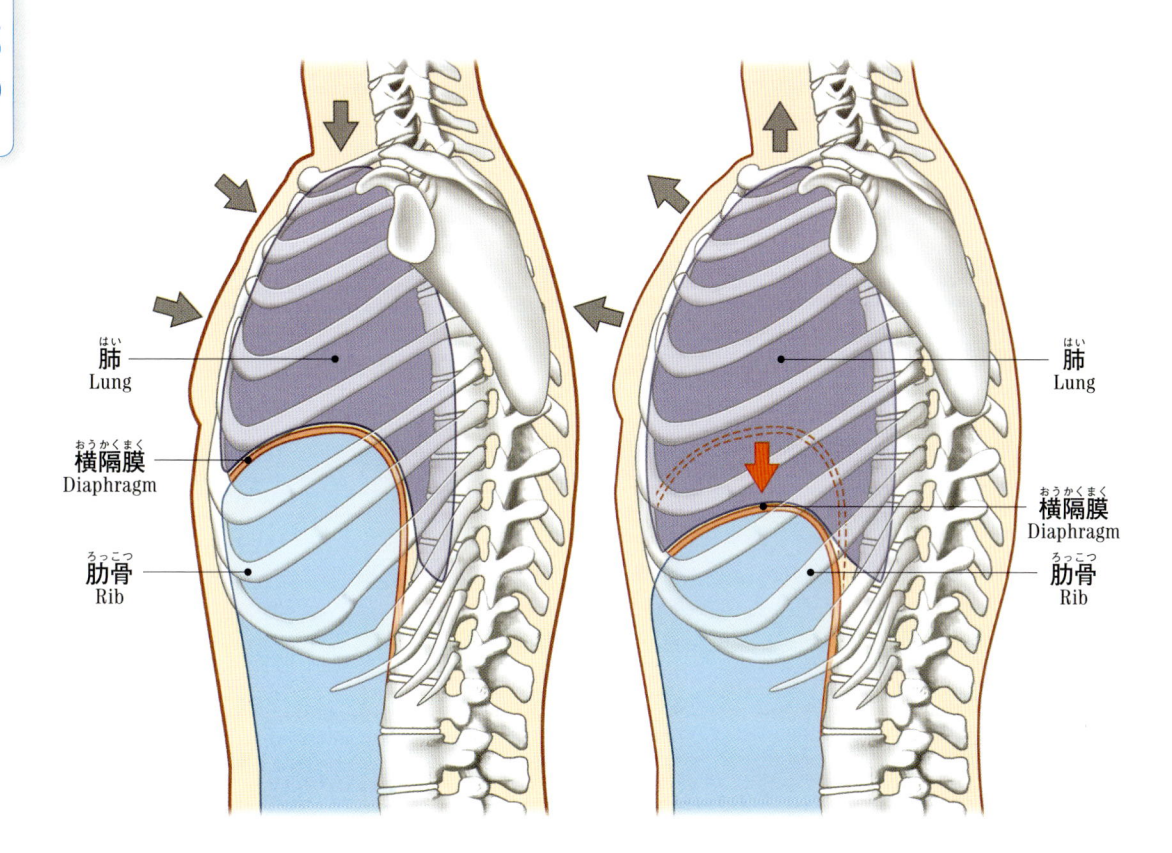

呼気（息を吐くとき）　　　吸気（息を吸うとき）

肺 Lung
横隔膜 Diaphragm
肋骨 Rib

呼吸のしくみ

肺は、**肋骨**、肋骨とつなぐ肋間筋、**横隔膜**で囲まれた胸腔の中にあり、肺自体に筋はありません。そのため、胸腔を拡張したり、収縮させることで呼吸を行っています。

息を吸うときには、肋骨や肋骨の間隔を広げるように肋間筋がはたらき、横隔膜が下がり、胸腔が広がります。こうして肺に空気が入ってきます。

逆に息を吐くときには、肋骨の間隔を狭めるように肋間筋がはたらき、横隔膜が上がり、胸郭が狭くなることで、肺の中の空気を押し出しています。

吸気によって酸素濃度の高くなった肺胞の周りの毛細血管で、ヘモグロビンは酸素と結び付きます。同時に体内から運ばれた二酸化炭素を放出し、呼気によって排出するのです。

で、酸素や二酸化炭素が自由に行き来します。

> **からだのうんちく**　ヘモグロビンは赤褐色なのですが、酸素と結び付くと鮮紅色となります。動脈血が鮮やかな赤色で、静脈血が赤黒いのはこのためです。

93

胸部⑤

心臓のしくみ

四つの部屋からなる生命のポンプで、全身へ血液を送り出す

心臓の構造

心臓はこぶしよりやや大きめの臓器で、心筋という筋でできています。胸の中心よりやや左に位置して、重さは250～350gです。内部は上部左右に**心房**、下部左右に**心室**と四つの部屋に分かれています。左右の心室の出入り口には、血液の逆流を防ぐため、**三尖弁**（右房室弁）、**肺動脈弁**、**僧帽弁**（左房室弁）、**大動脈弁**と四つの弁がついています。

心臓を正しく拍動させているのは、**右心房**にある洞房結節で、その細胞から発生する電気刺激が心筋に伝わって、心臓の収縮と拡張を促しています。

心臓の容積は、血液を送り出し**心室**がもっとも拡張したとき、平均的には70mℓくらいです。また、血液を送り出したあとの収縮期の左心室の容積は平均で24mℓです。

上大静脈
Superior vena cava
頭部や上肢から心臓へ向かう静脈。

大動脈弓
Arch of aorta
大動脈は下半身へ下がってカーブしている。

左肺動脈
Left pulmonary artery
心臓から肺へ向かう動脈。

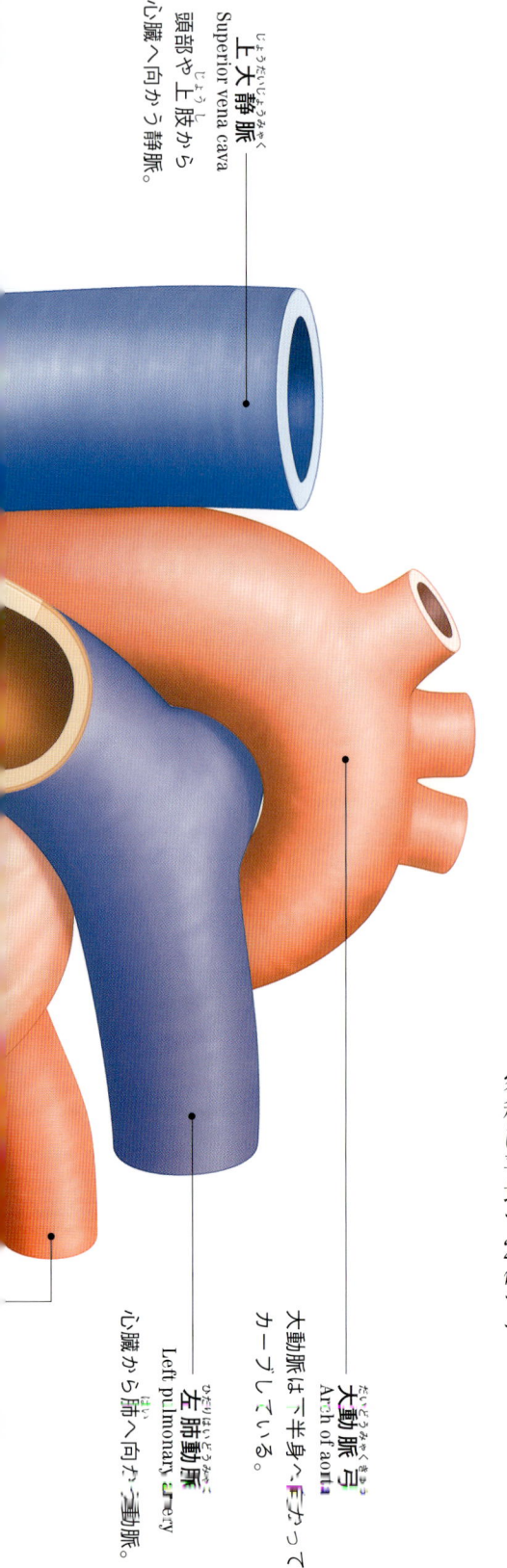

PART-3 心臓のしくみ

心臓の構造

胸部⑤

- 下大静脈 Inferior vena cava — 下半身から心臓へ向かう静脈。
- 三尖弁（右房室弁）Tricuspid valve / Right
- 右心房 Right atrium
- 右心室 Right ventricle
- 肺動脈弁 Pulmonary valve
- 大動脈弁 Aortic valve
- 左肺静脈 Left pulmonary vein — 肺から心臓へ向かう静脈。
- 左心房 Left atrium
- 僧帽弁（左房室弁）Mitral valve / Left atrioventricular valve
- 左心室 Left ventricle
- 乳頭筋 Papillary muscle — 房室弁の心房側への反転を防いでいる。
- 腱索 Tendon cord — 房室弁と乳頭筋をつなぐ。

からだのうんちく

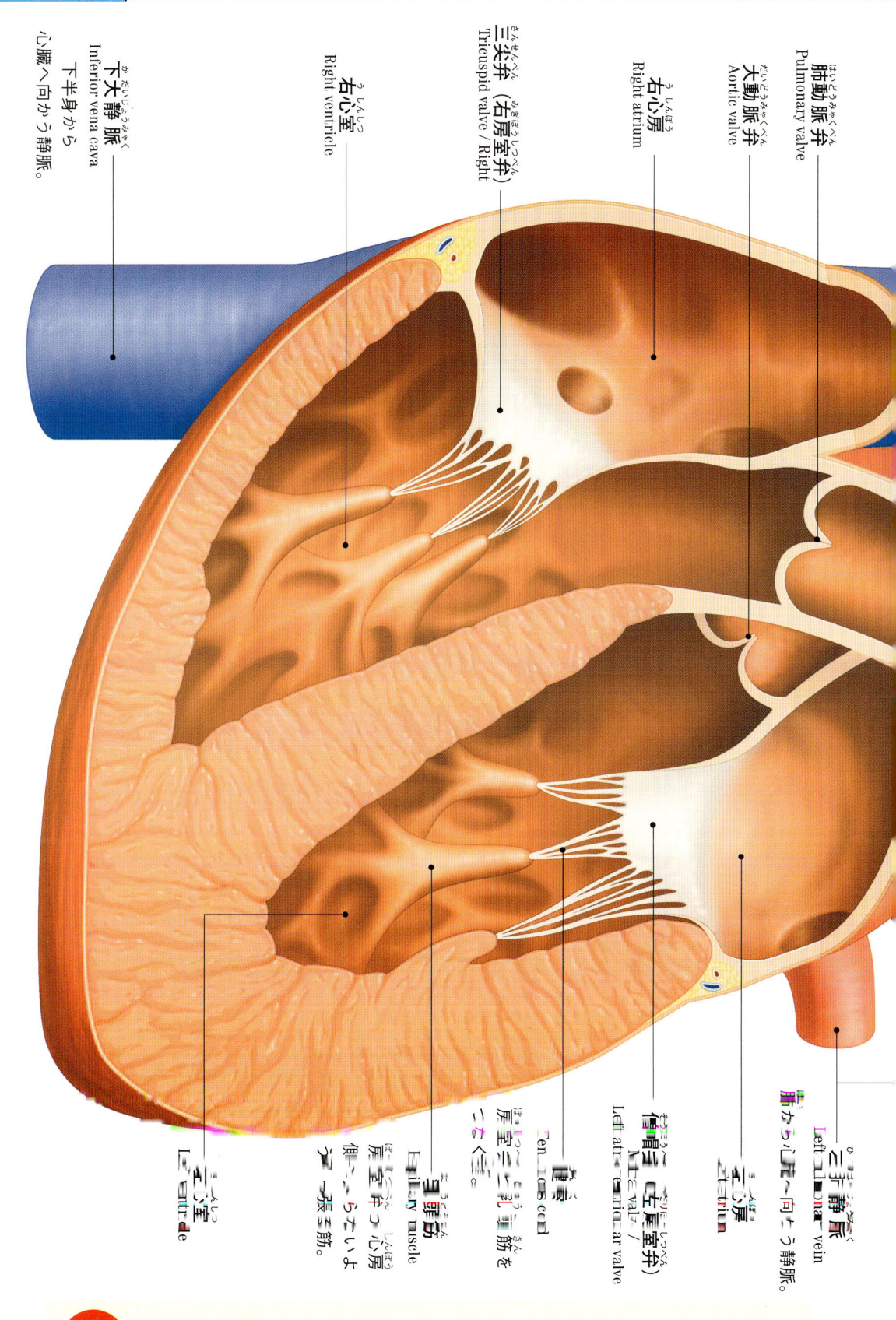

心臓は、1分間に約5ℓの血液を全身へ送り出しています。歩いているときは1分間に約7ℓ、走っているときは約30ℓもの血液を送り出します。

心臓のはたらき

胸部⑥

絶えず血液をからだ中の細胞へ行き渡らせるポンプの役割

筋からなる心臓

心臓は、心筋という特別な筋肉でできています。心筋の細胞は生後数か月で増殖を止め、心筋の細胞が大きくなることで成長していきます。一般的な大きさは、大人のにぎりこぶしほどの大きさです。

心臓の筋肉も血液から栄養や酸素を受け取っています。心筋に栄養や酸素を運ぶ動脈を冠状動脈といい、大動脈が心臓から出たすぐのところで分かれ、心臓の表面を覆うように分布しています。冠状動脈には、1分間に約0.25ℓの血液が流れ、心臓を養っています。

心臓は、心筋が規則的に収縮・弛緩することによって動いていますが、その指令は、心臓自身が出しています。右心房と上大静脈の境にある洞房結節という部分が電気信号を発して、その信号が心筋を次々に刺激して伝わっていきます。この仕組みを刺激伝導系と呼び、信号の電位と時間の経過を表したものが心電図です。

刺激伝導系とは

右心房と上大静脈の境目にある洞房結節から発せられた信号は、まず、左右の心房に伝わります。時間にして約0.1秒で信号が伝わり、心房が収縮します。

心房を伝わった信号は、房室結節という部分に集まってきて、左右の心室に向かうため、ヒス束で一手に分かれます。右心室に向かうものを右脚、左心室に向かうものを左脚、右脚・左脚から、さらにプルキンエ線維に枝分かれして、心室全体に信号が伝わっていきます。その間、約0.35秒かかります。

収縮した後、心房と心室は、次の収縮に向けて拡張（弛緩）していきます。

この一連の動きを繰り返していきます。この収縮・弛緩の動きを拍動と呼びます。電気刺激によって起こった拍動は、1分間に約60〜70回というペースで全身に血液を送り出します。ちなみに左心室から送り出される血液の量は、1分間で約5ℓ、1日約7200ℓにもなる量を送り出しています。

PART-3 心臓のはたらき

胸部⑥

筋からなる心臓／刺激伝導系とは

刺激伝導系

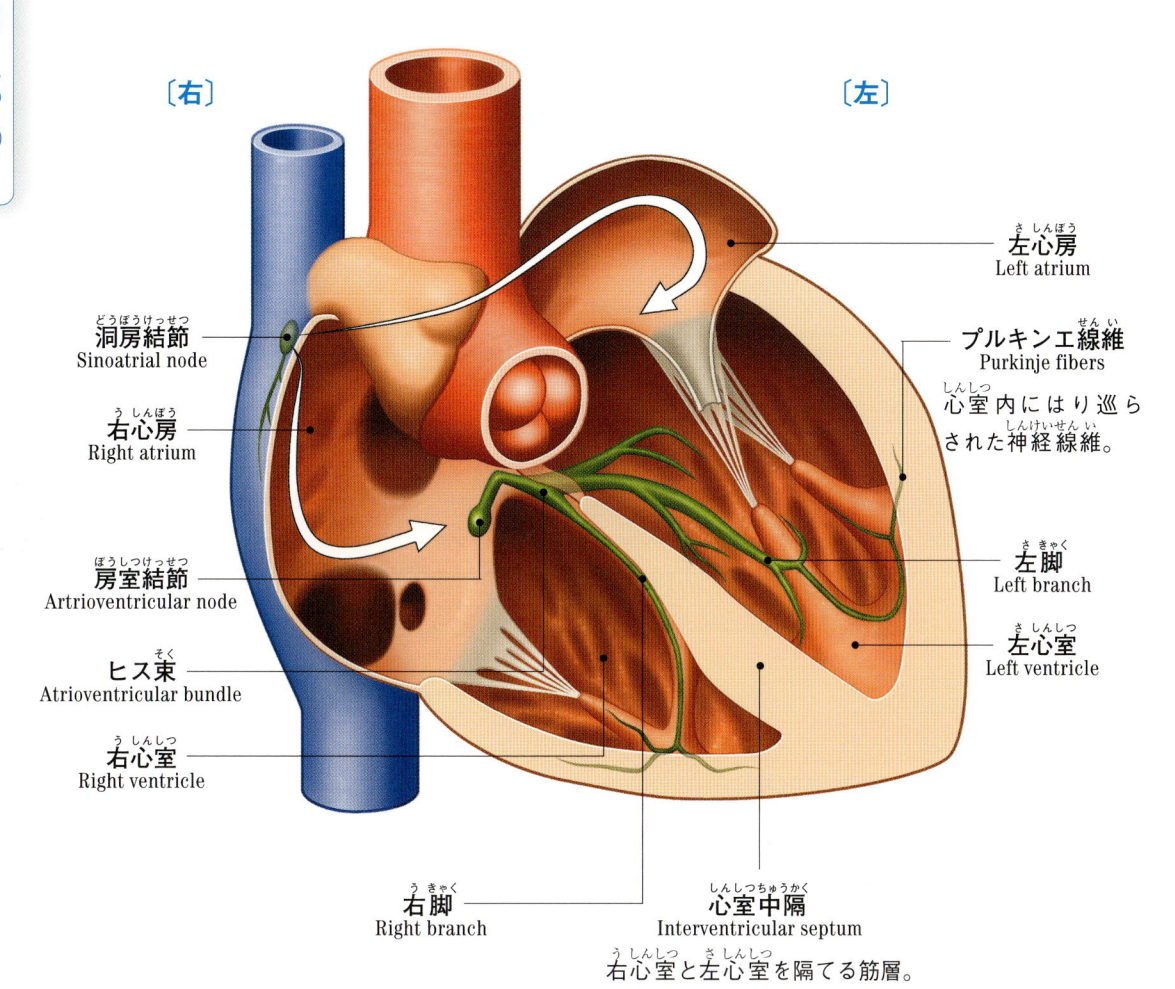

〔右〕　〔左〕

- 洞房結節（どうぼうけっせつ）／Sinoatrial node
- 右心房（うしんぼう）／Right atrium
- 房室結節（ぼうしつけっせつ）／Artrioventricular node
- ヒス束（そく）／Atrioventricular bundle
- 右心室（うしんしつ）／Right ventricle
- 左心房（さしんぼう）／Left atrium
- プルキンエ線維（せんい）／Purkinje fibers
  心室内にはり巡らされた神経線維。
- 左脚（さきゃく）／Left branch
- 左心室（さしんしつ）／Left ventricle
- 右脚（うきゃく）／Right branch
- 心室中隔（しんしつちゅうかく）／Interventricular septum
  右心室と左心室を隔てる筋層。

拍動と心電図

心周期は約0.8秒でおこる。心電図の波形には、P、Q、R、S、Tの5種類の名前がついている。

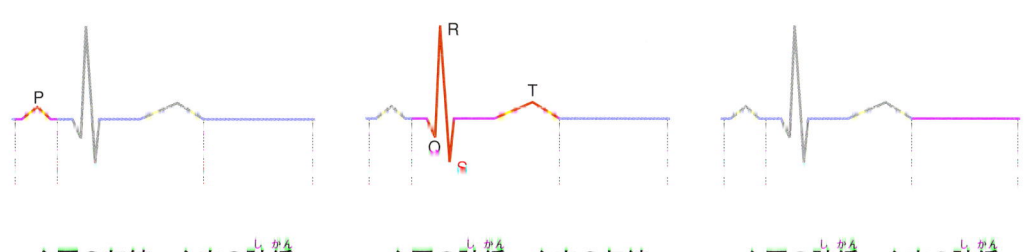

| 心房の収縮・心室の弛緩 | 心房の弛緩・心室の収縮 | 心房の弛緩・心室の弛緩 |

からだのうんちく　心臓の重さは体重の約200分の1にあたりますが、心臓に酸素や栄養を与える冠状動脈を流れる血液は、からだ全体の20分の1もの量となります。

97

拍動のしくみ

まず、血液は、心房にためられます。そして、心房が血液で満たされて内圧が上昇するにつれて、左右の房室弁（三尖弁と僧帽弁）が開き、心房の収縮によって、心房から心室に血液が押し出されます。

その後、心房が弛緩し始めると、房室弁は閉じ、心室に血液がたまり始めます。

一方、心室は収縮を開始して、心室の内圧が最高点に達すると大動脈弁、肺動脈弁が開かれて、心臓から血液が送り出されます。

心室が弛緩し始めると、大動脈弁、肺動脈弁が閉じて、心室への血液の逆流を防ぎます。

再び、心房にたまった血液は、心房の収縮によって心室へと押し出され、一連の動きを繰り返していきます。この心臓内での血液循環を心周期と呼び、1心周期は1拍動で、1心周期は約0.8秒です。

体循環と肺循環

心臓によって、全身の血液は、

大静脈 → 右心房 → 右心室 → 肺動脈 → 肺静脈 → 左心房 → 左心室 → 大動脈

という順に流れてゆきます。

◎体循環

血液循環のうち、左心室から大動脈に出て、全身に酸素や栄養素を供給して、大静脈から心臓に戻ってくる循環を、体循環（大循環）と呼びます。体循環では、最短で約20秒で血液が一周します。

この体循環の主要循環路は上行大動脈、大動脈弓（上半身への動脈を出す）、下行大動脈（胸・腹部臓器と下半身への動脈）です。

◎肺循環

一方、心室を出て、肺に向かう肺動脈、肺、ガス交換を終えた動脈血の流れる肺静脈、そして心臓へと血液が流れる循環を肺循環（小循環）と呼びます。肺循環はわずか3・4秒という短い時間です。

不整脈（ふせいみゃく）

心臓の拍動のリズムが乱れたり、拍動が多くなりすぎたり、少なくなりすぎることを不整脈といいます。脈拍が1分間に50以下になることを徐脈、100を超える場合を頻脈といいます。

不整脈の原因には、先天的なものや、高血圧、肺の病気、甲状腺機能亢進症、加齢によるものなどがあります。

めまいや失神などの症状がなければ、経過を観察することがあります。

不整脈の原因に、ペースメーカーを埋め込むことがあります。また、伝導路の異常や房室結節の異常が原因の場合には、ペースメーカーを埋め込むことがあります。洞房結節や房室結節の異常が原因の場合には、カテーテル（細い管）を入れ、高周波によって原因となる心筋を焼き付ける方法もあります。

PART-3 心臓のはたらき
拍動のしくみ／体循環と肺循環

胸部⑥

①心房が収縮すると、三尖弁が開き、右心房から静脈血が右心室に流れ込む。同時に僧帽弁が開き、左心房から動脈血が左心室に流れ込む。

②心室が収縮を始めると、三尖弁と僧帽弁が閉じる。心房は弛緩し、右心房には静脈血が、左心房には動脈血がたまり始める。

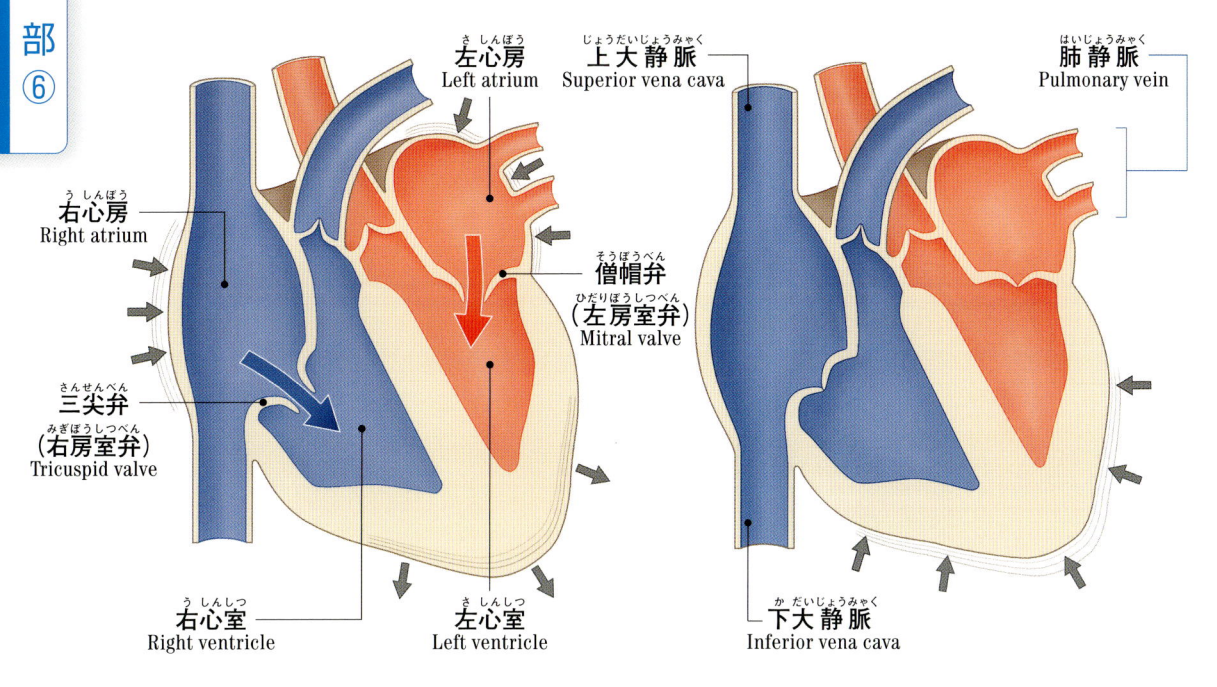

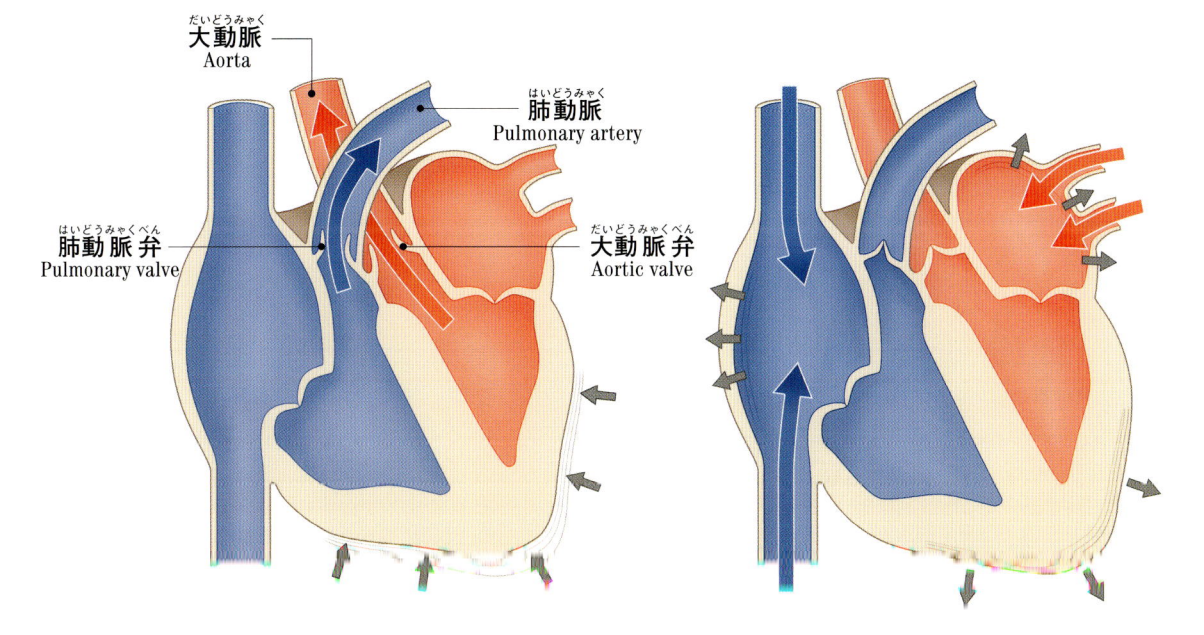

- 左心房 Left atrium
- 上大静脈 Superior vena cava
- 肺静脈 Pulmonary vein
- 右心房 Right atrium
- 僧帽弁（左房室弁） Mitral valve
- 三尖弁（右房室弁） Tricuspid valve
- 右心室 Right ventricle
- 左心室 Left ventricle
- 下大静脈 Inferior vena cava

- 大動脈 Aorta
- 肺動脈 Pulmonary artery
- 肺動脈弁 Pulmonary valve
- 大動脈弁 Aortic valve

右心室から肺へ向かって静脈血が流れ出す。また、大動脈弁も開き、左心室から全身へ動脈血が流れ出す。

弁が閉じて、逆流を防ぐ。

> **からだのうんちく** 心周期は、小動物ほど短く、大きな動物ほど長くなります。ちなみに、ハツカネズミ0.1秒、ネコ0.3秒、ウシ2秒、ゾウは3秒もかかります。

胸部⑦ 高血圧

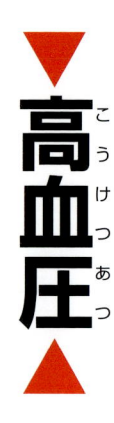

患者数の多い高血圧は、生活習慣病の代表で、合併症に注意が必要

▼血圧とは

心臓が血液を送り出したときに、血管（とくに動脈）の壁にかかる圧力を血圧といいます。全身の毛細血管まで血液をいきわたらせようと心臓（心室）が縮んだときの血圧を**収縮期血圧**（最高血圧）、心臓の筋肉が緩み、心室に血液が流れ込んでくるときの血圧を**拡張期血圧**（最低血圧）といいます。

血圧を水が流れているホースにたとえると、130㎜Hgの血圧は、ホースの途中に1㎠の穴があれば、そこから169㎝までの高さに水を噴き上げることができる力にあたります。

▼血圧が高くなる原因

高血圧とは、最高血圧140以上、または最低血圧90以上の場合をいいます。高血圧で治療を受けている人は680万人を超えるといわれ、さらにもっと多くの高血圧の人が潜在的にいると考えられます。

では、なぜ血圧が高くなるのでしょうか。

血圧は、年齢が高くなるほど高くなる傾向があります。とくに最高血圧だけが高くなる特徴があります。また、高血圧になりやすい体質があり、両親が高血圧の場合、子どもが高血圧になる割合は60％といわれます。

食生活によっても影響を受け、塩分を摂りすぎる地域では、高血圧の人が多くなります。さらに飲酒では、一時的に血圧が下がりますが、翌日には反動で血圧が上がったりします。また、喫煙では、血液の粘度が増し、血圧が高くなります。

肥満の人（とくに内臓脂肪型肥満）では、動脈硬化を起こしやすくなり、硬化した動脈が高血圧を招くことがわかっています。

そのほか、ストレスや緊張、寒さ、入浴、激しい運動などが血圧に影響を与えます。

高血圧で治療中の人、血圧が高めの人は、ふだんの生活から血圧を上げる原因を避けるように注意しましょう。

PART-3 高血圧

血圧とは／血圧が高くなる原因／高血圧の治療

胸部⑦

血圧の判定基準

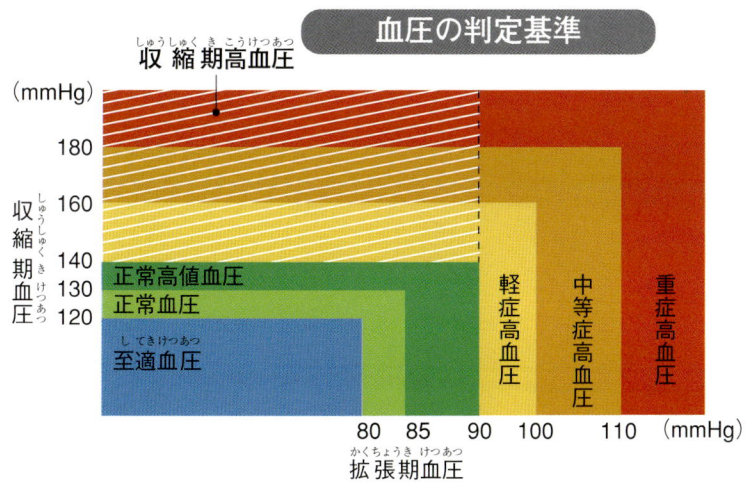

収縮期高血圧

(mmHg) 収縮期血圧
- 180
- 160
- 140
- 130
- 120

正常高値血圧
正常血圧
至適血圧
軽症高血圧
中等症高血圧
重症高血圧

拡張期血圧 80　85　90　100　110 (mmHg)

＊収縮期高血圧とは、拡張期血圧が90未満なのに収縮期血圧が140を超える場合で、高齢者によくみられる。

＊至適血圧とは、もっとも適した血圧の範囲のこと。

＊日本高血圧学会2004年による。単位はmmHg

血圧の日内変動

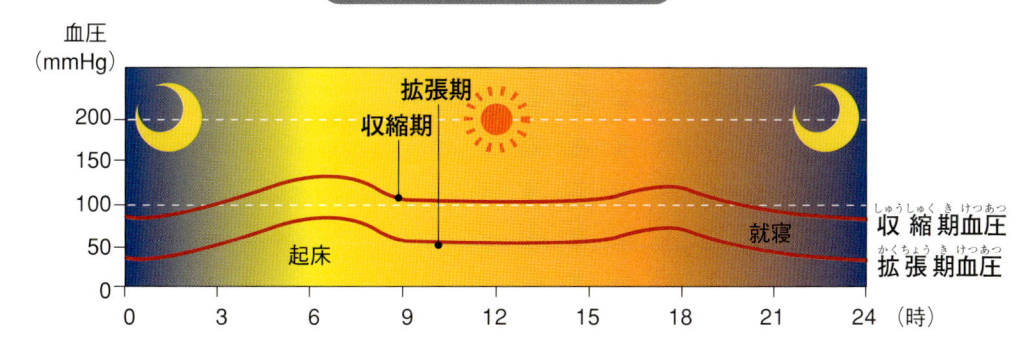

血圧（mmHg）
- 200
- 150
- 100
- 50
- 0

0　3　6　9　12　15　18　21　24 （時）

拡張期　収縮期　起床　就寝　収縮期血圧　拡張期血圧

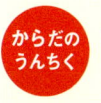

▼高血圧の治療

高血圧は、医師の指示にしたがって生活習慣の改善にとりくんだり、服薬を続ける必要があります。

それは、高血圧を放置しているとますます動脈硬化を推し進めやがては脳卒中、心筋梗塞、腎不全などの命にかかわる病気を引き起こすことになりかねないからです。

食生活では、減塩につとめ、塩分は1日6g未満にひかえましょう。また、肥満に注意し、バランスのよい食材を心がけます。アルコールは飲みすぎに注意し、週に1回は休酒日を設けましょう。

運動では、すこし汗ばむ程度を目安にして、ウォーキングなどの有酸素運動を毎日続けられるようにしましょう。

降圧薬などを服用している人は、決められた量、服用時間、回数を守り、根気よく治療を続けることが大切です。

> **からだのうんちく**　低血圧には、とくに診断基準が決まっていませんが、一般的に最高血圧100以下または最低血圧60以下をいいます。

胸部⑧

血液循環（動脈）

酸素と栄養分に富む血液は心臓から送り出され全身の細胞にくまなく届けられる

血液を送り届ける動脈

心臓の左心室からは、全身に向けて、新鮮な酸素と栄養分を含む血液（動脈血）が送り出されています。この血液を全身の細胞すべてに届ける役目を担っているのが動脈です。

心臓を出た動脈（大動脈）は、頭部、上半身、下半身などへと向かう動脈に分岐し、さらに、それぞれが小動脈、細動脈、毛細血管へと細かく分岐して、全身のすみずみにまで網の目のように広がっています。

各組織の細胞に酸素や栄養分を届け、二酸化炭素や老廃物を受け取った毛細血管は、途切れることなく再び集合をくり返して静脈となり、心臓に戻ってきます。

心臓の右心室から肺に向かう脈は全身を巡って心臓に戻ってきた血液（静脈血）を肺に送り込みます。肺でガス交換した新鮮な血液は、**肺静脈**を通って再び心臓に戻ります。

頭頸部の動脈
頭部へ血液を送る動脈で、総頸動脈は外頸動脈（顔や頭部表層に分布）と内頸動脈（脳などに分布）に分かれる。

- **内頸動脈** Internal carotid artery
- **外頸動脈** External carotid artery
- **総頸動脈** Common carotid artery

腕頭動脈 Brachiocephalic trunk
大動脈弓から分かれた腕頭動脈は、右の総頸動脈と鎖骨下動脈に分かれる。

腋窩動脈 Axillary artery

鎖骨下動脈 Subclavian artery
右側は腕頭動脈から、左側は大動脈弓から分かれる。

大動脈弓 Aortic arch
大動脈が下半身へ向かうため、大きくカーブする部分。

肺動脈 Pulmonary artery
心臓から肺へ向かう動脈。

肺静脈 Pulmonary vein
肺から心臓へ向かう静脈。

102

PART-3 血液循環（動脈）

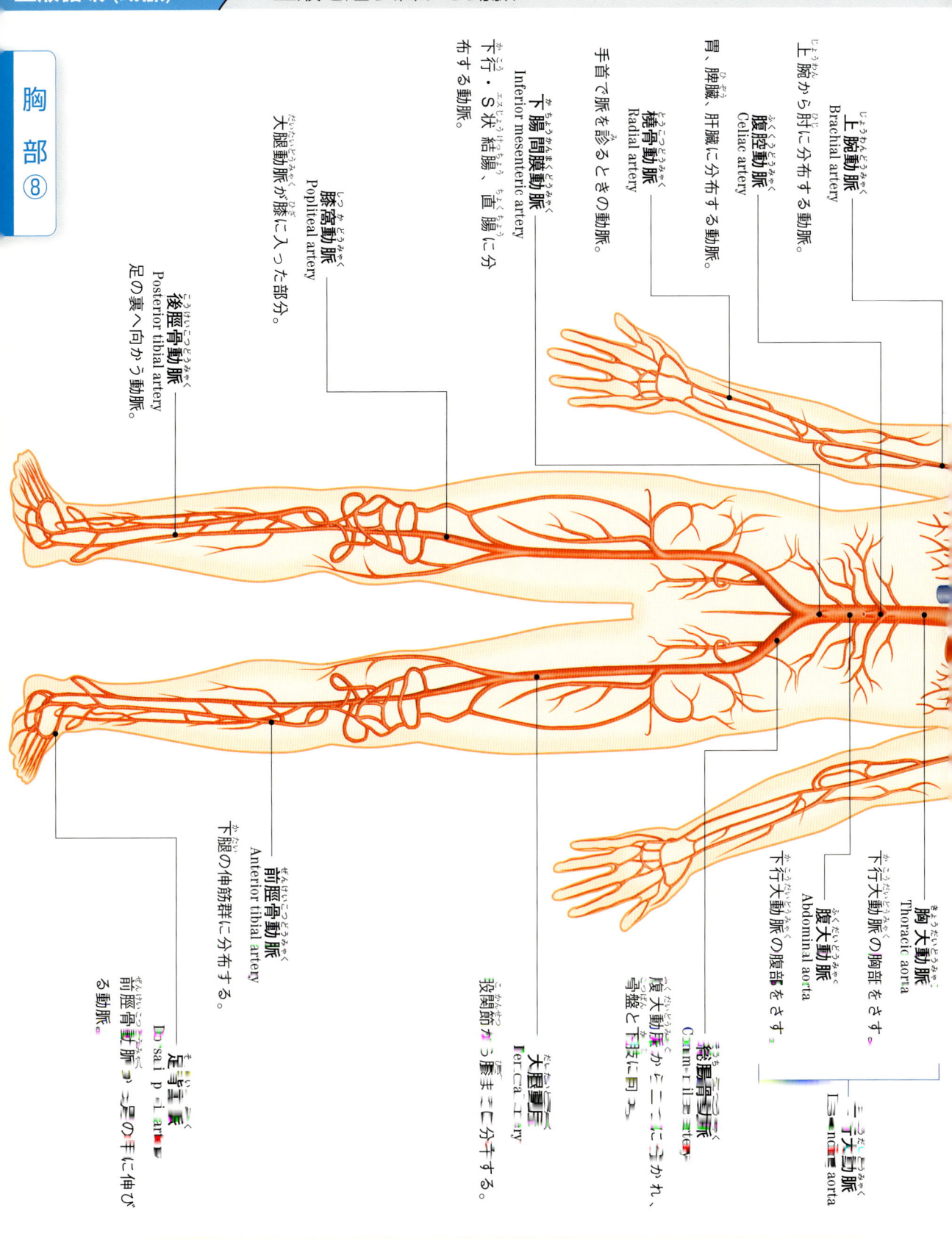

胸部⑧　血液を送り届ける動脈

上腕動脈 Brachial artery
上腕から肘に分布する動脈。

腹腔動脈 Celiac artery
胃、脾臓、肝臓に分布する動脈。

橈骨動脈 Radial artery
手首で脈を診るときの動脈。

下腸間膜動脈 Inferior mesenteric artery
下行・S状結腸、直腸に分布する動脈。

膝窩動脈 Popliteal artery
大腿動脈が膝に入った部分。

後脛骨動脈 Posterior tibial artery
足の裏へ向かう動脈。

前脛骨動脈 Anterior tibial artery
下腿の伸筋群に分布する。

足背動脈 Dorsal pedis artery
前脛骨動脈が足の甲に伸びる動脈。

総腸骨動脈 Common iliac artery
腹大動脈末が二つに分かれ、骨盤と下肢に向う。

大腿動脈 Femoral artery
股関節から膝まで分布する。

腹大動脈 Abdominal aorta
下行大動脈の腹部をさす。

胸大動脈 Thoracic aorta
下行大動脈の胸部をさす。

下行大動脈 Descending aorta

からだのうんちく　大動脈の太さは、ペットボトルの蓋ぐらい（直径2〜3cm）ありますが、毛細血管では髪の毛の10分の1ぐらいの太さ（直径8μm）になります。

103

胸部⑨

血液循環（静脈）

二酸化炭素と老廃物を受け取った血液は、静脈によって心臓に回収される

血液を回収する静脈

動脈血は心臓の左心室から全身に送られる酸素と栄養分に富んだ血液（動脈血）の通路です。

それに対して静脈血は全身の細胞から排出された二酸化炭素と老廃物を受け取り、その血液（静脈血）を心臓へ戻す通路です。静脈は動脈の場合とは逆に、毛細血管、細静脈、小静脈、静脈へとしだいに合流し、最後は**上大静脈、下大静脈**の2本の太い血管となり、右心房に戻ります（これらの血流を体循環といいます）。

心臓に戻った血液は、右心室から**肺動脈**（静脈血）を経て肺へ送られ、そこで二酸化炭素を放出し、新鮮な酸素を受けとり、肺静脈（動脈血）から心臓へと戻ってきます（これを肺循環といいます）。

心臓が血液を押し出す強さは、肺循環では体循環の3分の1から4分の1ほどになります。

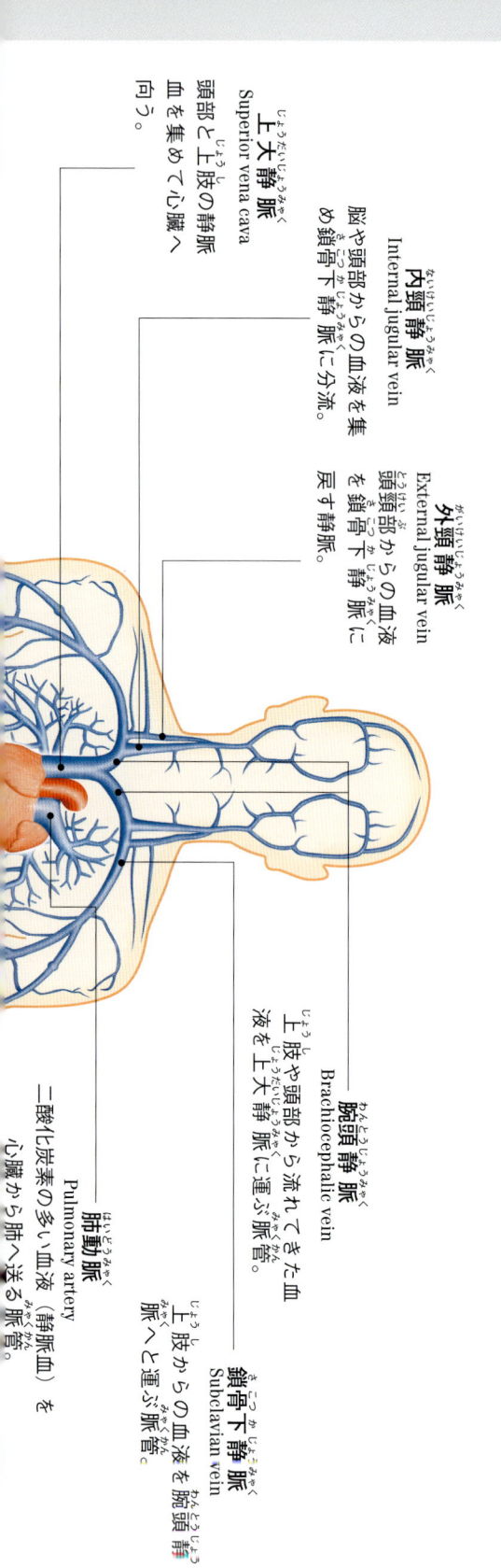

内頸静脈
Internal jugular vein
脳や頭部からの血液を集め鎖骨下静脈に分流。

外頸静脈
External jugular vein
頭頸部からの血液を鎖骨下静脈に戻す静脈。

上大静脈
Superior vena cava
頭部と上肢の静脈血を集めて心臓へ向う。

腕頭静脈
Brachiocephalic vein
上肢や頭部から流れてきた血液を上大静脈に運ぶ脈管。

肺動脈
Pulmonary artery
二酸化炭素の多い血液（静脈血）を心臓から肺へ送る脈管。

鎖骨下静脈
Subclavian vein
上肢からの血液を腕頭静脈へと運ぶ脈管。

PART-3 血液循環（静脈）

血液を回収する静脈

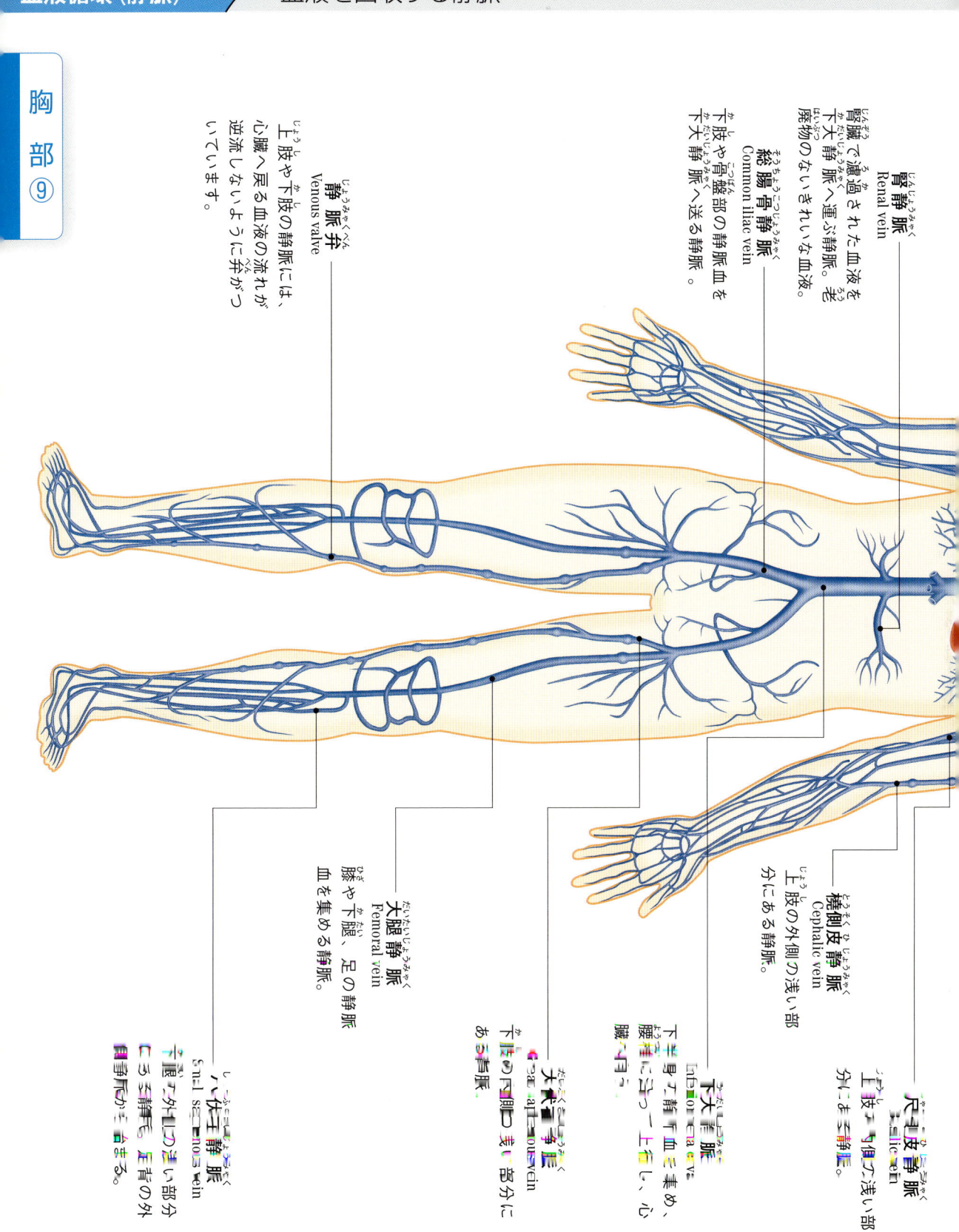

胸部⑨

腎静脈 Renal vein
腎臓で濾過された血液を下大静脈へ運ぶ静脈。老廃物のないきれいな血液。

総腸骨静脈 Common iliac vein
下腹部の静脈血を下大静脈へ送る静脈。

静脈弁 Venous valve
上肢や下肢の静脈には、心臓へ戻る血液の流れが逆流しないように弁がついています。

大腿静脈 Femoral vein
膝や下腿、足の静脈血を集める静脈。

伏在静脈 Saphenous vein
皮膚の外側の浅い部分にある静脈で、足の背の外側静脈から始まる。

下大静脈 Inferior vena cava
下半身の血を集め、腰椎に沿って上行し、心臓へ戻る。

橈側皮静脈 Cephalic vein
上肢の外側の浅い部分にある静脈。

尺側皮静脈 Basilic vein
上肢の内側の浅い部分にある静脈。

上大静脈 Superior vena cava
上肢や頭部の血液を集めて心臓へ送る。

> **からだのうんちく**　手のひらに走っている静脈の形は、人によってすべて異なり、一生変わりません。これを利用したキャッシュカードの個人認証方法が実用化されています。

105

胸部⑩ 血管のしくみ

動脈・静脈とも似た構造をしているが、静脈には逆流を防ぐ弁がある

動脈の構造

血管は、血液の流れる内腔と血管壁でできています。血管壁は、内側から**内膜**、**中膜**、**外膜**に大きく分けられます。

内膜は、内皮細胞、基底膜、**内弾性板**などからなる薄い膜です。

中膜は、内膜を輪状に取り囲む平滑筋の層と**外弾性板**が交互に重なって管になっています。

外膜は、ゆるい線維性の結合組織からなり、大きな血管では、血管の筋などに栄養を送る小さな**栄養血管**が外膜の中を通っています。

動脈では、内腔は狭く、血管壁が厚くなっているのが特徴です。

心臓から全身の細胞へと押し出された血液は、動脈を流れていきます。このとき、動脈には圧力がかかりますが、それを血圧とよんでいます。

一般的に、心臓が収縮したときの血圧（収縮期血圧）は110〜120mmHgで、これを水道のホースにたとえると、水を約1.5mの高さに噴き上げるほどの圧力に当たります。

血圧はからだの末端に行くにしたがって下がっていきますが、動脈は常に高い血圧を受けているため、血管壁は厚く、かつ弾力に富んでいます。

また、中膜の平滑筋が収縮したり、弛緩したりすることで、血管の内腔が広がったり、狭まったりして血圧の調整を行っています。

静脈の構造

心臓へ血液を送り返す静脈は、動脈のように高い血圧はかかっていません。大静脈の血圧は、1〜5mmHgほどしかありません。そのため、静脈の血管壁は薄く、血管の形もかならずしも円形を保ってはいません。

静脈では、血液はほぼ一定の速度で流れ、触っても脈拍を感じることはありません。

静脈の特徴として、各所に弁がついており、血液の逆流を防いでいます。**静脈弁**は、とくに手足の静脈に多く存在します。

下肢（脚）の静脈では、心臓が血液を吸引する力が弱くなってしまい、

PART-3 血管のしくみ

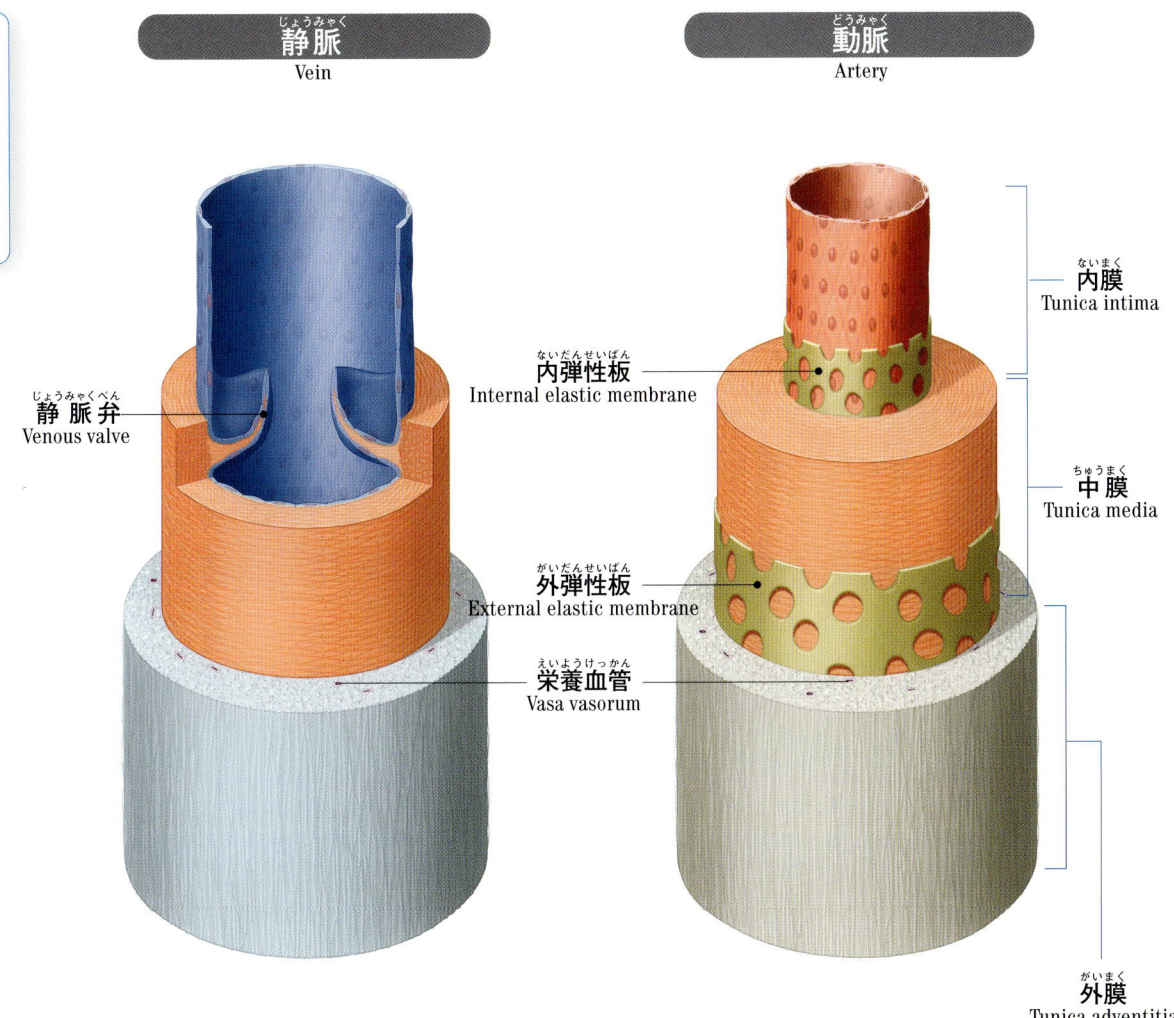

動脈の構造／静脈の構造／毛細血管の構造

胸部⑩

静脈 Vein

動脈 Artery

- 内膜 Tunica intima
- 内弾性板 Internal elastic membrane
- 静脈弁 Venous valve
- 外弾性板 External elastic membrane
- 栄養血管 Vasa vasorum
- 中膜 Tunica media
- 外膜 Tunica adventitia

同じ姿勢で長時間過ごすと、血液が滞ったり、血液がかたまり（血栓）となって戻ってきて、肺の血管などで詰まってしまうことがあります。このようなケースを旅行者血栓症（ロングフライト血栓症）とよびます。長時間の海外旅行などで出張および対策としては、足踏みなどのリズミカルな運動をすることで、脚の筋の収縮にともなって、血液が心臓のほうへと押し上げられ、血行をよくすることです。

毛細血管の構造

からだのほとんどの細胞に網目状に伸びている毛細血管は、細胞との間で栄養素や老廃物、酸素や二酸化炭素を交換します。毛細血管は、基本的に赤血球1個が通ることができる太さの血管のことです。

毛細血管の血管壁には、動脈や静脈のような平滑筋は存在しません。血管壁は、内皮細胞とそれを囲む基底膜や周皮細胞などでできています。

> **からだのうんちく** 血管内を流れる血液の速度は、上行大動脈で秒速63cm、下行大動脈で27cm、大静脈では11～16cm、毛細血管では0.05～0.1cmと遅くなります。

胸部⑪ 動脈硬化

生活習慣病の放置は動脈硬化を促進し、心筋梗塞や脳梗塞の危険性を増す

▼動脈硬化の原因

動脈の内腔が狭くなったり、血管壁の変質により弾力が失われたりすることを動脈硬化といいます。進行すると血液が流れにくくなったり、血液のかたまりがつまるなど、生命にかかわる合併症を発症します。

動脈硬化の誘因には、体質、高血圧、高血糖（糖尿病）、高脂血症、喫煙、ストレスなどいろいろありますが、とくに生活習慣病の高血圧、高脂血症、糖尿病は肥満の人に起こりやすく、この四つを持つ人は動脈硬化による死亡率が格段に高くなります。そのため、この四つを合わせて、「死の四重奏」と呼んでいます。

▼粥状動脈硬化とは

動脈硬化は、粥状動脈硬化、細動脈硬化、中膜硬化の三つに分類されますが、動脈硬化の合併症の多くは、粥状動脈硬化から起こります。粥状動脈硬化は、動脈の内側にアテローム（粥腫）というかたまりが発生し徐々に盛り上がって、動脈の内腔が狭く、血管壁が硬くもろくなってくる動脈硬化のことで、一般に、動脈硬化といえばこれを指します。

動脈硬化は動脈の内膜にある内皮細胞が、傷つき修復することをくり返すことから始まります。傷ついた内皮を修復するために集まってきた白血球、血小板などや、

死の四重奏と動脈硬化

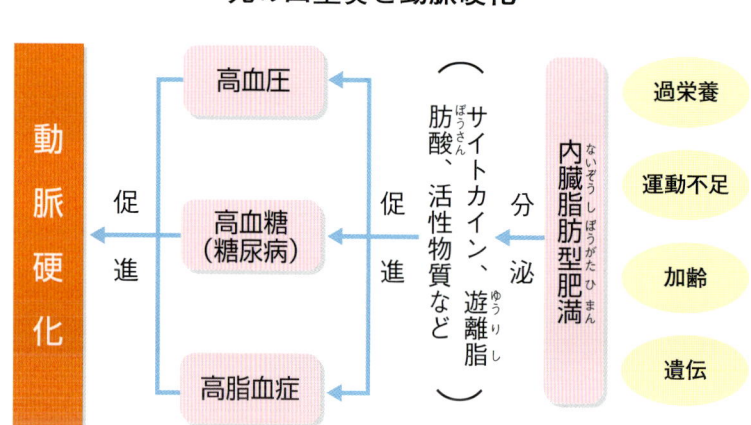

過栄養　運動不足　加齢　遺伝

→ 内臓脂肪型肥満 → 分泌 → サイトカイン、遊離脂肪酸、活性物質など

高血圧 ⇄ 高血糖（糖尿病） ⇄ 高脂血症　促進 → 動脈硬化

内臓脂肪型肥満に、高血圧、高血糖、高脂血症のうちの二つが加わると動脈硬化の危険度が高まり、メタボリックシンドロームとよばれる。

108

PART-3 動脈硬化
動脈硬化の原因／粥状動脈硬化とは

胸部⑪

正常な動脈

- 内膜（Tunica intima）内膜の表面は内皮細胞でおおわれている。
- 血管壁（Vascular wall）
- 外膜（Tunica adventitia）
- 中膜（Tunica media）

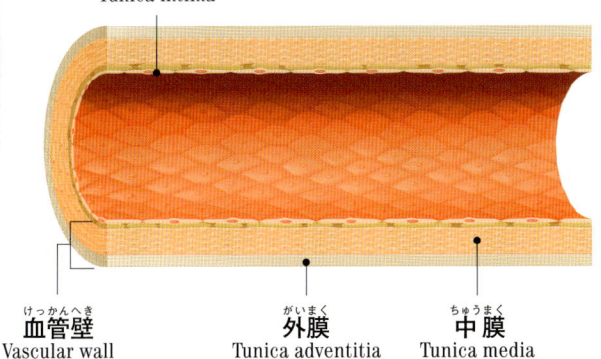

粥状動脈硬化をおこした動脈

- プラーク（Plaque）
- 単球（Monocyte）：白血球の一つで、マクロファージに分化すると、体内の老廃物や細菌などを捕らえ処理する。
- 内皮細胞（Endothelial cell）
- アテローム（粥腫）（Atheroma）
- 泡沫細胞（Foam cell）：マクロファージがコレステロールなどを捕らえて、処理している細胞。
- コレステロール（Cholesterol）
- 内膜（Tunica intima）

コレステロール（脂肪）を含んだりぽたんぱく、カルシウムなどが血管壁にしみ込むと、そのうち内膜には線状脂肪斑という黄色い病変が現れてきます。そこには**コレステロール**を多く取り込んだ細胞のかたまり（泡沫細胞巣）が見られますが、それらはしだいに合体しアテロームをつくり、動脈の内腔に徐々に盛り上がってきます。これを動脈硬化性プラークといいます。**プラーク**の表面は線維におおわれていますが、薄く破れやすく出血や血栓の原因となります。また、血流が乱れて動脈のけいれんが起こりやすくなります。

一方、内膜は線維化と石灰化により厚く硬くなって弾力性を失い、もろくなります。こうして、動脈硬化の進行は心筋梗塞や脳梗塞などの危険性を増していくことになります。

心筋梗塞（しんきんこうそく）

心臓の冠状動脈の動脈硬化が進行して、プラークの表面が破裂したり血管壁に亀裂が生じると、その傷を修復するために血小板など血液を凝固させる成分がかたまり集まってきます。その結果、血栓が大きく成長し、冠状動脈をふさぎ血流が低下する結果、一時的に心筋に血液が途絶するものを**狭心症**、心筋細胞の壊死にいたるものを**心筋梗塞**（脳で起こると**脳梗塞**）といいます。

心筋梗塞は、胸がしめつけられるような強い痛みや圧迫感に始まります。

また、腹部、背中などの痛みや冷や汗、吐き気、嘔吐、呼吸困難などをともなって、不安や恐怖を感じることもあります。放置しておくと生命にかかわるので、一刻も早い治療が必要です。

からだのうんちく　コレステロールは細胞膜や胆汁、ホルモンの材料として毎日1.5gほどが使われ、血液中には平均10gが存在しますが、過剰だと動脈硬化の原因となります。

上腹部①

上腹部の臓器

口から食道、胃、十二指腸の消化管は、飲食物を消化して吸収しやすくする

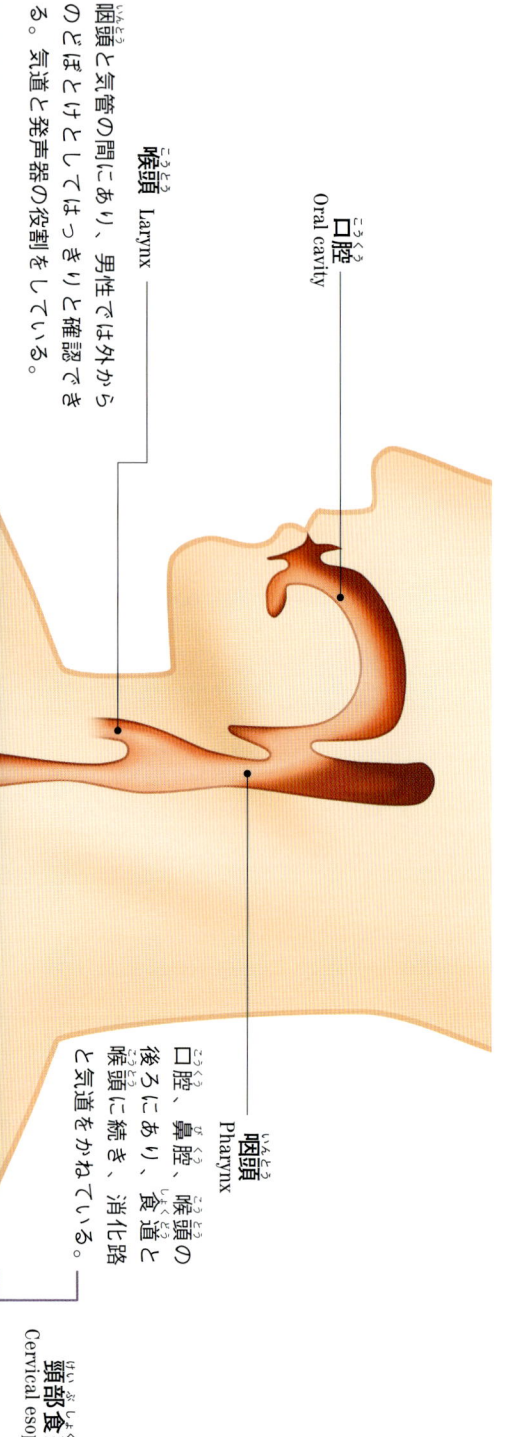

消化管の構造とはたらき

消化管は飲食物の消化・吸収を行う器官で、口から始まり肛門で終わる一本の管にたとえられます。

消化管は、主に飲食物を吸収しやすいように消化する機能を担っています。上腹部の消化管は、口から取り入れられる飲食物は、大きく硬いものがほとんどなので、ここで砕かれるなどして細かくなった飲食物は、舌と**咽頭**の随意運動との前処理が行われます。

口腔には、歯や唾液腺など消化の前処理をする器官が備わっています。

食道の蠕動運動によって胃に送り込まれます。胃で胃液とともに撹拌され、どろどろの状態になった飲食物は**十二指腸**へと流れ込みます。十二指腸には胆汁と膵液の消化液が分泌されていて、飲食物は本格的に消化され、さらに、小腸での吸収のための前処理が行われます。

細胞が吸収できる栄養素にまで分解されることが必要です。

口腔
Oral cavity

喉頭
Larynx
のどぼとけとしてはっきりと確認できる。気道と発声器の役割をしている。咽頭と気管の間にあり、男性では外から

咽頭
Pharynx
口腔、鼻腔、喉頭の後ろにあり、食道と喉頭に続き、消化路と気道をかねている。

頸部食道
Cervical esophagus

PART-4 上腹部の臓器

消化管の構造とはたらき

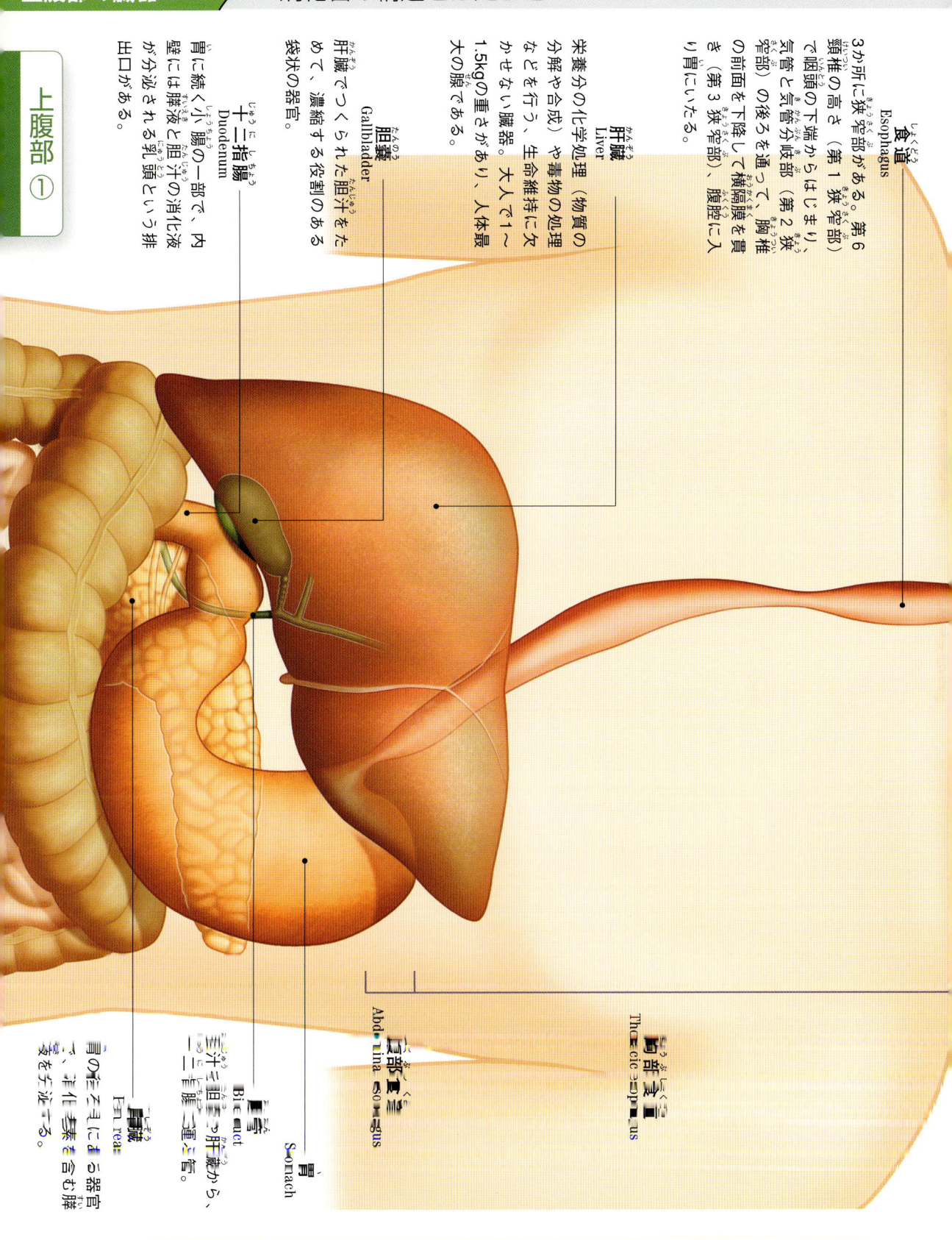

上腹部①

食道 Esophagus
3か所に狭窄部がある。第6頸椎の高さで咽頭の下端からはじまり、気管と気管分岐部（第2狭窄部）の前面を下降して横隔膜を貫き（第3狭窄部）、腹腔に入り胃にいたる。

肝臓 Liver
栄養分の化学処理（物質の分解や合成）や毒物の処理などを行う、生命維持に欠かせない臓器。大人で1～1.5kgの重さがあり、人体最大の腺である。

胆嚢 Gallbladder
肝臓でつくられた胆汁をためて、濃縮する役割のある袋状の器官。

十二指腸 Duodenum
胃に続く小腸の一部で、内壁には膵液と胆汁の消化液が分泌される乳頭という排出口がある。

胸部食道 Thoracic esophagus

腹部食道 Abdominal esophagus

胃 Stomach

胆管 Bile duct
胆汁を胆嚢から十二指腸に運ぶ管。

膵臓 Pancreas
胃の背中側にはまる器官で、消化酵素を含む膵液を分泌する。

からだのうんちく
口から肛門までの長さは、年齢や個人差はありますが、身長の約5倍といわれています。ただし、この数字は、死後、筋肉の緊張が弛んだ場合です。

上腹部② 食道のしくみとはたらき

蠕動運動で逆流を防ぎながら、食物を胃に送り込む管

食道の構造

食道は、消化管の一部で咽頭と胃との間の長径約2cm、短径約1cmの楕円形をした管で、長さは約24〜25cmあります。

食道は、**輪走筋**と**縦走筋**という二つの筋層からなり、普段、食物や飲物が通っていないときはつぶれて、閉ざされた状態になっています。食道の内腔側は、重層扁平上皮細胞という上皮で覆われていますが、胃のような消化吸収の役割はありません。食道ののどに近い部分では、食物の逆流を防いだり、呼吸の際に空気が入ってこないように、飲み込むとき以外はしっかり閉じています。

食物を胃に送るしくみ

口に入れた食物は、咀嚼運動によって適度な大きさに砕かれ、舌によって後上方に送られ、食物を咽頭の方に押し込もうとします。

食物が咽頭に押し込まれると同時に、鼻咽腔の方へ逆流しないように、軟口蓋が上がって、鼻との通路をふさぎます。

食物は、咽頭を通過すると、喉頭蓋のわきを通って、下咽頭から食道へと進みます。

食道へと導かれた食物は、重力と**蠕動運動**によって、胃の方に下がって行きます。

食道の蠕動運動は、輪走筋と縦走筋の作用によっておこります。この蠕動運動のため、横になって食事をしても、食物が逆流せずにちゃんと胃に送られていくのです。

また、食道の粘膜下組織にある食道腺からは、特殊な粘液が分泌して、食物を通過しやすくしています。しかし、粘膜は酸やアルカリに弱く、炎症をおこしやすいものです。

食道は、構造的に3か所でくびれて細くなっています。

それは、食道の入り口近くの第1狭窄部、気管支と交差する部分の第2狭窄部、横隔膜を貫く部位の第3狭窄部です。

食物をよく噛まずに飲み込むと、これらの狭窄部でつかえてしまうことがあります。

PART 4 食道のしくみとはたらき
食道の構造／食物を胃に送るしくみ／食道の通過時間

上腹部②

食道の断面図

- 縦走筋 Longitudinal muscle layer
- 輪走筋 Circular muscle layer
- 粘膜固有層 Mucosa
- 粘膜筋板 Muscularis mucosae
- 粘膜下組織 Submucosa　血管やリンパ管がある。

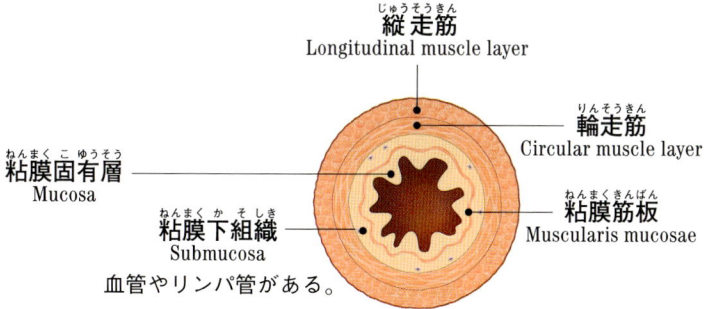

食道は、食道の上部の筋肉が収縮し、下部の筋肉が弛緩することを繰り返すという蠕動運動と重力により、食物を胃へ送る。

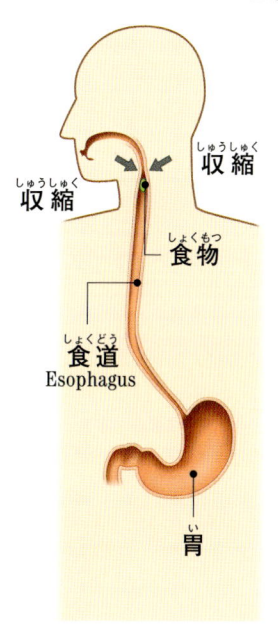

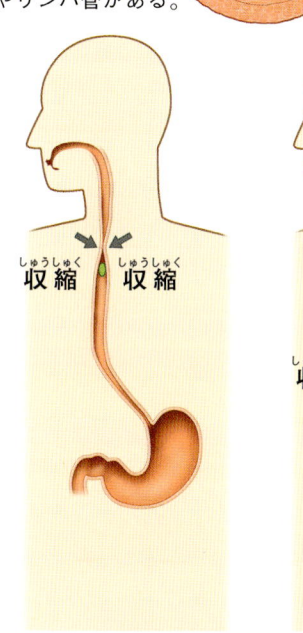

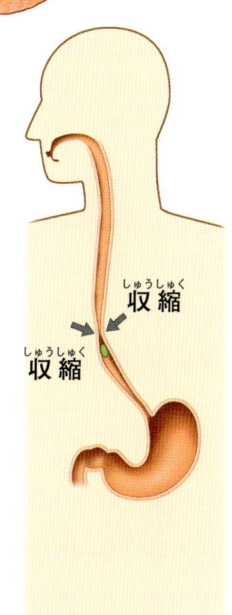

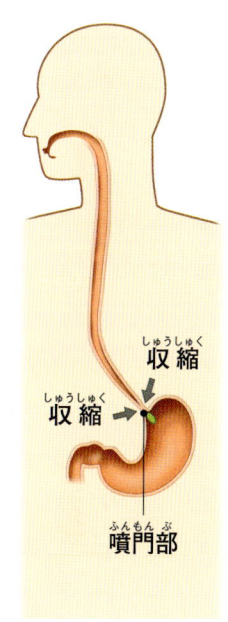

（図：食道の蠕動運動の4段階。収縮、食物、食道 Esophagus、胃、噴門部）

食道の蠕動運動

食道の下端部には、ふだんは縮んで閉じている下食道括約筋という平滑筋があります。この筋は、胃内に運び込まれた食物が、胃から食道へ逆流するのを防ぐはたらきをしています。

食道の通過時間

食物が食道を通過するのに要する時間は、液体で約1〜6秒かかります。唾液とよく混ぜ合わせた固形物では、液体通過時間よりすこし多くかかります。

また、「のど元過ぎれば熱さを忘れる」といいますが、食道の感覚はそれほど敏感ではなく、熱さを感じることはあまりありません。ただし、食道は刺激に弱い臓器のため、熱すぎる飲食物などは粘膜を傷つけることがあるので、避けたほうがよいでしょう。

> **からだのうんちく**　胸やけは、胃液が食道へ逆流して刺激を受けたときに感じます。また、胃液が口までこみ上げる現象を呑酸といい、よく胸やけをともないます。

上腹部③ 胃・十二指腸のしくみ

胃液と蠕動運動で食物を消化しやすくする胃と、食物を消化する十二指腸

胃の構造

胃は袋状になった、食道に続く消化管で、上腹部の左から右下にかけてあるJ字形をした器官です。

胃の入り口を**噴門**、十二指腸につながる出口を**幽門**、噴門を通る水平線より上方部を**胃底部**、胃底の下で幽門部までを**胃体部**と呼びます。胃の**小弯**側にある**角切痕**より幽門までが幽門部です。幽門の十二指腸側は胃の輪走筋が肥厚して幽門括約筋をつくっています。

胃壁は外表側より、**縦走筋**、**輪走筋**、**斜走筋**という三つの平滑筋で構成されています。これらの筋が縦、横、斜めという複雑な蠕動運動を繰り返すことで、食物と胃液を混ぜ合わせて、粥状になるまで撹拌し、粉砕するのです。

十二指腸の構造

十二指腸は、胃に続く小腸のはじまりの部分のC字形の消化器官です。指12本並べたくらいの長さがあるということでこの名がありますが実際には25〜30cmくらいあります。

初めの部は上部で丸くふくらんだ平滑な粘膜の**球部**とよばれ、これに続いて内壁に輪状のヒダがある部からなります。

十二指腸の中間部（下行部）には、胆汁と膵液の排出口である**大十二指腸乳頭**（ファーター乳頭）と、膵液の排出口である**小十二指腸乳頭**があります。

大十二指腸乳頭は、総胆管と膵管が合流して、十二指腸に開いた出口です。分泌される胆汁は、肝臓でつくられて胆嚢に蓄えられた脂肪分解に役立つ消化液です。胆汁には消化酵素は含まれていませんが、脂肪を乳化する作用（脂肪が水となじみやすくなる）があります。

一方、膵液は、たんぱく質を分解するトリプシン、キモトリプシン、エラスターゼ、炭水化物（でんぷん）を分解するアミラーゼ、脂肪を分解するリパーゼなどの消化酵素を含んでいます。

十二指腸の末端（上行部）は、急角度に曲がって空腸に続きます。

114

PART 4 胃・十二指腸のしくみ

胃の構造／十二指腸の構造

上腹部③

胃・十二指腸の構造

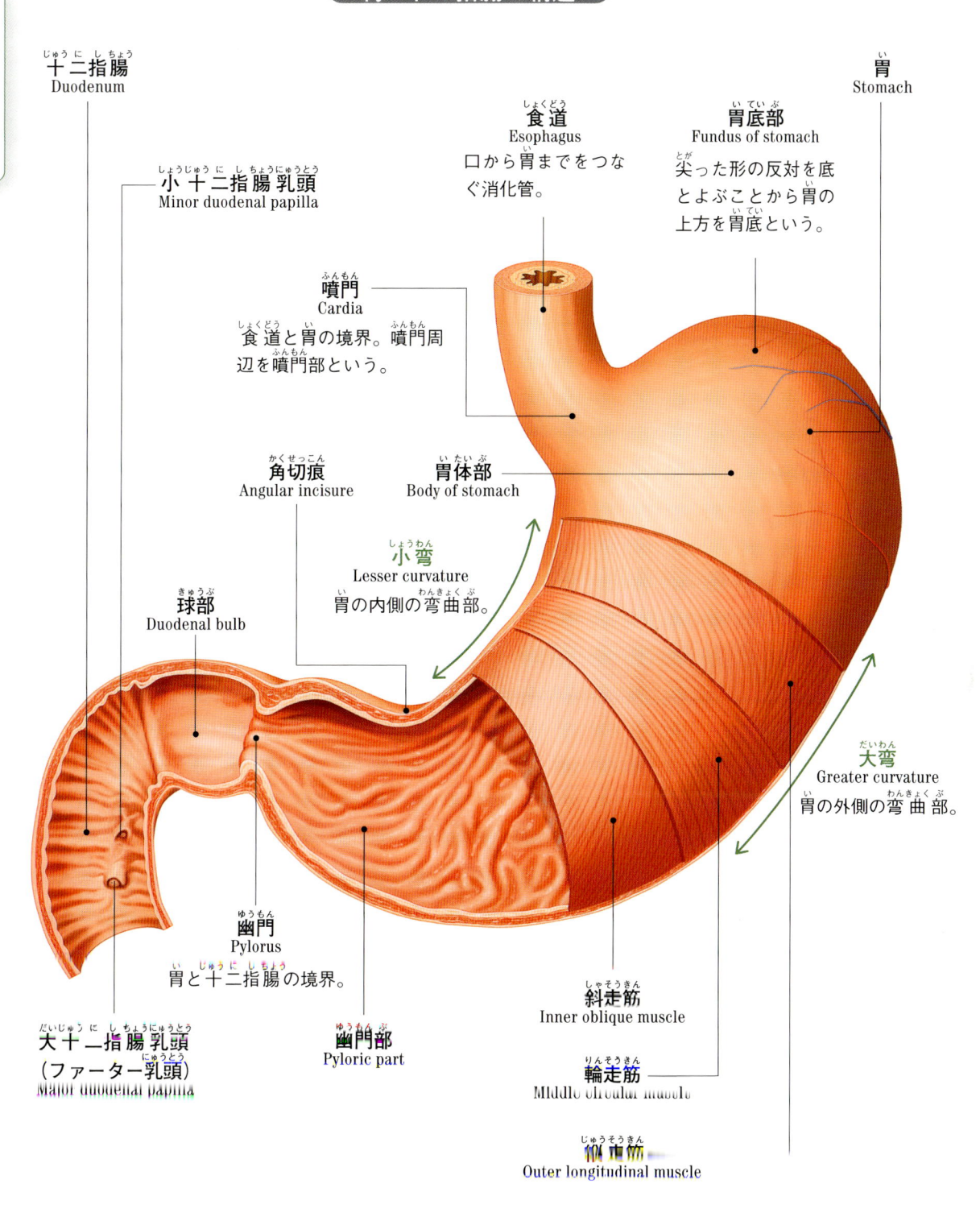

十二指腸 Duodenum

小十二指腸乳頭 Minor duodenal papilla

食道 Esophagus
口から胃までをつなぐ消化管。

噴門 Cardia
食道と胃の境界。噴門周辺を噴門部という。

胃底部 Fundus of stomach
尖った形の反対を底とよぶことから胃の上方を胃底という。

胃 Stomach

角切痕 Angular incisure

胃体部 Body of stomach

球部 Duodenal bulb

小弯 Lesser curvature
胃の内側の弯曲部。

大弯 Greater curvature
胃の外側の弯曲部。

幽門 Pylorus
胃と十二指腸の境界。

大十二指腸乳頭（ファーター乳頭） Major duodenal papilla

幽門部 Pyloric part

斜走筋 Inner oblique muscle

輪走筋 Middle circular muscle

縦走筋 Outer longitudinal muscle

🔴 **からだのうんちく**　胃の大きさは、空腹時で握りこぶしほどで、容積は約0.1ℓです。食事をしたり、水を飲んだりすると、最大で1.5～2.5ℓほどにふくらみます。

115

上腹部④ 胃・十二指腸のはたらき

小腸での本格的な吸収に備えて、胃、十二指腸で食物を細かく消化する

胃のはたらき

胃は、胃液による化学的消化と、撹拌による物理的消化によって、食物を十二指腸や小腸で本格的に消化・吸収しやすい状態にします。

胃の内壁は、波打つように並んだひだ状の粘膜になっていて、粘膜には胃液を分泌する**胃腺**の孔（**胃小窩**）が、1cm²あたり100個ほど開いています。

胃の内壁の胃腺からは、食物の撹拌を助けるため、1日に約1.5～2.5ℓもの胃液を分泌します。

胃液のおもな成分は、消化酵素（ペプシノーゲン）、塩酸、粘液の三つです。

◎塩酸
かなり強い酸性（pH1.0～2.5）で、皮膚をただれさせるほどです。食物を殺菌して、腐敗や発酵を防ぎます。

◎消化酵素（ペプシノーゲン）
塩酸によって活性化されると、ペプシンに変わります。ペプシンは、たんぱく質の大きな分子をアミノ酸に細かく分解する消化酵素で、アミノ酸の十二指腸での本格的な消化・吸収に備えます。

◎粘液
胃の内壁を強い塩酸で侵されないよう保護する作用があります。胃そのものが胃酸に消化されないのはこの粘液のおかげです。胃を噴門部と幽門部の胃腺では、胃を

消化性潰瘍（しょうかせいかいよう）

胃や十二指腸に潰瘍ができるものです。胃潰瘍は、おもにストレスから胃液が多く分泌され、胃壁を守るべき粘膜より胃液が多く分泌され、胃がただれます。また、十二指腸潰瘍も、ストレスによって、胃液が十二指腸に流れ込み、十二指腸が侵されておこります。

そのほか、アルコールや強い刺激のある食事、ヘリコバクター・ピロリ菌も原因となります。空腹時のみぞおちの痛みが特徴的で、薬の服用で治療できますが、再発しやすいので注意が必要です。

PART-4 胃・十二指腸のはたらき

上腹部④ 胃のはたらき／十二指腸のはたらき

胃粘膜

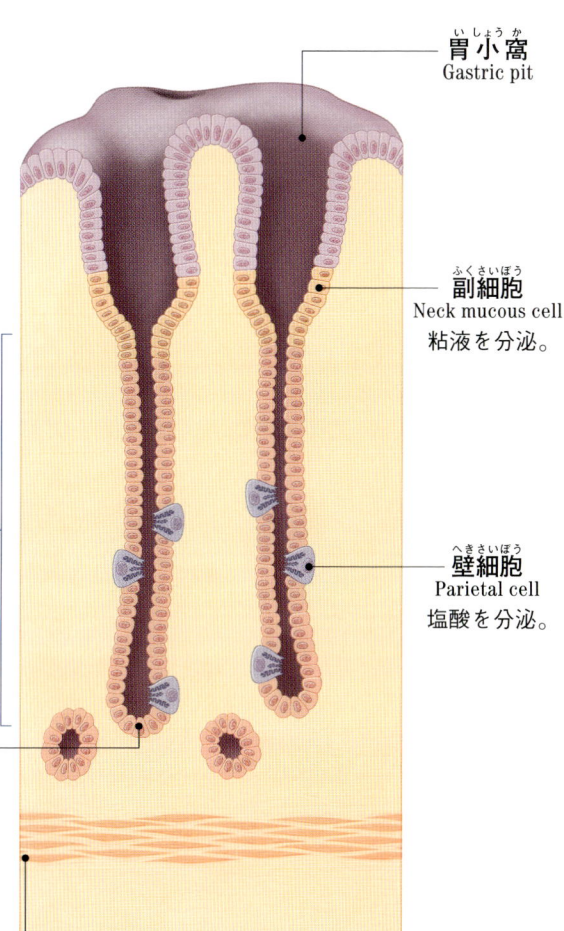

- 胃小窩 Gastric pit
- 副細胞 Neck mucous cell：粘液を分泌。
- 胃腺 Gastric gland
- 壁細胞 Parietal cell：塩酸を分泌。
- 主細胞 Chief cell：ペプシノーゲンを分泌。
- 粘膜筋板 Lamina muscle muscosae

十二指腸粘膜

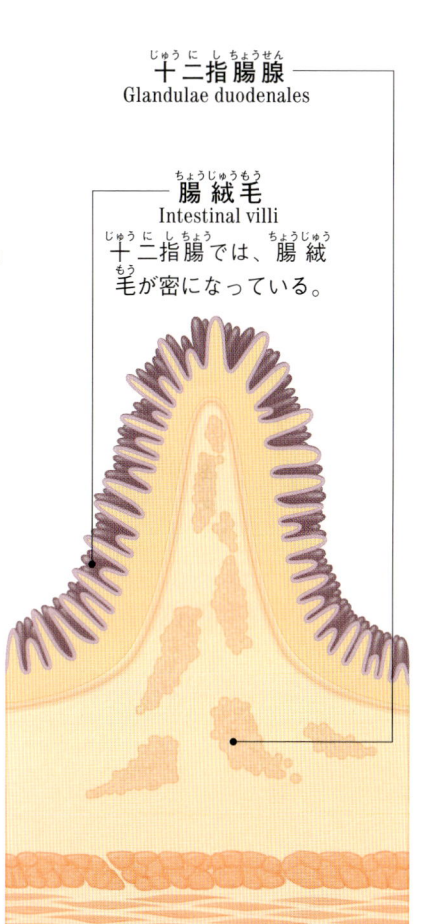

- 十二指腸腺 Glandulae duodenales
- 腸絨毛 Intestinal villi

十二指腸では、腸絨毛が密になっている。

胃のはたらき

保護するための粘液を、胃底部や胃体部の胃腺からはペプシノーゲンや胃酸（塩酸）を多く分泌しています。
食道下部の括約筋が自逆流防止のはたらきをするのに対して、幽門の括約筋は、通過する食物が中性か弱酸性なら開きますが、酸性が強い場合は反射的に閉じて、十二指腸を酸から保護するはたらきをします。
また、幽門部では、アルカリ性の粘液を出す腺があり、胃液で酸性になっている食物を十二指腸に送り込む前に中性に近づけます。

十二指腸のはたらき

十二指腸でも、十二指腸腺からアルカリ性の粘液が分泌されたり、消化を助ける酵素、粘膜から膵液の分泌をうながすホルモンなどを分泌しています。
また、十二指腸の乳頭から胆汁や膵液が排出され、脂肪、たんぱく質、炭水化物を消化しています。

> **からだのうんちく**　強い胃酸の中でも生き延びるヘリコバクター・ピロリ菌は、胃・十二指腸潰瘍の大きな原因と言われます。除菌治療は服薬で行われ、成功率は約80％。

上腹部⑤ 肝臓のしくみ

体内で最大の腺で、重さは皮膚に次ぐ重さ、そして最高温度の臓器

肝臓の構造

肝臓は、横隔膜のすぐ下側、腹腔の右上部にある上腹部の大半を占める臓器です。体内の外分泌腺としては最大で、重さは成人で約1200～1500gもあります。分泌物は胆汁で、胆管という輸送管を通り胆嚢に運ばれ、ここで蓄えられて濃縮され、必要に応じて総胆管を通って十二指腸に出されます。肝臓は、**肝鎌状間膜**で**右葉**と**左葉**に分かれています。

肝臓は、私たちが口にした食物中の栄養分を体内で有効なものに化学的につくり変えて、また体内に送り出すという、生命維持に、きわめて重要なはたらきをしています。その

ため、肝臓のはたらきは化学工場によくたとえられます。

栄養分の代謝・貯蔵のため、肝臓には大量の血液がつねに含まれていて、温度も高く、色は暗紫色をしています。

肝臓を出入りする血液

肝臓の基本単位は、**肝小葉**という六角柱でできた数十万個の肝細胞の集合体で、そのすき間を毛細血管が無数に走っています。

肝小葉には、小葉間動脈（固有肝動脈の枝）と小葉間静脈の**門脈**の枝が通っていて、両者は類洞に流れ込んでいます。動脈は、肝臓がはたらくために必要な酸素や栄養を補給す

る血管です。門脈血は、**胃**や腸、**膵臓**、**脾臓**から、吸収した栄養分などを含んだ血液です。

肝動脈血と門脈血の栄養分は、肝小葉の中を通る際に肝細胞に取り込まれ化学的処理がなされるのです。

胃や腸で吸収された食物中の栄養素や、アルコールなどの毒素は、そのまま体内で活用されるわけではありません。門脈の血液とともにいったん肝臓に入って、化学的に分解・合成されて、からだに役立つ形につくり変えられてから全身に送られるのです。

その際、肝臓は栄養分を一度貯蔵して、必要に応じて小出しにして、体内の血液成分を一定に保つはたらきも行っているのです。

118

PART-4 肝臓のしくみ

上腹部⑤

肝臓の構造／肝臓を出入りする血液

肝臓と門脈

- 肝鎌状間膜 Falciform ligament of liver
- 膵臓 Pancreas
- 右葉 Right lobe
- 左葉 Left lobe
- 胃 Stomach
- 肝臓 Liver
- 脾臓 Spleen
- 門脈の右枝 Rignt branch of portal vein
- 門脈 Portal vein
- 脾静脈 Splenic vein　脾臓で赤血球から回収したビリルビンを集める。
- 十二指腸 Duodenum
- 胃静脈 Gastroepiploic vein
- 上腸間膜静脈 Superior mesenteric vein　十二指腸、空腸、回腸から吸収した栄養分を集める。
- 下腸間膜静脈 Inferior mesenteric vein　結腸、直腸で吸収した水分などを集める。
- 大腸 Large intestine
- 右結腸静脈 Right colic vein
- 回結腸静脈 Ileocolic vein
- 小腸 Small intestine
- S状結腸静脈 Sigmoid vein

からだのうんちく　肝臓の再生能力は、体内の臓器の中でも抜群です。手術などで4分の3を切除しても3～4か月でもとに戻ります。

上腹部⑥ 肝臓のはたらき

栄養分の化学処理を行う、生命維持に不可欠なからだの中の化学工場

化学処理を行う肝臓

肝臓では、小腸から消化・吸収された炭水化物、たんぱく質、脂質などの栄養素をはじめ、さまざまな栄養素を、からだに必要な形に作りかえる化学処理を行います。

肝細胞の集合体である肝小葉では、門脈が分岐して毛細血管のようになっています。これを類洞といい、中心静脈に向かって血液はゆっくり流れています。類洞には白血球が分化したマクロファージのクッパー細胞がいて、老廃物や有害物質、細菌などの異物を食べて処理しています。

一方、肝細胞の中では、粗面小胞体が血液凝固因子などを合成したり、滑面小胞体がグリコーゲンの合成・分解を行ったり、アルコールなどを分解するリソソームやたんぱく質の合成などを行うゴルジ装置などがはたらいています。こうして処理を受けた血液は、中心静脈から肝静脈、下大静脈へと集まっていきます。

◎炭水化物

炭水化物は、ぶどう糖などの単糖類までに分解・吸収されて、門脈から肝臓に送られます。肝臓では、再びぶどう糖に合成されて、全身の細胞のエネルギーとして活用されます。余分なぶどう糖は、グリコーゲンとして肝臓に蓄えられます。

◎たんぱく質

たんぱく質は各種アミノ酸に分解されて吸収され、門脈から肝臓に送

脂肪肝（しぼうかん）

健康な肝臓は、約5％の脂肪をもっていますが、肥満や糖尿病などの代謝性疾患にかかると、より多くの脂肪が肝臓にたまり、脂肪肝となります。

アルコールは肝臓で解毒・分解される際に、中性脂肪の合成も活発にするため、中性脂肪が増え、脂肪肝になりやすくなります。最近では、飲酒家ではないですが、肥満や糖尿病をもち、脂肪肝から肝硬変になってしまう非アルコール性脂肪性肝炎（NASH）が問題視されています。

PART-4 肝臓のはたらき

化学処理を行う肝臓

肝小葉 (Lobule of liver)

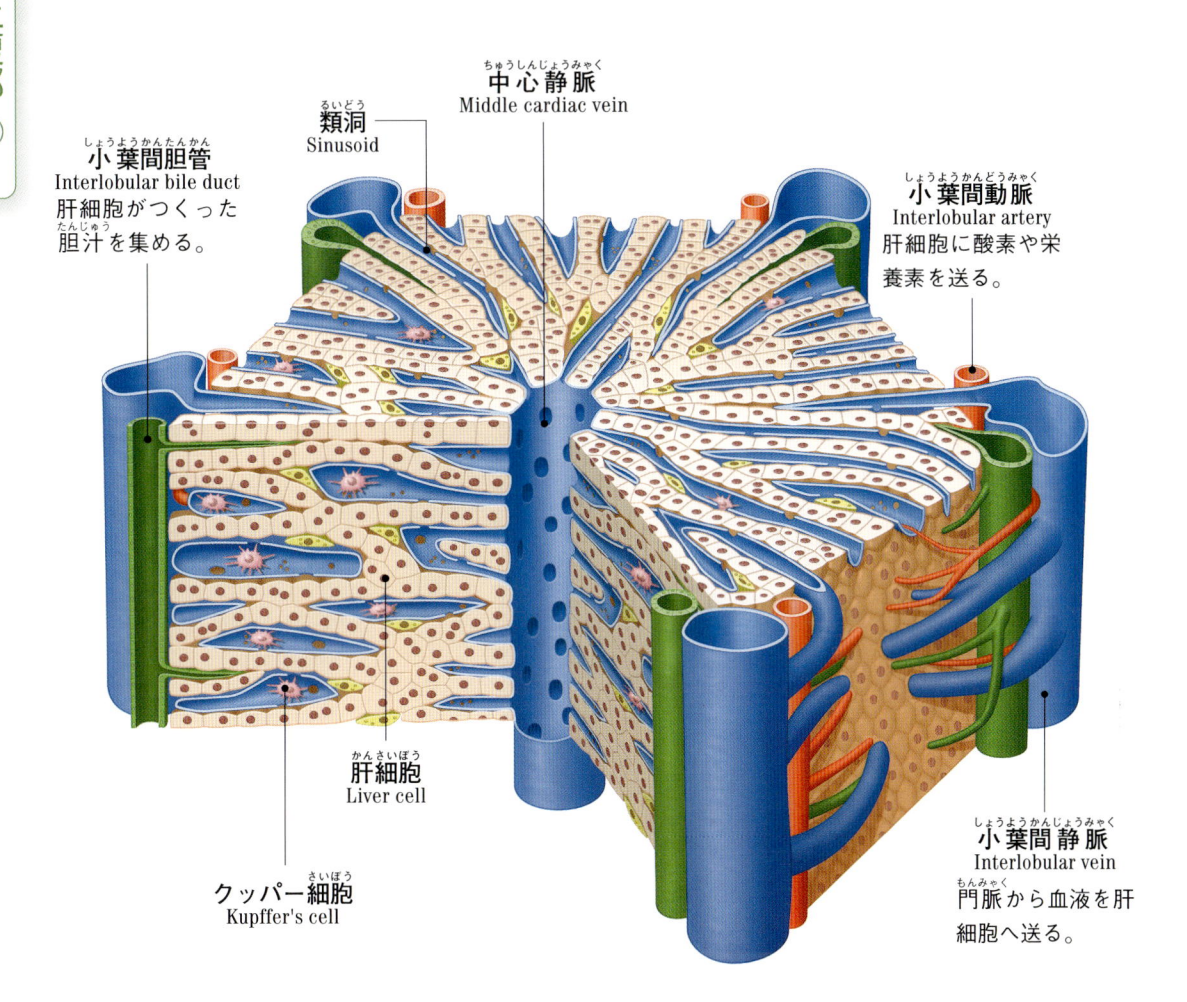

- 小葉間胆管 (Interlobular bile duct)：肝細胞がつくった胆汁を集める。
- 類洞 (Sinusoid)
- 中心静脈 (Middle cardiac vein)
- 小葉間動脈 (Interlobular artery)：肝細胞に酸素や栄養素を送る。
- 肝細胞 (Liver cell)
- クッパー細胞 (Kupffer's cell)
- 小葉間静脈 (Interlobular vein)：門脈から血液を肝細胞へ送る。

◎脂質

脂質は、グリセリンと脂肪酸に分解されて吸収され、再び脂肪に合成されて肝臓に送られます。脂肪は、肝細胞でコレステロールをつくる原料になります。コレステロールは細胞の膜になり、適量なら血流をスムーズにするなどの効果があります。

◎その他のはたらき

・胆汁の生産
腸内の消化、吸収を助ける胆汁をつくり、胆道を経て、十二指腸へ分泌します。

・グリコーゲンの貯蔵
ぶどう糖をグリコーゲンとして蓄え、必要なときに糖に戻します。

・ビタミンの貯蔵
ビタミンを、体内ではたらかせやすい形で蓄えます。

・解毒作用
アルコールを分解したり、毒物を無害にして胆汁の材料にします。

られます。アミノ酸も血中の糖の増減に応じてぶどう糖をつくり、肝臓から血液中に送り出されます。

> **からだのうんちく** アルコールは肝細胞の細胞液中の酵素によって有害なアセトアルデヒドに分解され、さらにミトコンドリア中の酵素によって無毒化されます。

上腹部⑦ 胆道のしくみとはたらき

肝臓でつくられた胆汁を貯蔵し、十二指腸に送り出す経路

胆道の構造

胆道は、肝臓と十二指腸をつなぐ管で、その途中には、長さ10cm、容積30〜50mlの西洋ナシに似た袋状の**胆嚢**があります。肝臓からくる肝管（右肝管・左肝管）が一緒になって**総肝管**となり、**胆嚢管**が胆嚢と総肝管をつないで、**総胆管**となって十二指腸へ向かいます。

肝臓でつくられた胆汁は、胆嚢に送られ貯蔵されます。胆汁は90%以上が水分で、胆嚢でその水分や塩分が吸収されて、5〜10倍に濃縮されて貯蔵されます。食物が十二指腸に入ると、胆嚢から胆汁が絞り出され、十二指腸へ送り出します。

胆汁のはたらき

胆汁は腸内の消化吸収に欠かせない存在です。胆汁は弱アルカリ性の液体で、そのものに消化酵素はありません。胆汁とともに十二指腸に送られる膵液中の消化酵素を活性化させるはたらきがあります。

また、水に溶けない脂肪酸を吸収しやすい形に変えたりするはたらき（乳化）をもっています。食物中の脂肪は、膵液に含まれる消化酵素のリパーゼによって、脂肪酸とグリセリンに分解されます。

このほか、脂溶性ビタミンや鉄、カルシウムの吸収を促進する性質があります。

胆石症（たんせきしょう）

胆嚢や胆嚢管にできる結石のことです。結石は、一般的に脂肪分の多い食事をとる人や肥満の人、ストレスを抱えている人、男性より女性に多いようです。

症状は、右わき腹を中心に胆石疝痛発作という激しい痛みが発作的に起こったり、吐き気や黄疸（白目や肌が黄色くなる）をともなうこともあります。

治療は、胆石溶解剤を使用するほか、開腹または腹腔鏡下（腹部に小さな孔をあけて行う手術）に胆嚢の摘出手術が行われています。

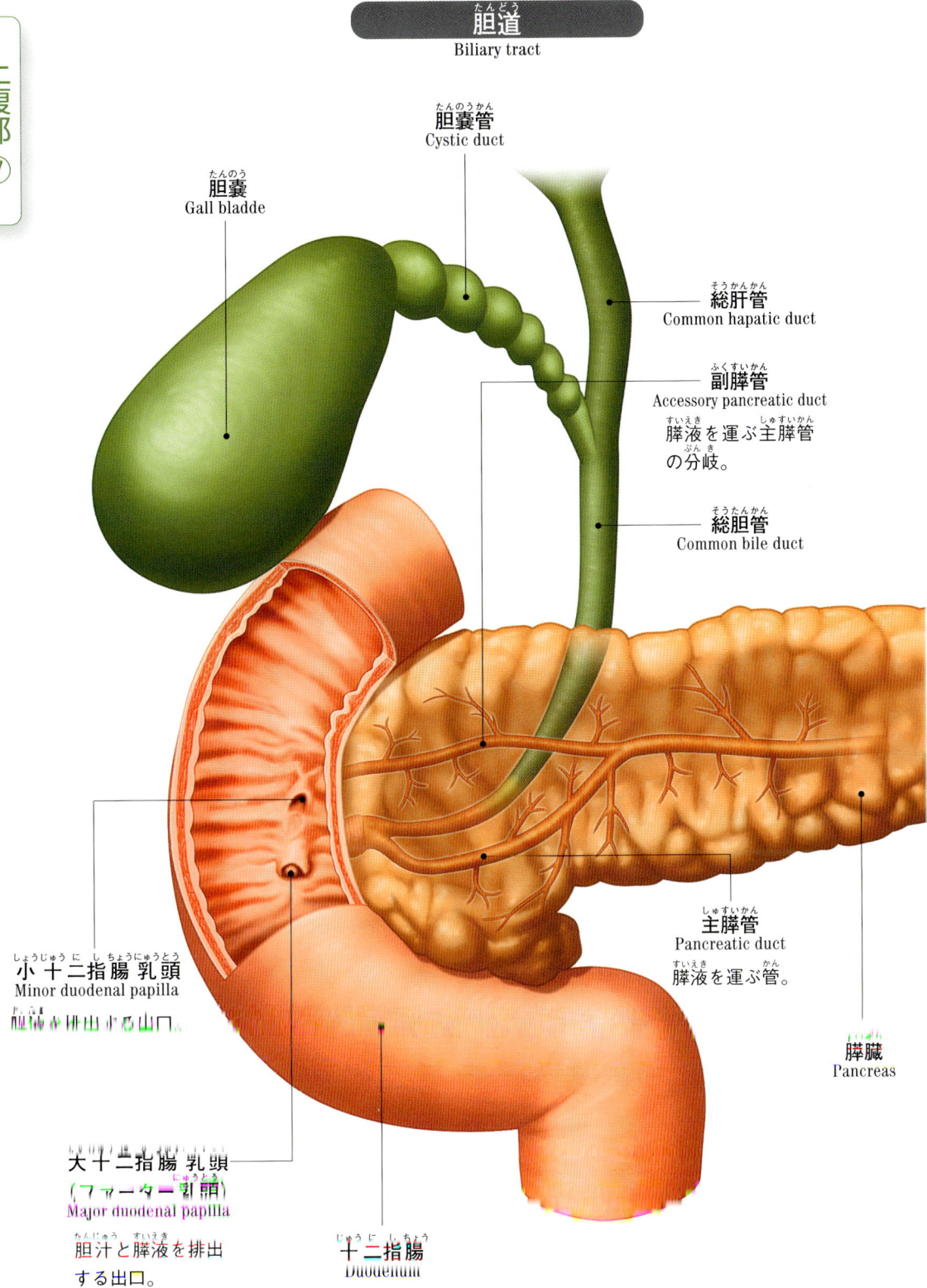

PART-4 胆道のしくみとはたらき

胆道の構造／胆汁のはたらき

上腹部⑦

胆道 Biliary tract

- **胆嚢** Gall bladde
- **胆嚢管** Cystic duct
- **総肝管** Common hapatic duct
- **副膵管** Accessory pancreatic duct
  膵液を運ぶ主膵管の分岐。
- **総胆管** Common bile duct
- **主膵管** Pancreatic duct
  膵液を運ぶ管。
- **膵臓** Pancreas
- **小十二指腸乳頭** Minor duodenal papilla
  膵液を排出する出口。
- **大十二指腸乳頭（ファーター乳頭）** Major duodenal papilla
  胆汁と膵液を排出する出口。
- **十二指腸** Duodenum

> **からだのうんちく**　胆石は、コレステロールを主成分とする白い胆石が7割以上を占め、そのほか、ビリルビンを含む黒い胆石や、炭酸カルシウムの白い胆石などがあります。

上腹部⑧ 膵臓のしくみ

十二指腸から脾臓にかけて長く伸びる黄色の消化腺

膵臓の構造

膵臓は、胃の後方にあって、十二指腸に抱え込まれるように接しています。膵臓の横断面は、ほぼ三角形で、長さは14〜18㎝、重さは70〜100gで、黄色をしています。人の消化腺（消化酵素を出す器官）としては、肝臓に次ぐ大きさです。

膵臓のうち、十二指腸に接している部分を頭部（膵頭）、中間を体部（膵体）、脾臓に接している部分を尾部（膵尾）といい、頭部から尾部に行くにしたがって、幅が細くなっています。

膵臓は、たんぱく質や脂肪を分解する膵液をつくり出すための組織だけでなく、ホルモンをつくり出す組織も備えてあります。

膵臓内部には、膵液を十二指腸まで運ぶ導管が通っていて、頭部で二つに分かれます。

一つは主膵管で、大十二指腸乳頭で、十二指腸内部に通じます。主膵管は、大十二指腸乳頭（ファーター乳頭）で、十二指腸乳頭内で総胆管と合流していることが多いのですが、人によって合流の様子はさまざまです。大十二指腸乳頭の開口部には、オッディの括約筋があり、十二指腸液が主膵管や総胆管に逆流するのを防いでいます。

もう一つは副膵管で、大十二指腸乳頭より上方の小十二指腸乳頭で十二指腸に通じています。

外分泌と内分泌の両機能

◎膵液の分泌（外分泌機能）

分泌物を体外や消化管に導管を通じて分泌することを外分泌といい、一方、分泌細胞から直接血液中にホルモンを分泌する機能を内分泌といいます。膵臓は、この外分泌と内分泌の両方の機能をもっています。

主膵管や副膵管によって十二指腸に運ばれる膵液には、たんぱく質を分解するトリプシン、炭水化物を分解するアミラーゼ、脂肪を分解するリパーゼなど、多くの消化酵素が含まれています。

膵液は、胃酸によって酸性に傾いた十二指腸の内容物を中和したり、

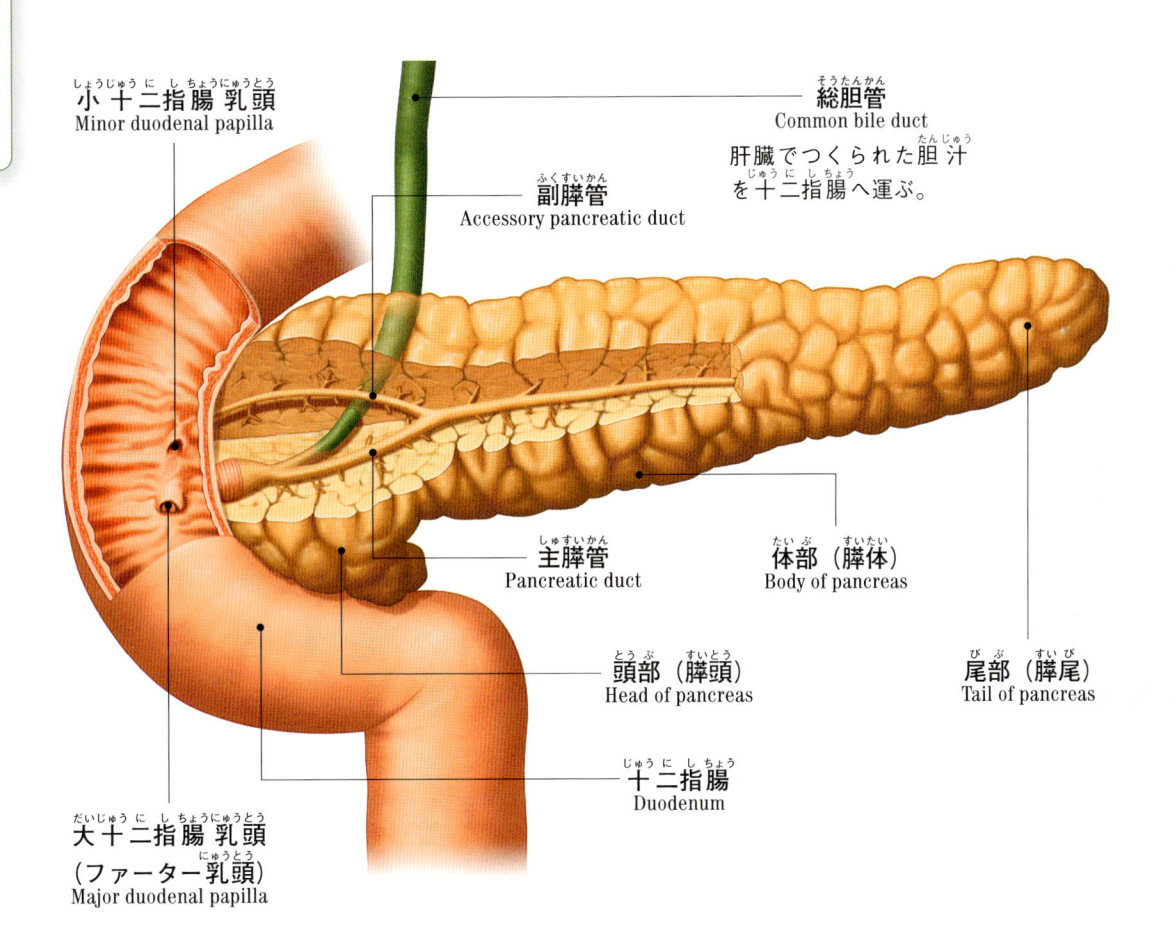

PART-4 膵臓のしくみ

膵臓の構造／外分泌と内分泌の両機能

上腹部 ⑧

膵臓 Pancreas

- 小十二指腸乳頭 Minor duodenal papilla
- 副膵管 Accessory pancreatic duct
- 総胆管 Common bile duct
  - 肝臓でつくられた胆汁を十二指腸へ運ぶ。
- 主膵管 Pancreatic duct
- 体部（膵体） Body of pancreas
- 頭部（膵頭） Head of pancreas
- 尾部（膵尾） Tail of pancreas
- 十二指腸 Duodenum
- 大十二指腸乳頭（ファーター乳頭） Major duodenal papilla

肝臓から分泌される胆汁に補助されながら、十二指腸内での消化活動をスムーズに行います。

1日に分泌される膵液の量は、成人で約1ℓくらいです。

◎ホルモンの分泌（内分泌機能）

膵臓でホルモンを分泌する組織は、ランゲルハンス島とよばれます。ランゲルハンス島では、インスリンとグルカゴンという正反対の性質を持つ二つのホルモンが分泌されます。この二つのホルモンは、血糖値を微妙に調整しています。

ランゲルハンス島のB細胞から分泌されるインスリンは、血液中のぶどう糖がエネルギー源として消費されるのを促したり、脂肪に変えて脂肪組織に蓄えたり、グリコーゲンに変えて肝臓や筋に蓄えるはたらきがあります。

また、A細胞から分泌されるグルカゴンは、全身の脂肪組織の脂肪をぶどう糖に変えたり、肝臓に蓄えられているグリコーゲンをぶどう糖に戻したりするはたらきがあります。

からだのうんちく 膵臓自身が膵液で消化されないのは、膵液中の消化酵素はまだ活性のない状態で、十二指腸内で他の酵素と出会うことで消化能力が生まれるからです。

上腹部⑨ 膵臓のはたらき

消化酵素を多く含む膵液の分泌と、血糖量を2種類のホルモンで調節

膵液分泌のしくみ

膵臓の内部は、消化液を分泌する腺房細胞と、インスリンやグルカゴンといったホルモンをつくり出す組織が混在しています。

膵臓から分泌される膵液は、自律神経のはたらきで分泌されますが、膵液分泌は基本的には、ホルモンによって操作されています。

食物が胃から十二指腸に送り込まれ、十二指腸の粘膜に触れると、その刺激で2種類のホルモンが分泌されます。

一つは消化管ホルモンの一種であるパンクレオチミンで、これが小腸から分泌されると、膵臓の腺房細胞が刺激され、膵液を分泌したり、胆嚢を収縮させます。もう一つは、十二指腸から分泌されるセクレチンで、このセクレチンによって膵臓の導管が刺激され、膵液を分泌します。

胃から送られてきた消化物には、まだ胃酸の影響が残っており（酸性）、膵液中の消化酵素の多くはその力を発揮できません。

消化酵素は、導管を通る間に炭酸水素ナトリウムを主体とする電解質や水分と混じって、弱アルカリ性の液体になるため、消化物の酸性が中和され、消化酵素が消化力を発揮することができるのです。

膵液は、胃や唾液腺が正常に機能しなくなっても、十分に補える強い消化能力をもっています。

血糖調節のしくみ

ホルモンを分泌する組織は集まって、島のように見えることから、ランゲルハンス島とよばれています。ランゲルハンス島は、発見者であるドイツの病理学者の名から取られています。ランゲルハンス島の直径は0.05〜0.2mmで、膵臓全体で2万個以上の島があるといわれています。ランゲルハンス島は、おもに体部と尾部に多く分布しています。

◎**インスリンとグルカゴン**

ランゲルハンス島を構成するA細胞はグルカゴン、B細胞はインスリンを分泌しています。

グルカゴンは、さまざまな組織の

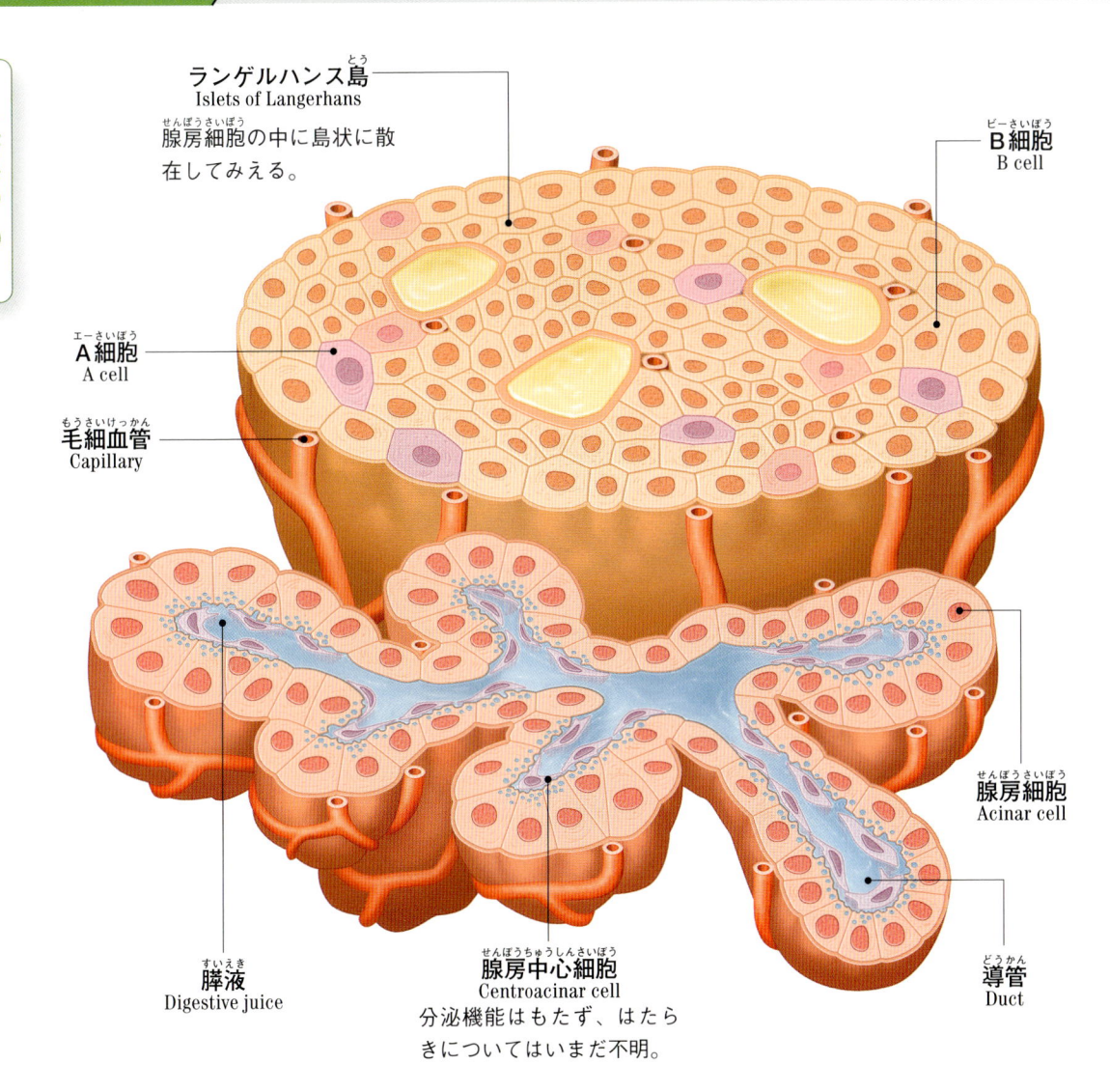

PART-4 膵臓のはたらき

膵液分泌のしくみ／血糖調節のしくみ

上腹部 ⑨

ランゲルハンス島 Islets of Langerhans
腺房細胞の中に島状に散在してみえる。

B細胞 B cell

A細胞 A cell

毛細血管 Capillary

膵液 Digestive juice

腺房中心細胞 Centroacinar cell
分泌機能はもたず、はたらきについてはいまだ不明。

腺房細胞 Acinar cell

導管 Duct

細胞にはたらき、血液中にぶどう糖の量を増やします。一方、インスリンは肝臓や筋などにはたらきかけて、ぶどう糖からグリコーゲンを合成し蓄えます。これによって血糖量が減少します。

すなわち、血糖値を高めるグルカゴンと、血糖値を低くするインスリンとでバランスをとっています。

食事をすると、栄養分が吸収されて、ぶどう糖が血液中に増えます。ランゲルハンス島のB細胞は刺激されて、インスリンを血液中に放出し、血糖が上がり過ぎないようにはたらきます。

逆に、空腹でいると、血液中のぶどう糖の濃度が減少し、A細胞が刺激されます。そうすると、グルカゴンは肝臓や筋などにはたらいてグリコーゲンを分解し、ぶどう糖を放出させます。このように血糖量を適正に維持しています。

> **からだのうんちく** ヒトの血液中に含まれるぶどう糖を血糖といい、その量を血糖値といいます。健康な人の血糖値の基準は血液1dℓあたり80〜100mgです。

上腹部⑩ インスリンと高血糖

インスリンが不足したり、効きにくいと糖尿病を引き起こす

▼糖尿病をおこす高血糖

わたしたちは、からだのエネルギー源としてぶどう糖を利用しています。しかし、過食や運動不足などで、血液中のぶどう糖が増えすぎて過剰になると（高血糖）、膵臓からインスリンが分泌され、ぶどう糖の形を変えて体内に貯蔵しようとします。

もし、十分な量のインスリンが分泌されなかったり、インスリンの効果が低下したりすると、血液中で過剰になったぶどう糖が尿に混じって排泄されてしまいます。このようにインスリンの作用がうまくいかず、高血糖状態が慢性的に続いているものを糖尿病といいます。

糖尿病の初期では、とくに自覚症状がありません。しかし高血糖が続くと、のどが渇く、水分をたくさん飲む、尿が増える、倦怠感、体重が減ってくるなどの症状が現れます。

また、高血糖のために毛細血管の壁が厚くなり血管がつまりやすくなったり、血管が破れやすくなったりします。

こうした血管の異常が、目の網膜におこると、点状の出血が虫のように見える（飛蚊症）、目をつむっても光がチカチカする（光視症）、視野の一部が欠けて見えない（視野欠損）、小さな衝撃でも出血し、外側の網膜がはがれる（網膜剥離）などがおこりますが、自覚症状はなかなか出現しません。これらの目におこる合併症を糖尿病網膜症といいます。

腎臓の毛細血管に変化がおこると、血液を濾過する能力が低下し、尿にたんぱく質が漏れたり、むくみ、貧血、血圧上昇などが現れます（糖尿病性腎症）。さらに腎臓の機能が低下すると腎不全もおこってきます。

さらに、神経線維も変化をおこし、手足のしびれ・痛み、感覚の異常などがおこります（糖尿病性神経障害）。

◎**糖尿病にならないために**

インスリンのはたらきを低下させる原因に、肥満、食べ過ぎ、脂肪分の多い食事、運動不足などがあります。糖尿病になってしまわないためにも、食事の量や内容を見直すとともに、積極的にからだを動かすように心がけましょう。

PART-4 インスリンと高血糖
糖尿病をおこす高血糖

上腹部⑩

インスリンのはたらき

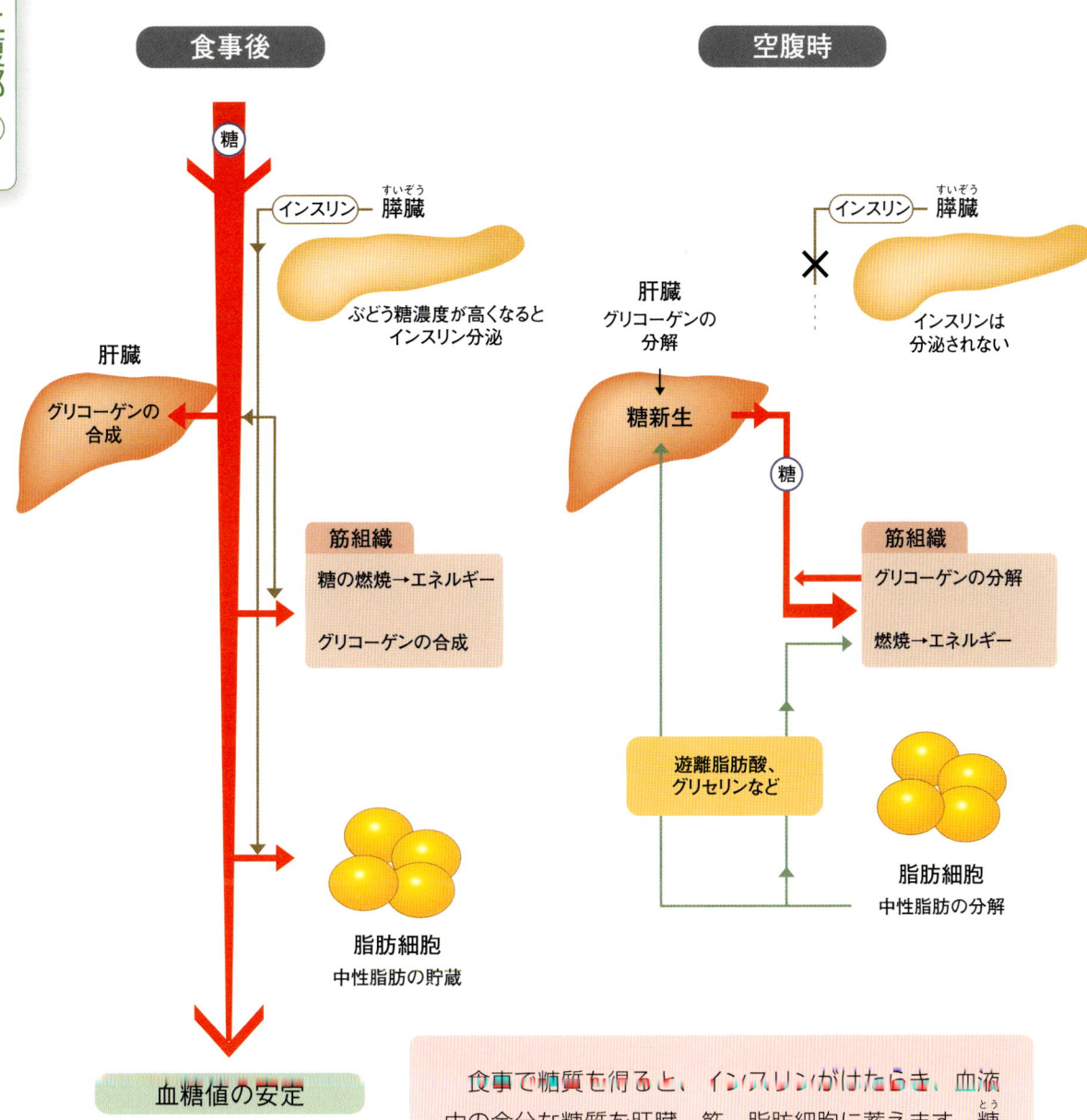

食事後

- 糖
- インスリン — 膵臓：ぶどう糖濃度が高くなるとインスリン分泌
- 肝臓：グリコーゲンの合成
- 筋組織：糖の燃焼→エネルギー／グリコーゲンの合成
- 脂肪細胞：中性脂肪の貯蔵
- 血糖値の安定

空腹時

- インスリン × 膵臓：インスリンは分泌されない
- 肝臓：グリコーゲンの分解 → 糖新生
- 糖
- 筋組織：グリコーゲンの分解／燃焼→エネルギー
- 遊離脂肪酸、グリセリンなど
- 脂肪細胞：中性脂肪の分解

食事で糖質を得ると、インスリンがはたらき、血流中の余分な糖質を肝臓、筋、脂肪細胞に蓄えます。糖尿病では、インスリンのコントロールが効かず、血液中の糖分が高いままになります。

糖尿病には、インスリンが分泌されないⅠ型糖尿病と、インスリンの分泌量が低下したり、分泌しても効果が低下しているⅡ型糖尿病に大きく分けられます。生活習慣から起こる糖尿病はⅡ型糖尿病です。

からだのうんちく アルコールは、分解されるとアセトアルデヒドという有害物質になる。アセトアルデヒドは、動悸や頭痛をおこすほかに、インスリンの分泌も妨げます。

背部にある臓器

背部①

消化器系は腹側に、腎臓や脾臓は背側に収められている

腎臓と脾臓

人体を断面で見てみると、体内で最大の臓器である肝臓や胃は腹側に収まっています。その後方には、脊椎をはさんで腎臓があり、胃の左後方、膵臓の尾部に接して脾臓が存在します。

腎臓は、ほぼ第一腰椎の高さにあります。右側の腎臓は肝臓に押されて、左の腎臓よりすこし低い位置にあります。腎臓に炎症や結石があると、腎臓が痛みますが、背中の痛みとしてとられることがあります。

脾臓は、左の腎臓と横隔膜の間に位置しています。血液を濾過し、古くなった赤血球を破壊したり、リンパ系の器官として、体内に侵入した細菌などを処理したりしています。3〜6か月齢の胎児では、肝臓や脾臓で赤血球や白血球がつくられますが、出生後は造血器の役割はなくなります。

背面から見た内臓

- 副腎 Suprarenal gland
- 胃 Stomach
- 脾臓 Spleen
- 食道 Esophagus
- 肝臓 Liver
- 膵臓 Pancreas

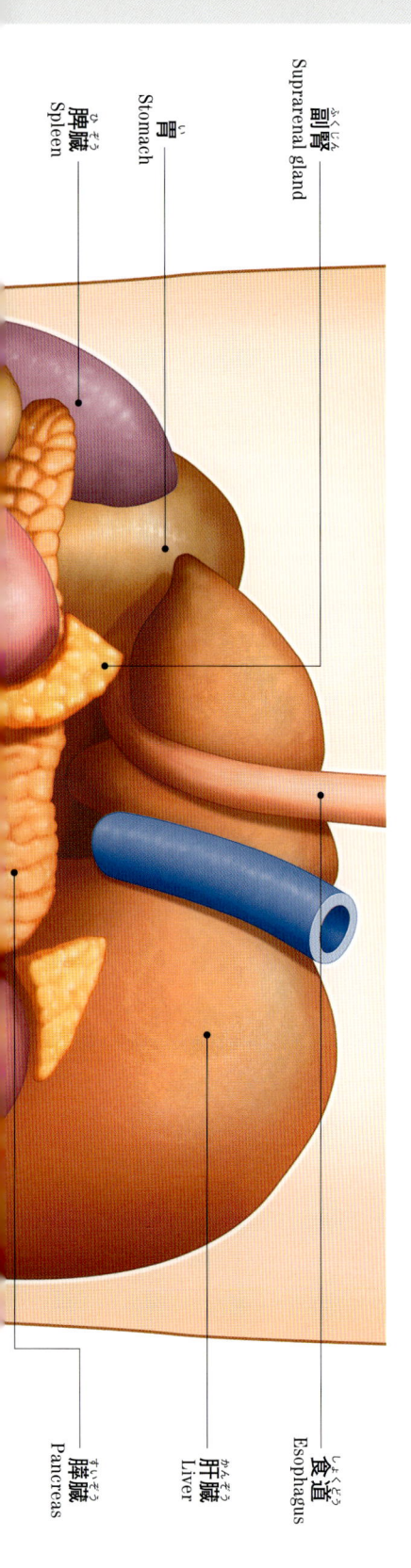

PART-5 背部にある臓器

腎臓と脾臓

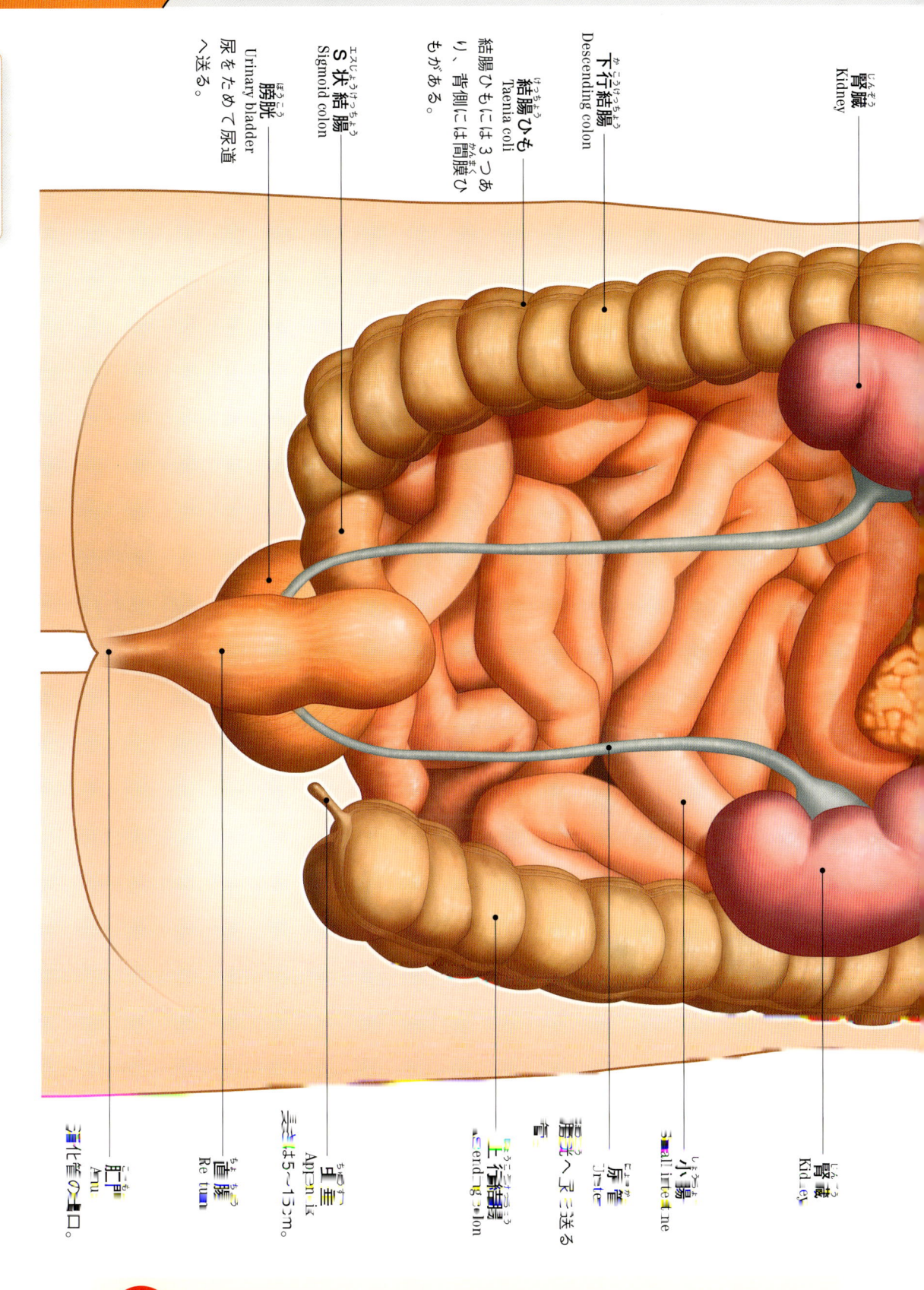

背部①

- 腎臓 Kidney
- 下行結腸 Descending colon
- 結腸ひも Taenia coli
  結腸ひもには3つあり、背側には間膜ひもがある。
- S状結腸 Sigmoid colon
- 膀胱 Urinary bladder
  尿をためて尿道へ送る。
- 肛門 Anus
  消化管の出口。
- 直腸 Rectum
- 虫垂 Appendix
  長さは5〜15cm。
- 上行結腸 Ascending colon
- 尿管 Ureter
  膀胱へ尿を送る管。
- 小腸 Small intestine
- 腎臓 Kidney

からだのうんちく 脾臓は、扁平な卵形で、前方に2〜3の切れ込みがついています。重さは約150g、長さ10cm、幅6cm、厚さ3cmが平均的です。

131

背部② 腎臓のしくみ

腎臓は肝臓と並んで重要な臓器。体内の血液を浄化する役割がある

腎臓の構造

腎臓は、肋骨の最も下（第12胸椎）の内側のあたりで、横隔膜の下に左右一対あり、ソラマメのような形をしています。

腎組織のいちばん外側は被膜に包まれ、外側から3分の1を腎皮質、さらに内部の3分の2を腎髄質といいます。腎髄質は、十数個の腎錐体と腎錐体の周囲の皮質からなっていて、一つの腎錐体と周囲の皮質を腎葉とよびます。

腎葉を拡大すると、腎小体、尿細管からなるネフロン（腎単位）が見えます。血液は、まず腎小体の中の糸球体で濾過され、尿のもとである原尿となり、尿細管を流れ、ここで原尿に溶け込んだ水分や栄養分などが再吸収されます。このようにして、余分な水分や栄養分が、尿となっていきます。

腎錐体の先端は、腎乳頭といい、ネフロンでつくられた尿が、腎乳頭から腎杯に流れ出て、腎盂に集められ、尿管へ送られます。

腎動脈や静脈、尿管は、腎門という部位を通って腎臓に出入りしています。

腎臓の役割

腎臓は人間が生きていくうえで、次のような大切な役割をしています。

・体内の水分量を一定に保ち、余分な水分は排泄します。
・代謝によってできた老廃物や有害物質などを、尿といっしょに排泄します。
・血液中の塩分は、生命を維持するうえで欠くことができないものです。血液の濾過と再吸収によって、体内の塩分量を調整します。
・からだにたまった酸性物質を中和し、血液の酸性度を保ちます。
・酵素（血圧を上げるレニン、血圧を下げるカリクレイン、プロスタグランディン）を分泌して、血圧をコントロールしています。
・ビタミンDを活性化し、腸でのカルシウムの吸収を助けます。
・からだにとって不要なホルモンを選択して分解、排泄します。

PART-5 腎臓のしくみ

腎臓の構造／腎臓の役割

背部②

腎皮質 Renal cortex
腎小体がある。

腎髄質 Renal medullary
十数個の腎錐体がある。

腎葉 Renal lobe
腎葉の周囲を弓状動・静脈が走っている。

弓状静脈 Arcuate vein

腎錐体 Renal pyramid

弓状動脈 Arcuate artery

腎門 Hilum of Kidney

腎動脈 Intrarenal artery

腎杯 Renal calyx

腎静脈 Intrarenal vein

被膜 Capsule

尿管 Ureter

腎盂（腎盤） Renal pelvis
尿管が広がっている部分。

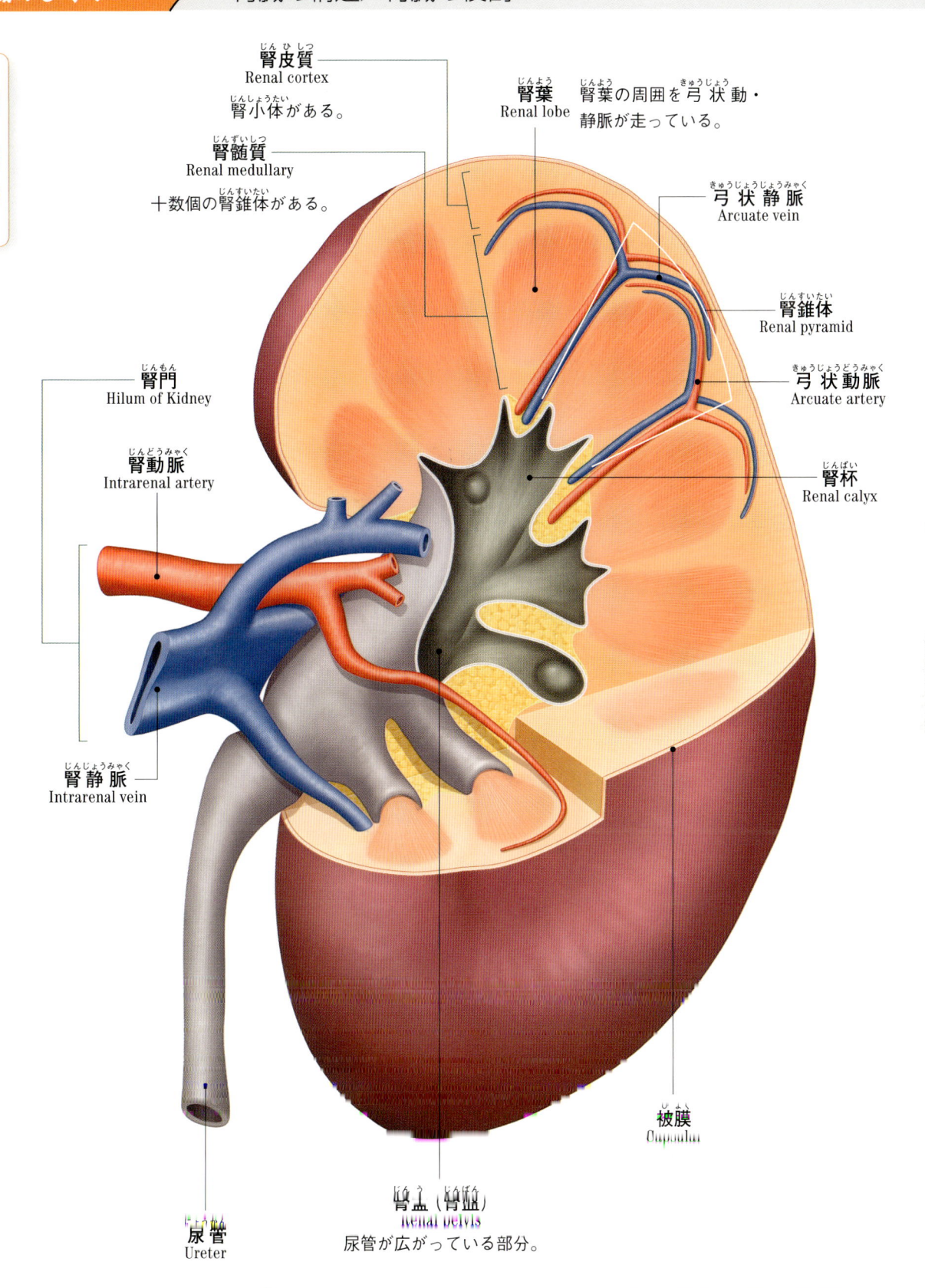

からだのうんちく 尿の成分の約90％は水分で、残りが固形成分。その中で最も多く含まれているのが、尿素。ほかに塩分、クレアチニン、尿酸などが含まれます。

背部③ 腎臓のはたらき

血液を濾過し、尿をつくり、老廃物を排泄して体内の環境を保つ

腎小体の構造

- 細動脈 Arteriole
- 近位曲尿細管 Proximal tubule
- ボーマン嚢 Bowman's capsule
- 糸球体 Glomerulus
- 遠位曲尿細管 Distal tubule

腎臓は血液を濾過して、不要な物質（老廃物）を体外に排出し、またホルモンを分泌して体内の環境を一定に保つはたらきをしています。

腹大動脈から分かれた腎動脈は、それぞれ腎臓に入ると何段階も枝分かれして、1本の細い輸入細動脈となり、糸球体とよばれる毛細血管のかたまりとなります。そして再び、1本の輸出細動脈となり、腎小体を出た後に、尿細管周囲毛細血管を経て、腎静脈に合流します。

糸球体はボーマン嚢という袋で包まれていて、両者を合わせて腎小体といいます。腎小体は、皮質（腎皮質）にあります。

1個の腎小体からは、1本の尿細管が出ています。尿の生成と排出の基本的単位は、腎小体と1本の尿細管からなり、それはネフロンとよばれます。

ネフロンの構造

ネフロンは、片側の腎臓に約100万個あるといわれています。糸球体で濾過された物質は、ボーマン嚢に排出されて原尿となり、尿細管へと流れ出ていきます。

尿細管の構造

尿細管とは、ボーマン嚢から集合管にいたるまでの一続きの細管をいい、近位曲尿細管からヘンレ係蹄へ、そして遠位曲尿細管の各部に区分されます。

尿細管が集めた原尿の総量は、1日約160ℓほどになります。しかし、尿細管でその約99％が再吸収されて、尿細管周囲毛細血管に再吸収されます。

PART-5 腎臓のはたらき

背部③

ネフロンの構造／尿細管の構造

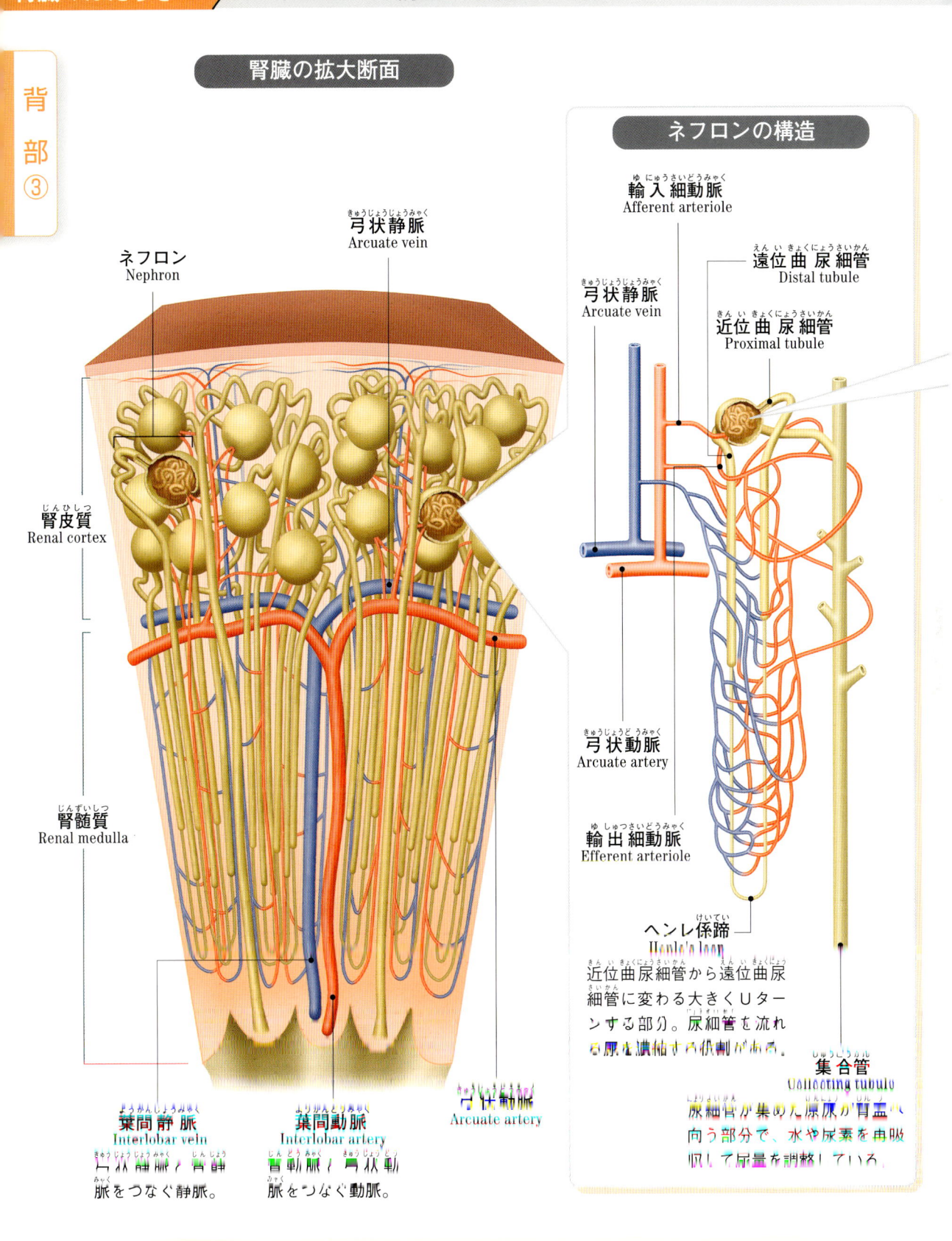

腎臓の拡大断面

- ネフロン Nephron
- 弓状静脈 Arcuate vein
- 腎皮質 Renal cortex
- 腎髄質 Renal medulla
- 葉間静脈 Interlobar vein — 弓状細静脈／腎静脈をつなぐ静脈。
- 葉間動脈 Interlobar artery — 腎動脈／弓状動脈をつなぐ動脈。
- 弓状動脈 Arcuate artery

ネフロンの構造

- 輸入細動脈 Afferent arteriole
- 遠位曲尿細管 Distal tubule
- 近位曲尿細管 Proximal tubule
- 弓状静脈 Arcuate vein
- 弓状動脈 Arcuate artery
- 輸出細動脈 Efferent arteriole
- ヘンレ係蹄 Henle's loop — 近位曲尿細管から遠位曲尿細管に変わる大きくUターンする部分。尿細管を流れる原尿を濃縮する役割がある。
- 集合管 Collecting tubule — 尿細管が集めた原尿が腎盂に向う部分で、水や尿素を再吸収して尿量を調節している。

> **からだのうんちく** 心臓から送り出された血液は、常にその約4分の1の血液が腎動脈から腎臓に送り込まれ、濾過されて腎静脈に合流しています。

下腹部 ①

下腹部にある臓器

小腸では、栄養分を消化・吸収し、大腸で便をつくり、排泄する

小腸から大腸

小腸は十二指腸、**空腸**、**回腸**の三つの部分からなり、成人で約4mの長さを持つ消化管です。人間の体内で最も長い臓器ですが、腸管の筋肉により半分ほどに縮むことができます。

小腸に続く**大腸**は、**盲腸**、**結腸**（**上行結腸**、**横行結腸**、**下行結腸**、**S状結腸**）、**直腸**からなり、長さ約1.5mの管です。消化と吸収は小腸で行われ、大腸では回腸から送られてきた内容物が、およそ4分の1の容量になるまで水分を吸収し、便をつくっていきます。

消化・吸収された食物の残りは便となって、大腸の蠕動運動により、S状結腸から消化管の最終部にある直腸（約20cm）に運ばれます。直腸にしばらくためられた便は、直腸と外界の境にあたる**肛門**から排泄されます。

横行結腸 Transverse colon

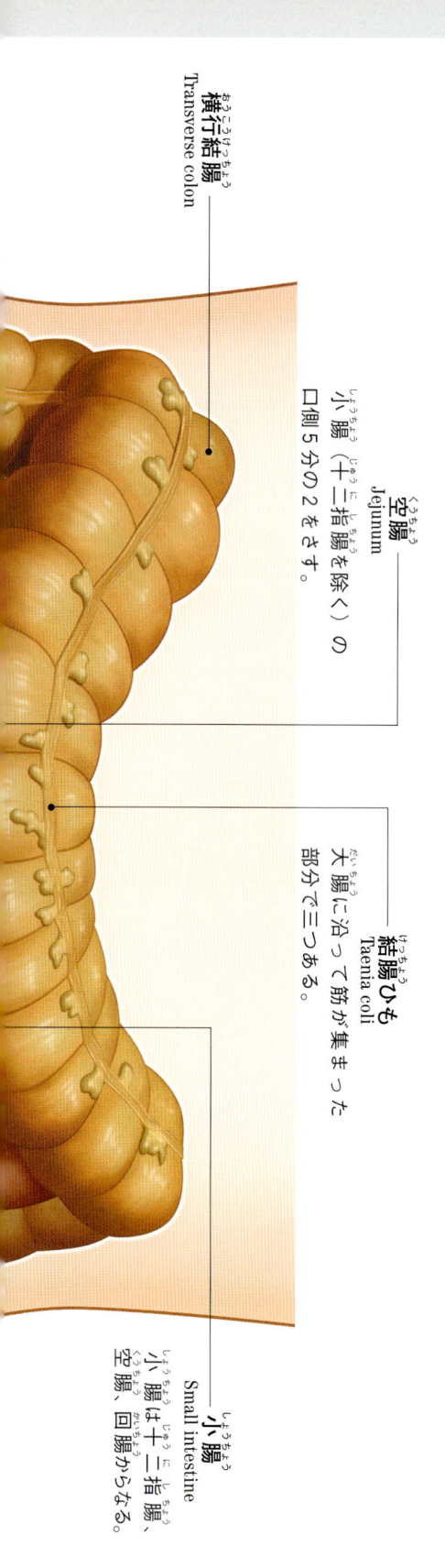

空腸 Jejunum
小腸（十二指腸を除く）の口側5分の2をさす。

結腸ひも Taenia coli
大腸に沿って筋が集まった部分で三つある。

小腸 Small intestine
小腸は十二指腸、空腸、回腸からなる。

PART-6 下腹部にある臓器

小腸から大腸

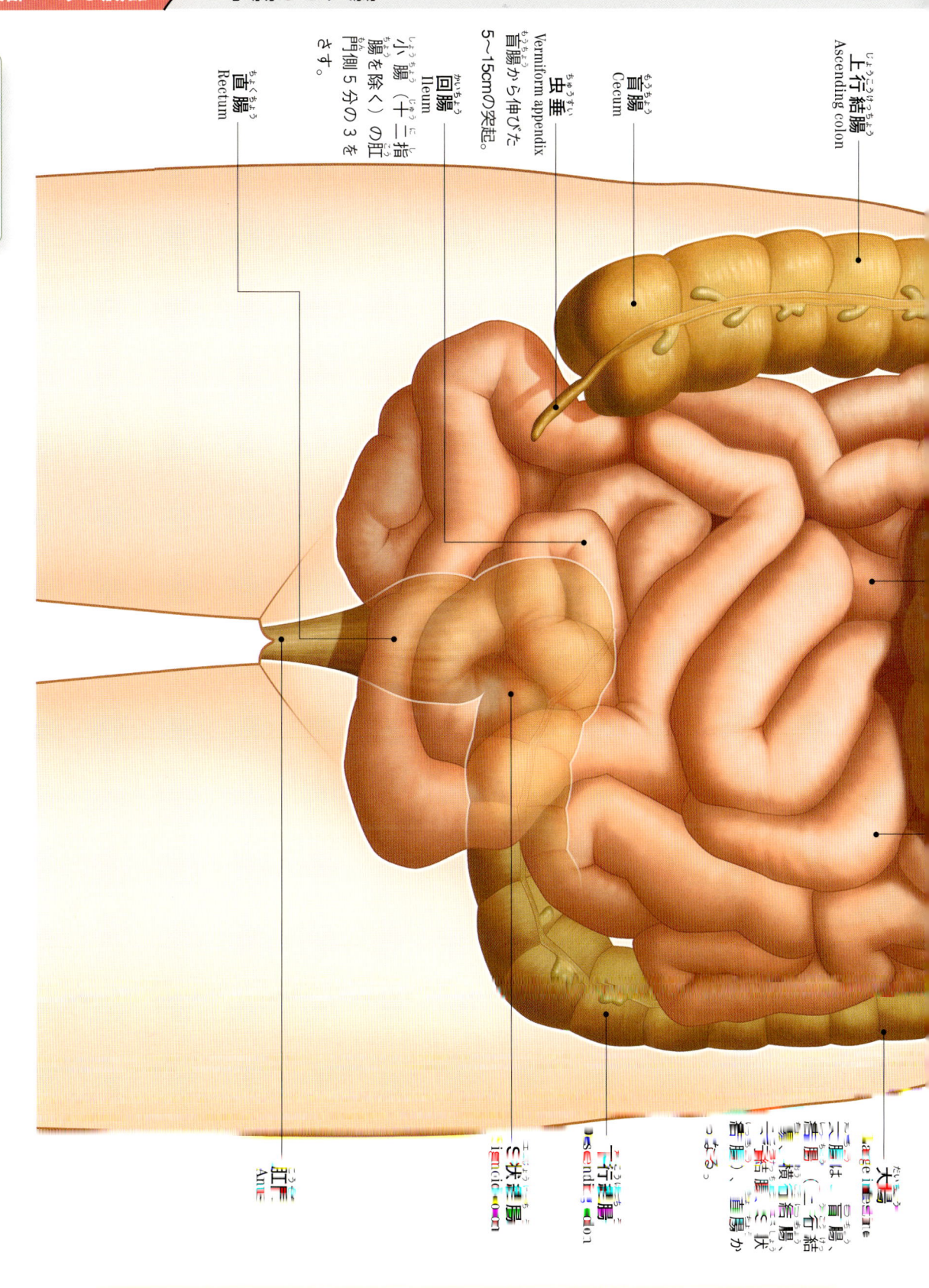

下腹部①

- 上行結腸 Ascending colon
- 盲腸 Cecum
- 虫垂 Vermiform appendix
  盲腸から伸びた5〜15cmの突起。
- 回腸 Ileum
- 小腸（十二指腸を除く）の肛門側5分の3を占めす。
- 直腸 Rectum
- 肛門 Anus
- S状結腸 Sigmoid colon
- 下行結腸 Descending colon
- 大腸 Large intestine
  大腸は、盲腸・結腸（上行結腸、横行結腸、下行結腸、S状結腸）、直腸からなる。

> **からだのうんちく** 口から飲み込んだ空気、血液から出るガス、腸内細菌が発生させるガスなどが、腸内でおならとなります。気圧の低い高山では腸内のガスが増えてしまいます。

下腹部②
小腸のしくみ

小腸の内壁には多数のヒダがあり、食物を消化し、栄養分を吸収する

小腸の構造

胃に続く小腸は、十二指腸、空腸、回腸の三つの部分からなります。成人生体で約4m（死体で約5～6m）の長さがあり、体内で最も長い臓器です。十二指腸に続く空腸は、空・回腸の約5分の2、残りの約5分の3は回腸といいます。ただし、空腸と回腸は便宜的に分けられているだけで、はっきりとした境界はありません。回腸の終わりのほうには、たくさんの集合したリンパ節の集団があり、生体防御の役割をしています。

小腸は、**腸間膜**によって腹腔の背側の壁に固定されています。また、小腸の動脈と静脈、さらにリンパ管や神経は、この腸間膜を通って組織に入り込んでいきます。

小腸内部の構造

小腸の直径は約4cmで、内壁には**輪状ひだ**があります。その表面は長さ1mm前後の突起で覆われ、突起は500万ほどもあります。この突起を、**絨毛**といい、その根元には腸液を分泌する**腸腺**があります。輪状ひだと絨毛の表面を合わせると、小腸全体の表面積は約200m²にもなり、人間の体表面積の約5倍にあたります。小腸の表面積の広さは、小腸に入ってきた食物と接触する面をできるだけ多くとり、むだなく水分や栄養分の吸収を行うためです。

小腸の内壁にある絨毛は、物質の吸収や分泌には適していますが、容易に壊れてしまいます。絨毛の上皮細胞は、傷つきやすい粘膜を健全な状態に保つために、絶えず新しい細胞を生成しています。

さらに絨毛の表面を拡大して見ると、栄養素の吸収を行う**吸収細胞**と粘液を分泌する**杯細胞**からなっています。

吸収細胞の上部には、細かい**微絨毛**があります。微絨毛には消化酵素が付着しており、消化されてできた栄養素は、微絨毛ですばやく吸収されます。これは、たいせつな栄養素を微絨毛の周辺にいる細菌に奪い取られないようにするためです。

PART-6 小腸のしくみ

小腸の構造／小腸内部の構造

下腹部②

小腸の断面

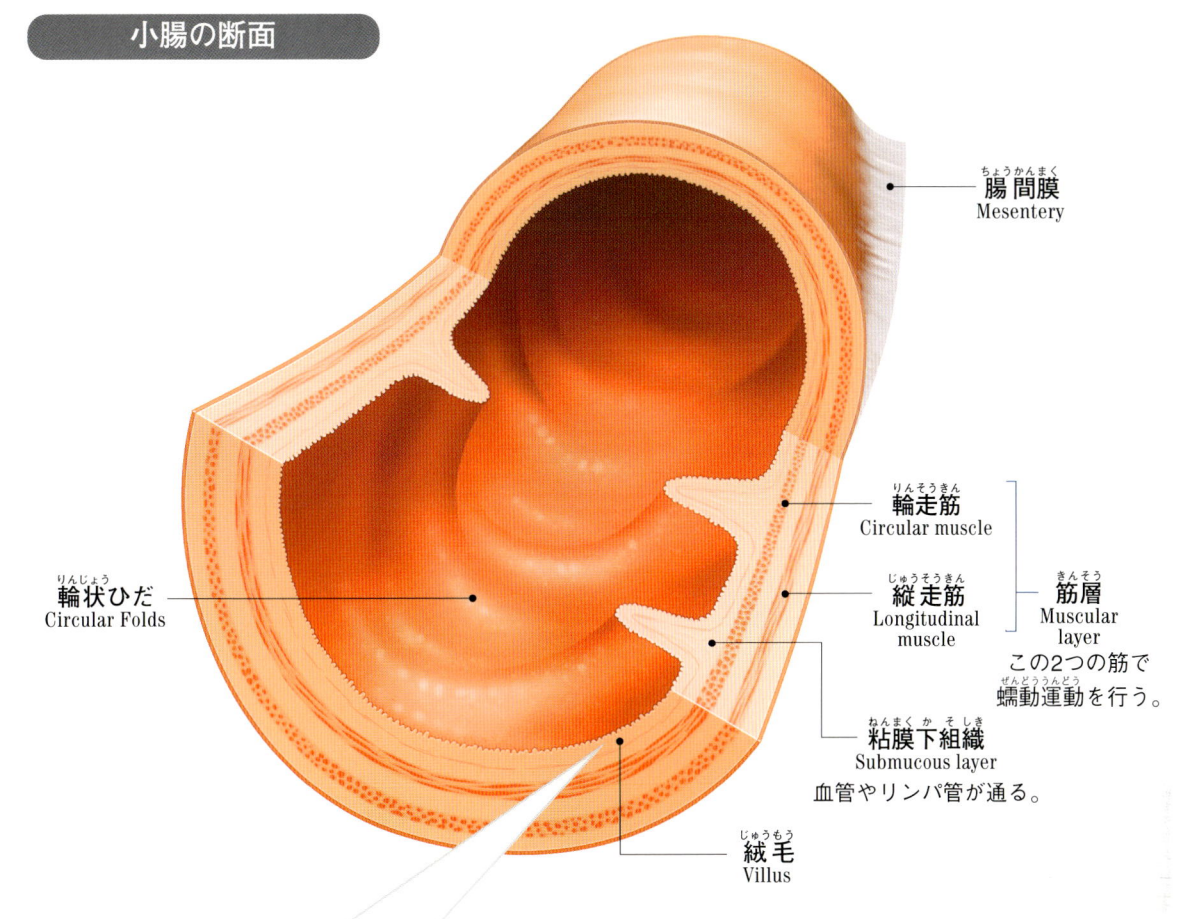

- 腸間膜 (ちょうかんまく) Mesentery
- 輪走筋 (りんそうきん) Circular muscle
- 縦走筋 (じゅうそうきん) Longitudinal muscle
- 筋層 (きんそう) Muscular layer
  この2つの筋で蠕動運動(ぜんどううんどう)を行う。
- 粘膜下組織 (ねんまくかそしき) Submucous layer
  血管やリンパ管が通る。
- 絨毛 (じゅうもう) Villus
- 輪状ひだ (りんじょう) Circular Folds

- 細静脈 (さいじょうみゃく) Venule
- 腸腺 (ちょうせん) Intestinal glands
- リンパ管 (かん) Lymphatic Vessel
- 絨毛 (じゅうもう) Villus
- 細動脈 (さいどうみゃく) Arteriole
- リンパ小節 (しょうせつ) Lymphoid nodule

絨毛の拡大図

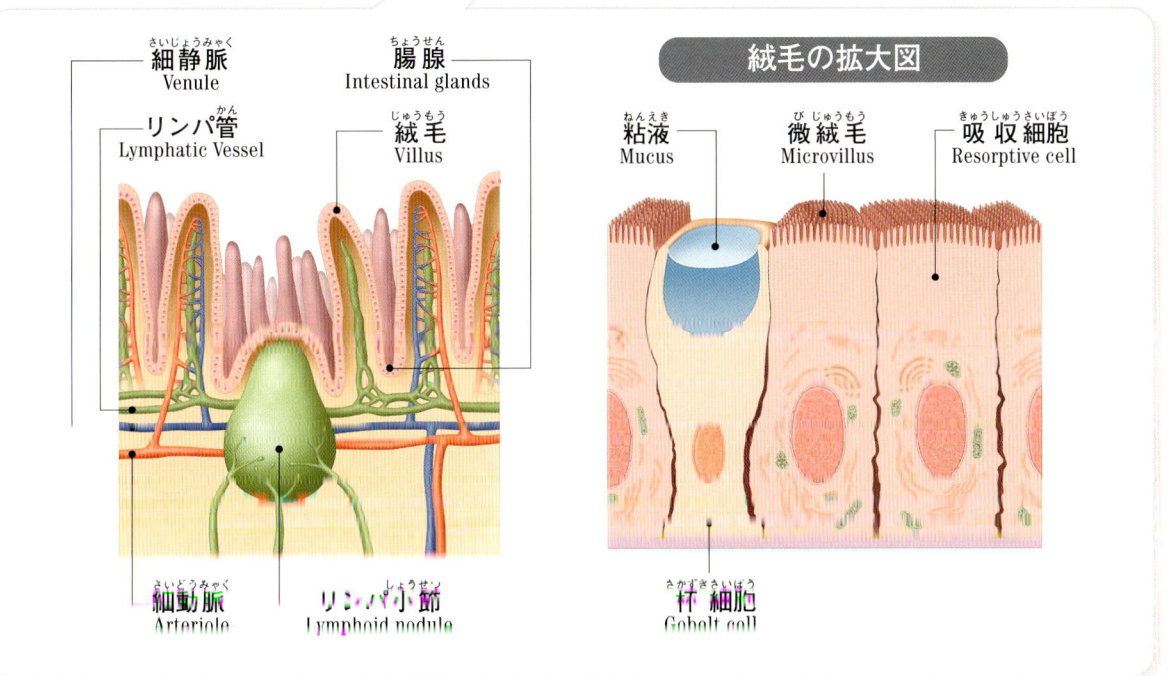

- 粘液 (ねんえき) Mucus
- 微絨毛 (びじゅうもう) Microvillus
- 吸収細胞 (きゅうしゅうさいぼう) Resorptive cell
- 杯細胞 (さかずきさいぼう) Gobelt cell

からだのうんちく 口から取り入れる水分のほか、唾液(だえき)、胃液などの消化液など、成人では1日約10ℓ近くの水分が消化管内にあります。これらの約8割が小腸で吸収されます。

139

下腹部③ 小腸のはたらき

食物の最後の消化作業と、栄養分の吸収を小腸で行う

小腸の消化作業

小腸に送られてくる食物は、口腔で咀嚼によって細かくされ、胃では胃液と混ぜ合わせて撹拌されて、さらに小さくなります。

十二指腸では食物に胆汁と膵液が混ざり、粥状のかなり消化された状態になっています。空腸と回腸では、腸液が混ざり、蠕動運動によって、食物をさらに小さく分解します。

◎炭水化物の消化

炭水化物（多糖類）は、まず口腔で唾液中のアミラーゼで分解されます。そして小腸で膵液中のアミラーゼがはたらき、麦芽糖、ショ糖、乳糖などの小さな分子に消化されます。

また、腸液に含まれるラクターゼ、スクラーゼ、マルターゼが単糖類に分解します。また、微絨毛にある消化酵素によっても、ぶどう糖に分解され、血管に吸収されます。

◎たんぱく質の消化

たんぱく質は、まず、胃でペプシン（ペプシノーゲンが活性化したもの）によってアミノ酸がつながった分子に消化されます。十二指腸では、膵液中のトリプシノーゲン、キモトリプシノーゲンが活性化して、トリプシン、キモトリプシンに変化して、アミノ酸が2～10個つながった小さい分子に消化します。そして小腸の微絨毛や腸液中のオリゴペプチダーゼによって、アミノ酸に消化され、血管に吸収されます。

◎脂肪の消化

膵液中には、脂肪を消化するリパーゼが含まれています。脂肪は、大きな分子のまま小腸まで進み、十二指腸で初めて分解されます。その際、胆汁が脂肪の表面張力を下げ、水となじみやすく変化させます（乳化）。乳化された脂肪は、リパーゼのはたらきを受けやすくなり、脂肪酸とグリセリンに分解されます。

膵液にはリパーゼのほか、さまざまな消化酵素が含まれており、糖、たんぱく質、脂肪の消化にはたらきます。

このほか、ビタミンなども小腸で吸収されます。一方、小腸で消化されなかった物や食物繊維は、大腸に送られ、便になります。

PART-6 小腸のはたらき

小腸の消化作業

下腹部③

消化・吸収のしくみ

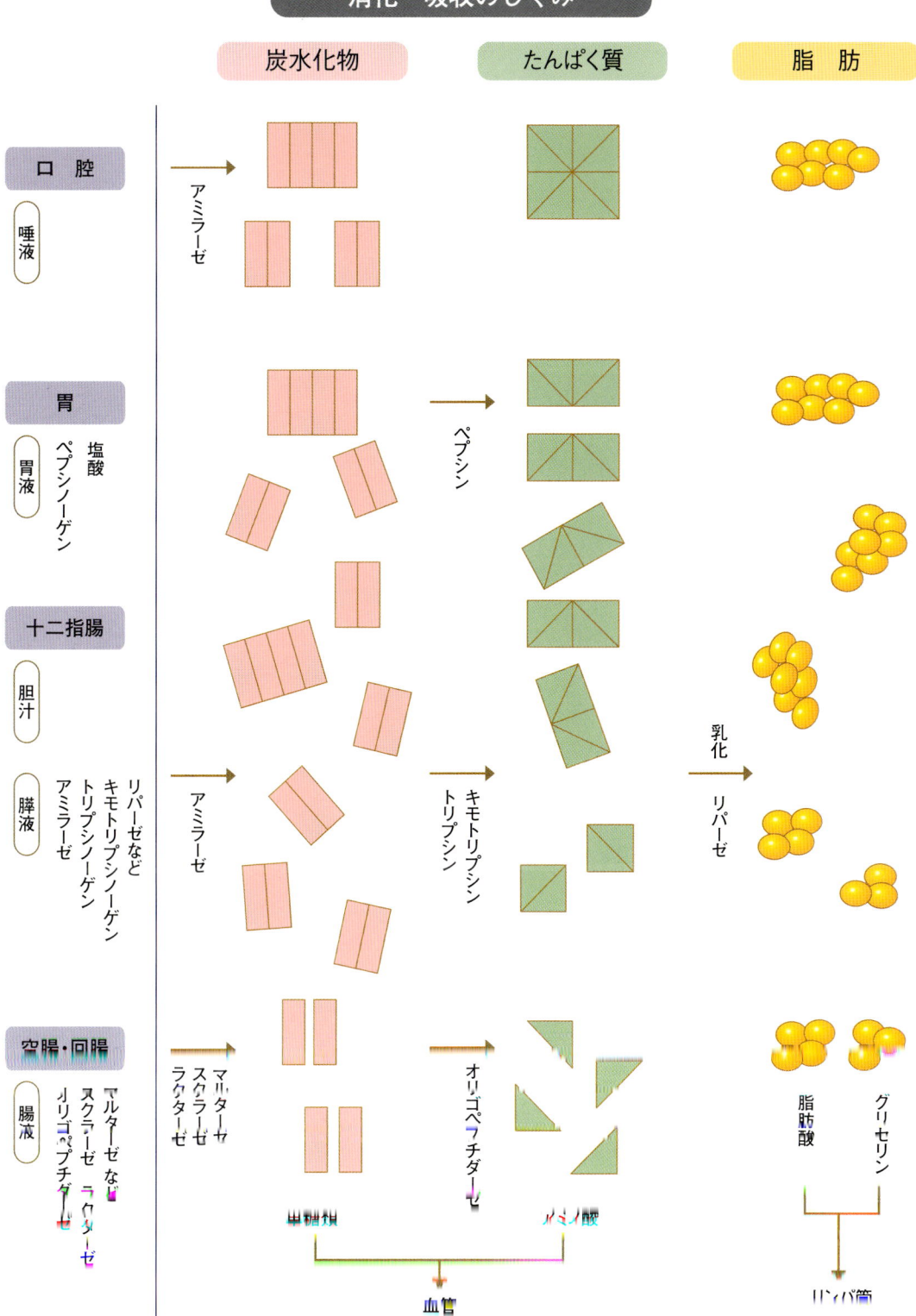

	炭水化物	たんぱく質	脂肪
口腔（唾液）	アミラーゼ →		
胃（胃液：塩酸、ペプシノーゲン）		ペプシン →	
十二指腸（胆汁／膵液：リパーゼなど、キモトリプシノーゲン、トリプシノーゲン、アミラーゼ）	アミラーゼ →	キモトリプシン、トリプシン →	乳化 リパーゼ →
空腸・回腸（腸液：マルターゼなど、スクラーゼ、ラクターゼ／オリゴペプチダーゼ）	マルターゼ、スクラーゼ、ラクターゼ → 単糖類	オリゴペプチダーゼ → アミノ酸	脂肪酸、グリセリン
吸収先	血管	血管	リンパ管

> **からだのうんちく**
> 小腸の中では、胃酸を含んだ消化物が送られてくるため、十二指腸でpH5～6、空腸でpH6～7、回腸でpH8としだいに中和されていきます。

下腹部④ 大腸～肛門のしくみ

水分を再吸収して便をつくる大腸と、排泄時以外は閉じている肛門

大腸のしくみ

一般的に、成人で1.5m程度の長さの大腸は、**盲腸**、**結腸**、**直腸**の三つの部分からなり、それぞれの部分の役割はつぎの通りです。

◎**盲腸**

小腸から大腸に移行する部分を**回盲弁**といいます。回盲弁より下にある大腸を盲腸と呼び、その末端に**虫垂**という突起があります。動物によっては消化機能を果たす場合もありますが、人間の虫垂にはこれといった役割はありません。

◎**結腸**

上行結腸、**横行結腸**、**下行結腸**、**S状結腸**の四つの部分からなり、小腸で消化・吸収された消化物の残りかすは、蠕動運動によって大腸を進みます。ここでは小腸で消化されなかった繊維質などを分解して吸収するほか、ある程度の水分も吸収します。こうして消化物は、しだいに便としての形を整えていきます。

◎**直腸**

S状結腸と**肛門**を結ぶ20cmほどの長さの器官です。直腸には、消化・吸収の機能はありません。上部は前面だけ腹膜に包まれています。

小腸、結腸と進んできた消化物は、直腸にいたるまでには大便になっています。そして、大便が直腸に達すると骨盤部の自律神経、脊髄を経て大脳に刺激が伝わり、便意をもよおすしくみになっています。

直腸～肛門のしくみ

直腸に続く肛門は、消化管の最末端にあたる部分で、消化物の残りかすはここから排泄されます。肛門は排泄時以外はぴったり閉じていて、大便が不用意に漏れるのを防いでいます。

これは、大脳からの排便反射で排便しようとして、自動的に内肛門括約筋がゆるめられますが、自己の意思によって排便をこらえようとする外肛門括約筋をゆるめない限り、排便されることはありません。

この二つの括約筋が協調して、肛門の開閉をコントロールしているからです。

PART-6 大腸〜肛門のしくみ

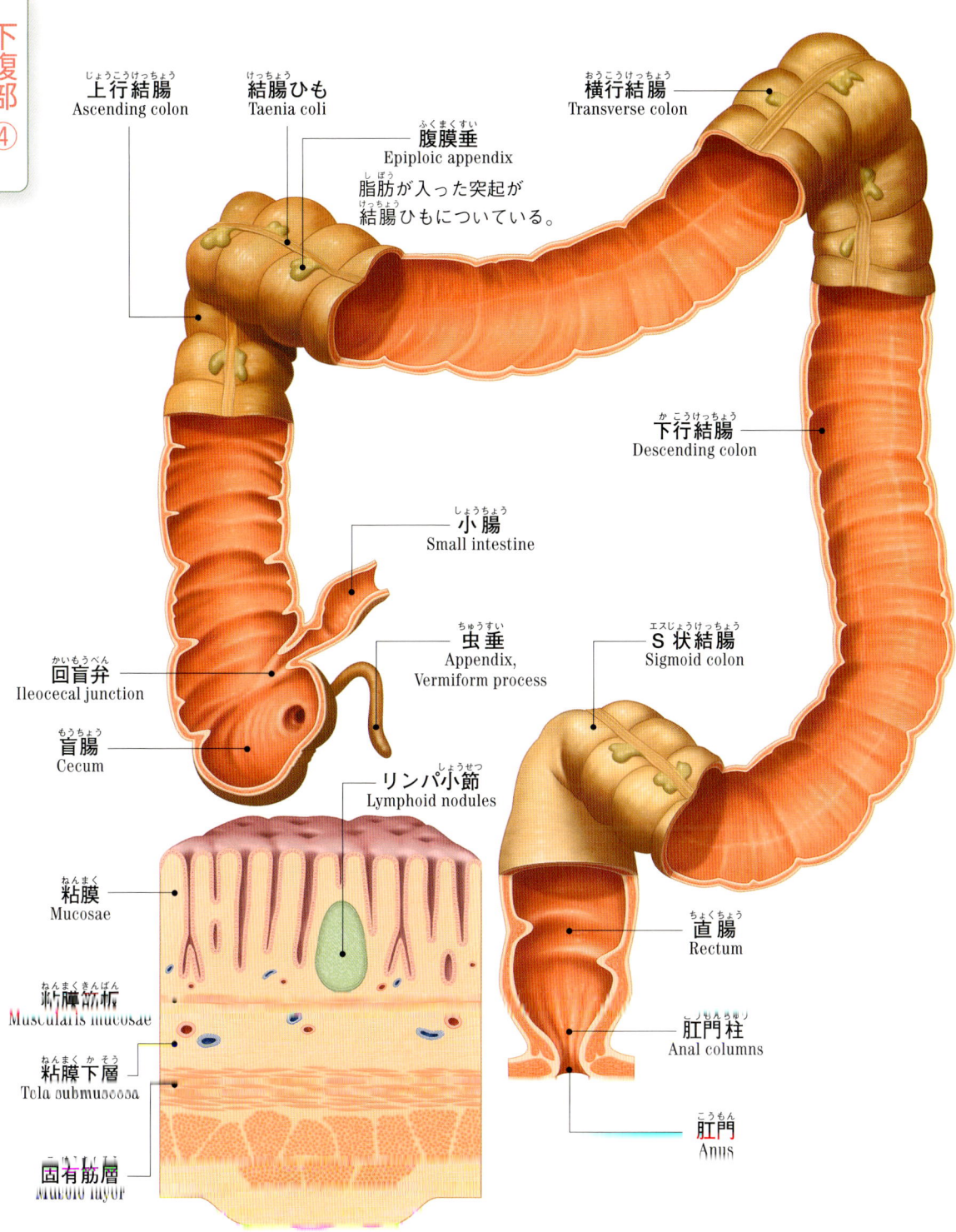

大腸のしくみ／直腸〜肛門のしくみ

下腹部 ④

- 上行結腸 Ascending colon
- 結腸ひも Taenia coli
- 横行結腸 Transverse colon
- 腹膜垂 Epiploic appendix
  脂肪が入った突起が結腸ひもについている。
- 下行結腸 Descending colon
- 小腸 Small intestine
- 虫垂 Appendix, Vermiform process
- S状結腸 Sigmoid colon
- 回盲弁 Ileocecal junction
- 盲腸 Cecum
- リンパ小節 Lymphoid nodules
- 粘膜 Mucosae
- 直腸 Rectum
- 粘膜筋板 Muscularis mucosae
- 粘膜下層 Tela submucosa
- 固有筋層 Muscle layer
- 肛門柱 Anal columns
- 肛門 Anus

からだのうんちく 便の大半は、食物の残りかすですが、腸内の細菌や白血球、腸壁からはがれ落ちた細胞など、食物以外にも多量の成分を含んでいます。

下腹部⑤ 大腸〜肛門のはたらき

蠕動運動で便を形成し、便意の合図を送る大腸のはたらき

大腸の水分吸収

口から入った食物は、胃や腸などの消化管を通って消化・吸収され、残りかすは便となって、肛門から排出されます。排出までの時間はおよそ1日〜3日はかかります。

大腸のおもなはたらきは、小腸で吸収しきれなかった水分を再吸収しながら、消化物のかすを便として整えていきます。

◎便の形成

大腸に送られた消化物は、縦走筋と輪走筋が起こす蠕動運動によって、盲腸から結腸へと進んでいきます。盲腸の部分ではまだ液状です。上行結腸に進みながら、半流動の状態に変化していきます。横行結腸を進んでいくと、粥状から半粥状に変わります。下行結腸からS状結腸に進んでいくと便はほぼ固形化されます。

◎水分を絞り取る大腸のくびれ

大腸の壁面には、一定の間隔でふくらみとくびれがありますが、これは内容物をためておくとともに、蠕動運動が起きている際に、内容物を絞り、水分を吸収しやすくするためです。

大腸に入った消化物は、S状結腸までくると、当初の4分の1の容積になります。

最後の直腸に進んでいくと、固い便になります。直腸では水分が70%になり、100mℓほどの水分を含む1合、50〜200gの便として、肛門を出ていきます。水分量が多すぎると、下痢状の便となります。

◎内圧で起こる排便反射

直腸に便がたまり、内圧が一定以上（18mmHg）になると、排便中枢の仙髄に刺激が伝えられて排便反射が起こります。この反射によって、ひとりでに内肛門括約筋が緩みます。また、直腸からの刺激は大脳にも伝えられて、便意をもよおします。ただし、外肛門括約筋は、自分の意思によって緩めない限り閉じたままなので、近くにトイレがないような場合、私たちは便意をこらえることができるのです。

便意を起こすしくみ

PART-6 大腸〜肛門のはたらき

大腸の水分吸収／便意を起こすしくみ

下腹部 ⑤

排便のしくみ

消化物

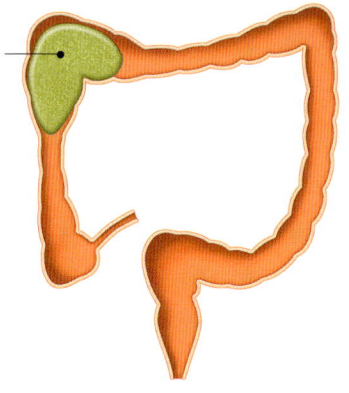

食後約5〜6時間、大腸に送られてきた消化物が上行結腸から横行結腸に入るころは、まだ半流動状である。

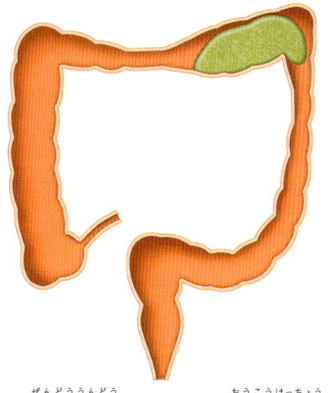

大腸の蠕動運動が行われ、横行結腸から下行結腸に移るころ、消化物は半粥状となる。

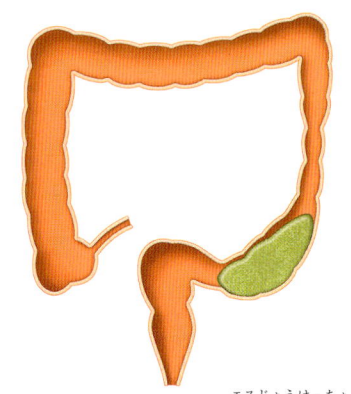

食後10時間以上たって、S状結腸にさしかかるころ、消化物は固形化する。容積は当初の4分の1までに減る。

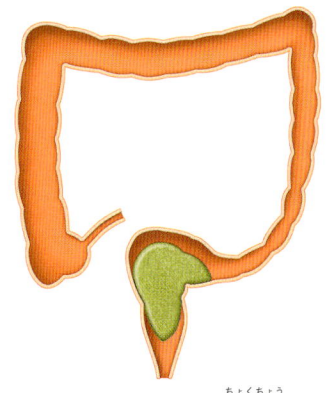

1〜3日経過、便となって直腸にためられるころは、固い便に変わっている。直腸の内圧によって便意が起こる。

◎排便

トイレに入ると、意識的に外肛門括約筋を緩め、さらに腹筋を収縮します。いきみによる腹圧も手伝って、便が押し出され、肛門が開いて排泄が行われます。

なお、便意をがまんしすぎると、水分の吸収が進み、便が固くなり、便秘を起こしやすくなります。

排便の色が黄土色に近いと、腸内細菌のビフィズス菌やアシドフィルス菌などの善玉菌が、ウェルシュ菌や大腸菌などの悪玉菌の繁殖を抑えて活発に活動している証拠です。また、おならは腸内細菌が大腸の内容物を発酵させて発生するガスです。お腹が鳴るのも、このガスが小腸内を移動するためです。

快適な排便のためには、たんぱく質の量を調整し、食物繊維を多く含む食物を摂取するようにしましょう。

睡眠中にも、人脳は常に外肛門括約筋を閉じる命令を出し続けているため、無意識のうちに人便を排泄してしまうということはありません。

> **からだのうんちく** 肛門のひだからは、特殊な粘液が分泌され、大便の切れをよくしています。排便後、健康な肛門に大便が残らないのはこのためです。

下腹部⑥

尿路・膀胱のしくみ

腎臓でつくられた尿は、尿管、膀胱、尿路と通り、排出される

尿路の構造

尿路とは、**腎臓**の腎杯、腎盂、尿管、膀胱、尿道で構成されています。

腎臓でつくられた尿は、腎杯、腎盂を経て、**尿管**に入ります。

尿管は、左右の腎臓から、背後へ斜めに入り込んでいます。尿管は、成人で、直径4〜7mm、長さ約30cmほどで、外膜、筋層、粘膜からなっています。

尿は約5秒に1回というペースで、尿管から膀胱にしたたり落ちます。

膀胱は、腎臓でつくられた尿を一時的にためておく、下腹部、恥骨のすぐ後ろにある袋状の器官です。尿がたまるにしたがってふくらみ、普段1cmほどの壁が、3mmくらいまで薄く引き延ばされます。

尿道は、男性と女性とで形が大きく違います。男性は尿道の長さが16〜20cmと長く、女性は4〜5cmしかありません。

腎臓 Kidney
右腎 Right kidney
腹大動脈 Abdominal aorta
下大静脈 Inferior vena cava
腎動脈 Renal artery
腎静脈 Renal vein
左腎 Left kidney

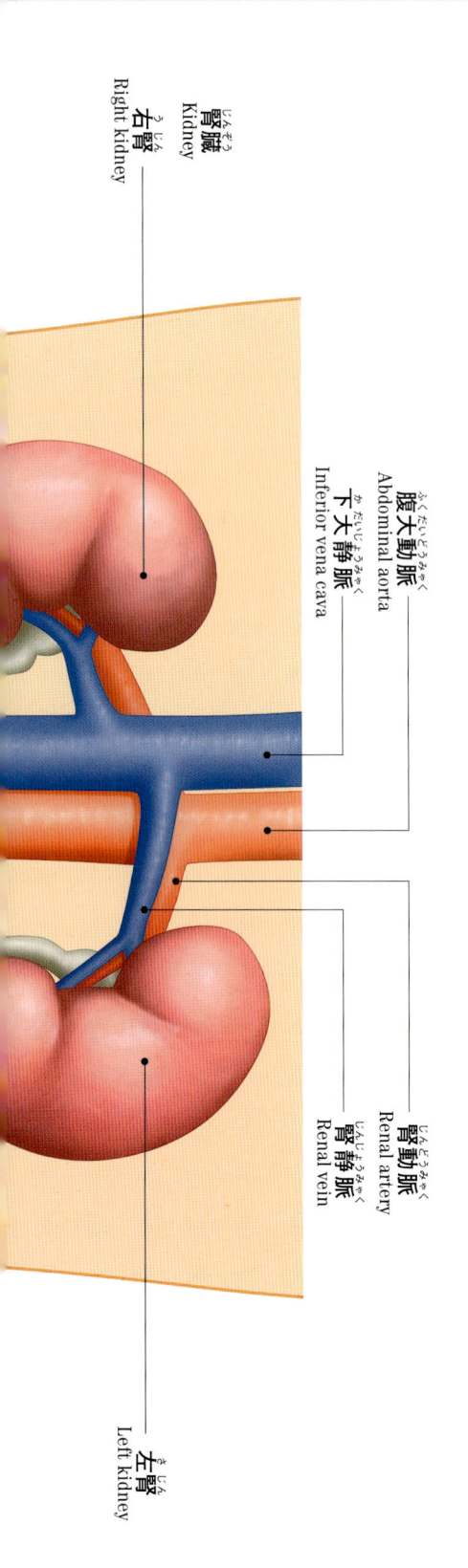

PART-6 尿路・膀胱のしくみ

尿路の構造

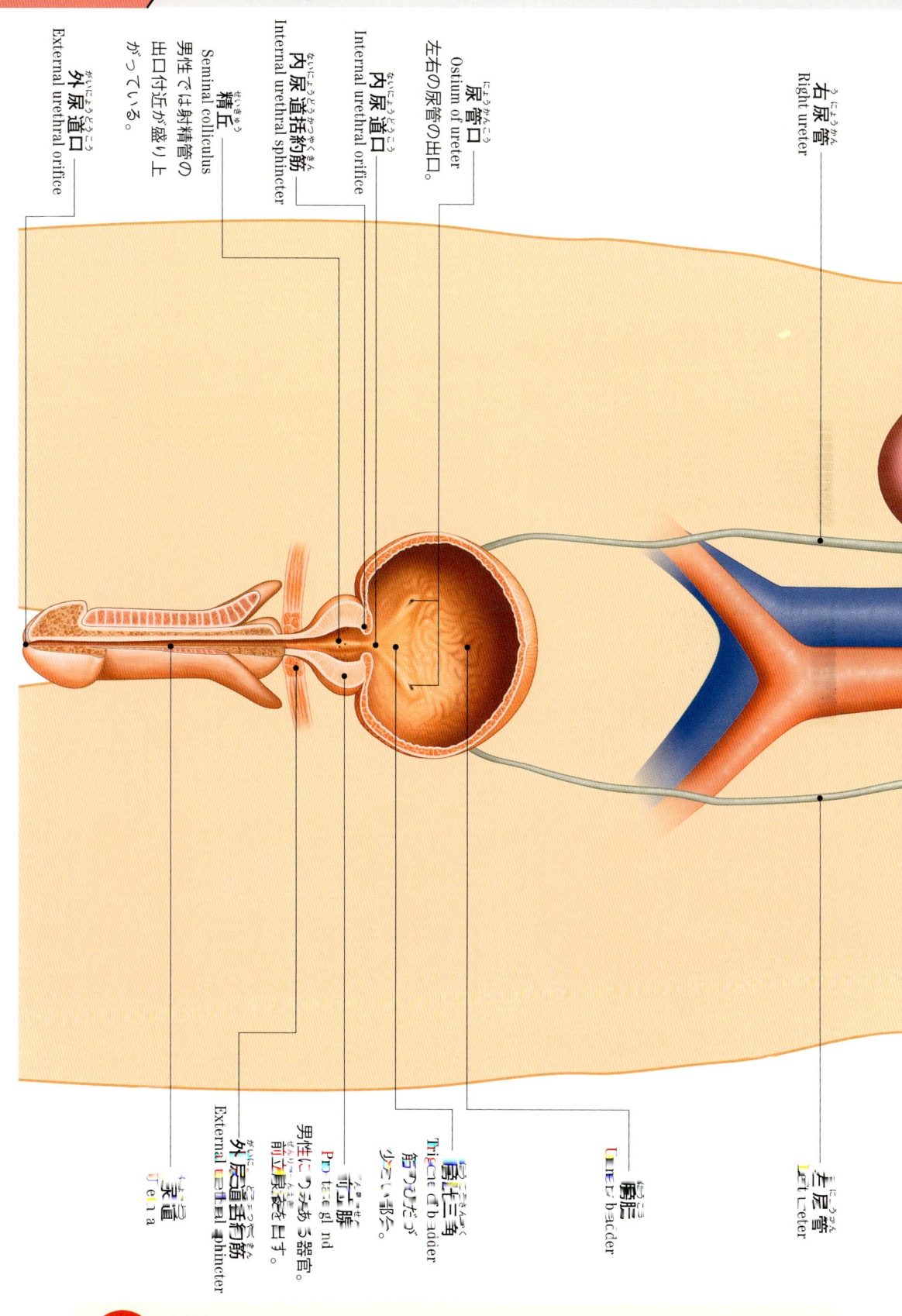

下腹部⑥

- 右尿管 Right ureter
- 左尿管 Left ureter
- 尿管口 Ostium of ureter
  左右の尿管の出口。
- 内尿道口 Internal urethral orifice
- 内尿道括約筋 Internal urethral sphincter
- 精丘 Seminal colliculus
  男性では射精管の出口付近が盛り上がっている。
- 外尿道口 External urethral orifice
- 前立腺 Prostate gland
  男性にのみある器官。前立腺を貫く。
- 膀胱三角 Trigone of bladder
  筋が少ない部。
- 外尿道括約筋 External urethral sphincter
- 尿道 Urethra
- 膀胱 Urinary bladder

> **からだのうんちく** 尿管も、消化管のように蠕動運動を行って、尿を膀胱へ送っています。その蠕動運動は、およそ1分間に1〜4回の頻度です。

147

下腹部⑦ 尿路・膀胱のはたらき

膀胱にためられた尿の排出は、大脳によってコントロールされている

尿を排出するしくみ

膀胱は尿をためる臓器ですが、その許容量は約500mℓくらいです。250〜300mℓほど尿がたまると、膀胱内壁から感覚神経を通じて、脊髄の仙髄と腰髄に伝えられます。すると反射的に骨盤神経に膀胱壁を収縮する指令が出されます。これを排尿反射といいます。

排尿には、内尿道括約筋のほかに、意思によるコントロールが可能な尿道括約筋という筋の支配もあります。尿意をもよおしても、ある程度がまんできるのはこのためです。膀胱に尿がたまっている刺激は、大脳にも伝えられ、大脳から外尿道括約筋をゆるめる指令が出されることで、からだの外へ尿を排泄することができるのです。

排尿のコントロールは、大脳の成長とともに習得していき、およそ1歳半くらいで身につけますが、2、3歳の子どもでは排尿をがまんすることができず、お漏らしすることもあります。

しかし、大人でも膀胱に約400mℓ以上の尿がたまると、自分の意思の力でもがまんできなくなり、排尿してしまいます。

尿路結石ができる場所

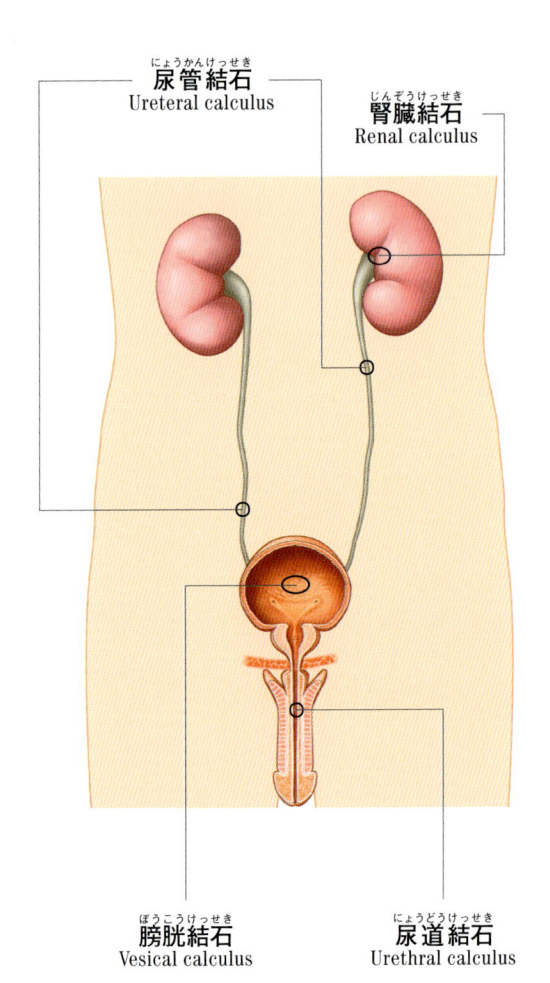

- 尿管結石 Ureteral calculus
- 腎臓結石 Renal calculus
- 膀胱結石 Vesical calculus
- 尿道結石 Urethral calculus

148

PART-6 尿路・膀胱のはたらき

尿を排出するしくみ

下腹部⑦

排尿反射

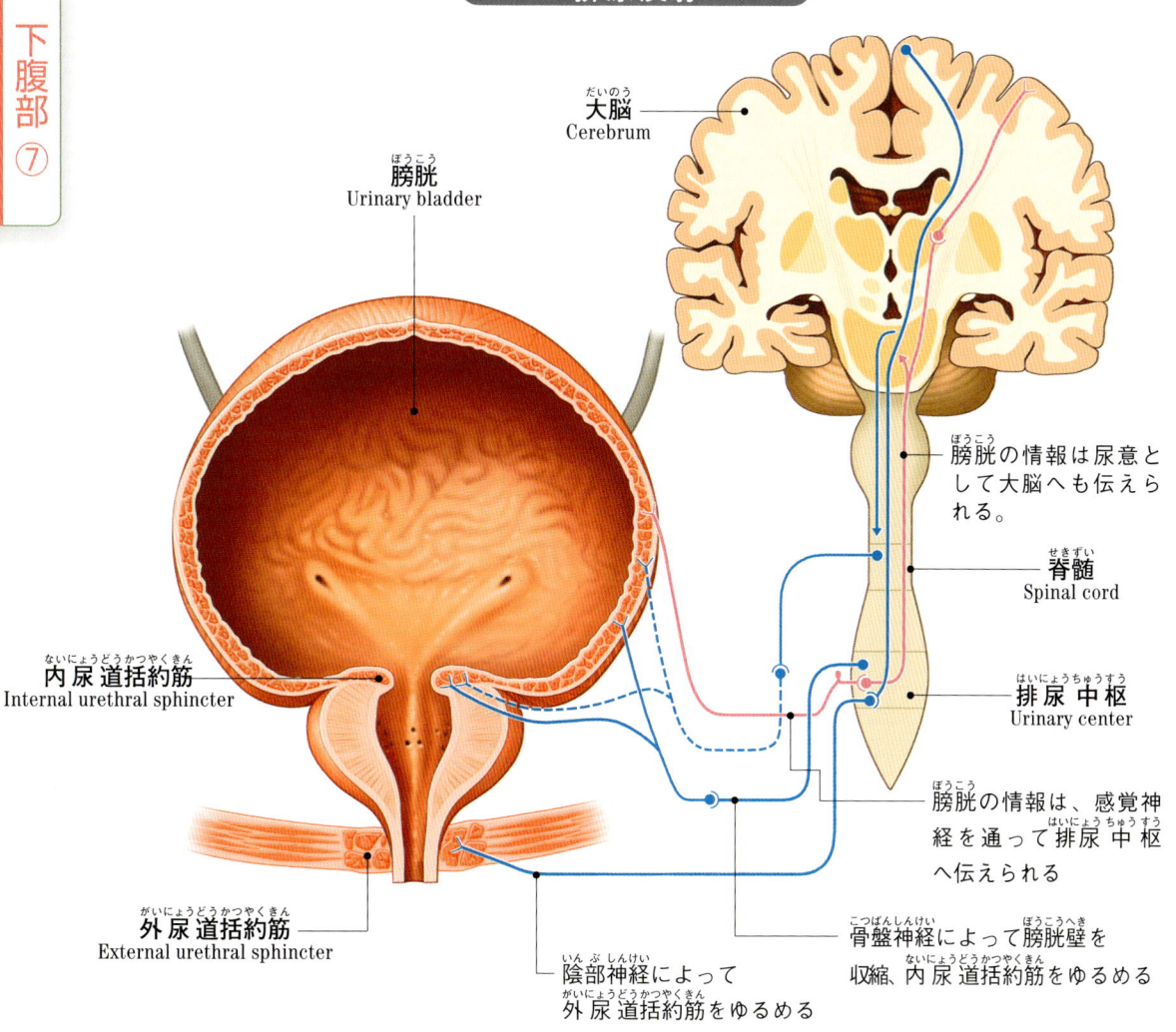

- 大脳 Cerebrum
- 膀胱 Urinary bladder
- 膀胱の情報は尿意として大脳へも伝えられる。
- 脊髄 Spinal cord
- 排尿中枢 Urinary center
- 内尿道括約筋 Internal urethral sphincter
- 膀胱の情報は、感覚神経を通って排尿中枢へ伝えられる
- 骨盤神経によって膀胱壁を収縮、内尿道括約筋をゆるめる
- 外尿道括約筋 External urethral sphincter
- 陰部神経によって外尿道括約筋をゆるめる

尿路結石（にょうろけっせき）

尿路に、尿の成分が結晶化し石状のかたまりができる病気を総称して、**尿路結石**といいます。背中からわき腹、下腹部、外陰部にかけて起こる鈍痛やはげしい痛みをともないます。

尿路結石の成分のほとんどは、リン酸カルシウムやシュウ酸カルシウムからなるカルシウム結石です。尿路結石では、女性よりも男性のほうが2〜3倍も発病しやすく、一度かかったら再発が多いとも特徴です。尿路結石を起こしやすい人は、日常的に十分な水分をとり、動物性たんぱく質を控えるようにしましょう。

尿路結石ができた人のうち約80％の人は自然に結石が排出されます。治療も、結石を排出する薬を服用したり、体外衝撃波結石破砕術を行うことがあります。

からだのうんちく　1日の必要水分量は、その人の体重（kg）に30から35を掛けた量。また、1日の必要最低尿量は、体重に10を掛けた量。ともに単位はmℓ。

下腹部⑧ 男性性器のしくみ

精子をつくる精巣などを収める陰嚢と
生殖を行うための陰茎

男性生殖器とは

男性の生殖器は、精子をつくり、生殖を行うためにあります。

生殖器は直精細管を通って精巣上体（副睾丸）、精管、射精管、前立腺などの内生殖器と、外陰部にある陰茎や精巣などを収めた陰嚢の外生殖器に分けられます。

◎陰嚢のしくみ

陰嚢は、骨盤の外にある袋で、その中に左右一対の精巣（睾丸）と精巣上体（副睾丸）、精管の一部を収めています。

片側の精巣には、引き伸ばすと1mほどの長さになる細長い曲精細管が、約500本ほど収められており、

思春期を過ぎるとこの部分で精子がつくられます。

精子は直精細管を通って精巣上体に送られ、精巣上体で約10〜20日間ほどかけて成熟します。

精子形成には、体温より約2〜3℃低いことが必要ですが、陰嚢は壁内にある平滑筋（肉様膜）の不随意的な収縮と弛緩で温度環境を一定に保っています。

また、精巣はとくに高温に弱く、おたふくかぜなどで高熱を出すと、障害されることがあります。

◎陰茎のしくみ

陰茎は、根、陰茎体、その先端の亀頭からなります。陰茎は、尿の排出および精液の射出という二つの役目を持っています。

陰茎体は、中心を尿道が貫く1本の尿道海綿体と2本の陰茎海綿体で構成されています。これらの海綿体は無数の細かいすき間からなり、性的興奮によって、このすき間に大量の血液が送り込まれると、充血・膨張して勃起状態となります。

射精時には、精子は精巣上体を出ると、膀胱に沿って伸びる精管を通り、射精管へ入ります。精子は射精管で、精嚢や前立腺が分泌する液とともに精液となります。内尿道括約筋、球海綿体筋などが収縮すると、精液は射精管から尿道に押し出されて射出されます。

射精後は、海綿体から血液が流出し、陰茎は萎縮して勃起はおさまります。

PART-6 男性性器のしくみ

下腹部⑧

男性生殖器とは

男性性器の構造

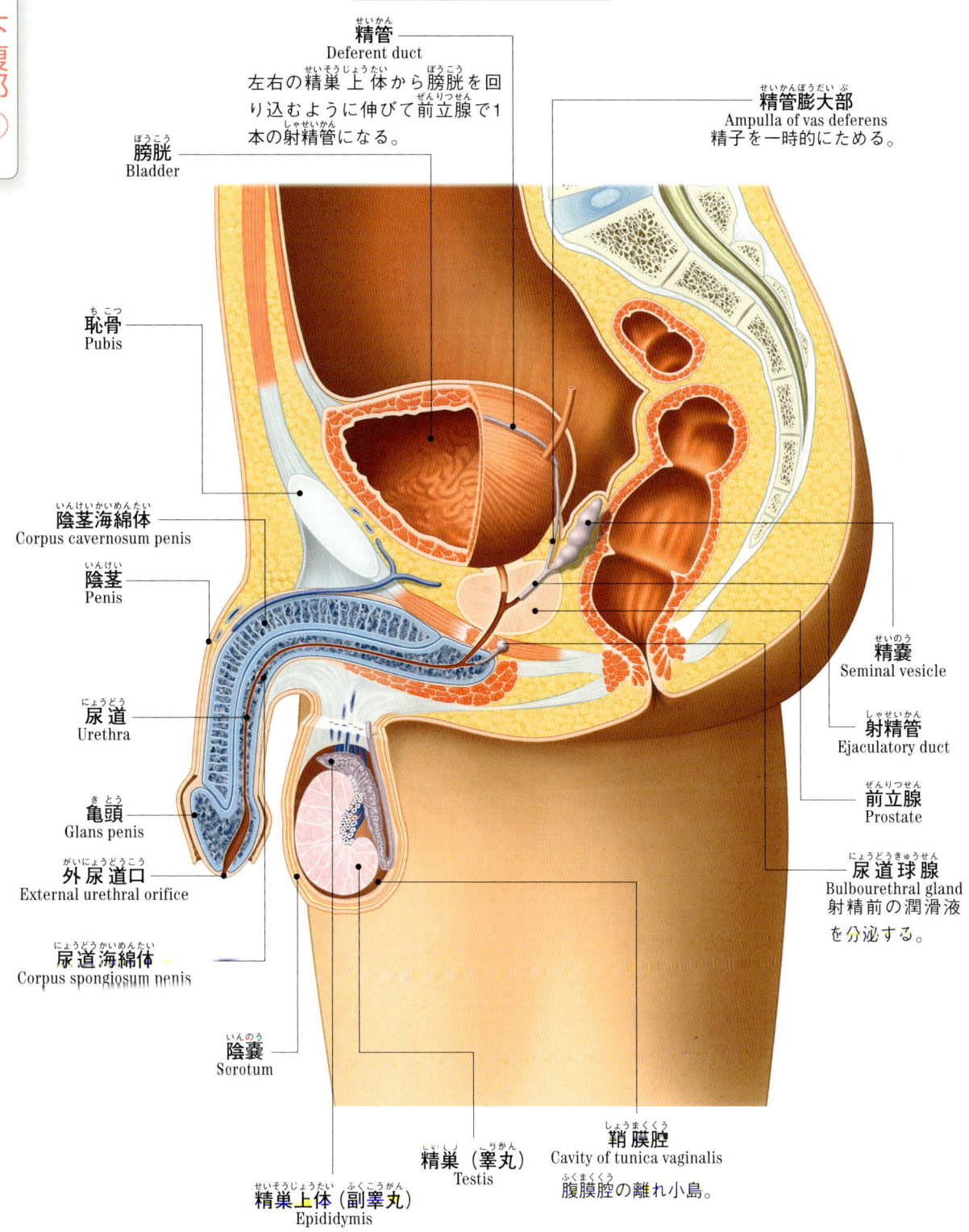

- 精管 (Deferent duct): 左右の精巣上体から膀胱を回り込むように伸びて前立腺で1本の射精管になる。
- 精管膨大部 (Ampulla of vas deferens): 精子を一時的にためる。
- 膀胱 (Bladder)
- 恥骨 (Pubis)
- 陰茎海綿体 (Corpus cavernosum penis)
- 陰茎 (Penis)
- 尿道 (Urethra)
- 亀頭 (Glans penis)
- 外尿道口 (External urethral orifice)
- 尿道海綿体 (Corpus spongiosum penis)
- 陰嚢 (Scrotum)
- 精巣上体（副睾丸）(Epididymis)
- 精巣（睾丸）(Testis)
- 鞘膜腔 (Cavity of tunica vaginalis): 腹膜腔の離れ小島。
- 尿道球腺 (Bulbourethral gland): 射精前の潤滑液を分泌する。
- 前立腺 (Prostate)
- 射精管 (Ejaculatory duct)
- 精嚢 (Seminal vesicle)

> **からだのうんちく** 日本人の陰茎の平均的な大きさは、通常時約8cm、勃起時は約13cm、陰茎の周囲の長さは、通常時は8cm、勃起時は11cmといわれます。

男性性器のはたらき

下腹部⑨

精子は精巣でつくられ、精嚢や前立腺の分泌液とともに射精される

精子の誕生

思春期を迎えた男性は、男性ホルモンを分泌しはじめ、筋や骨格がたくましく成長し、ひげや陰毛などが生え、声帯が長くなって声変わりが起こります。

こうしたからだの変化を第二次性徴と呼びます。この時期に、陰茎や陰嚢も急速に発達して、生殖能力が備わり、やがて体内で精子がつくられるようになります。

精子がつくられる場所は、精巣（睾丸）の中の曲精細管という管で、左右それぞれの精巣には、曲精細管が約500本ほど収められています。曲精細管の管周は、基底膜という膜になっており、ここには精子のもととなる精祖細胞がぎっしりと並んでいます。精祖細胞は、分裂を繰り返しながら一次精母細胞、減数分裂をして二次精母細胞、精子細胞になります。やがて精子細胞は形を変えて（変態）、精子になります。精祖細胞から精子になるまでに約74日かかります。

精子になると、精細管の蠕動運動によって精巣上体（副睾丸）に送られ、7〜14日間ほど蓄えられて運動能力を獲得し、成熟します。

成熟後、精子は精管で蓄えられ、射精時に精嚢からの分泌液と混ぜ合わされて排出されます。

◎精液の成分

精液とは、液体成分である精漿と、固体成分である精子（精液の1％）が混じり合った、粘り気のある乳白色みがかった、弱アルカリ性（pH7.2〜7.8）の液体です。精漿とは、精子にエネルギー（精嚢液）と運動環境（前立腺液）を供給する役目を果たす液体です。その大部分は射精時に排出される精嚢液（左右一対ある）から出される精嚢液（精液の50〜80％）と、前立腺から出される前立腺液（精液の20〜30％）です。

膀胱に続く尿道は、尿を排出する泌尿器官ですが、射精の際に精液の排出路ともなる生殖器官です。性的に興奮している間は、筋が膀胱の出口をふさぎ、射精時には尿道を精液だけが通ります。

PART-6 男性性器のはたらき

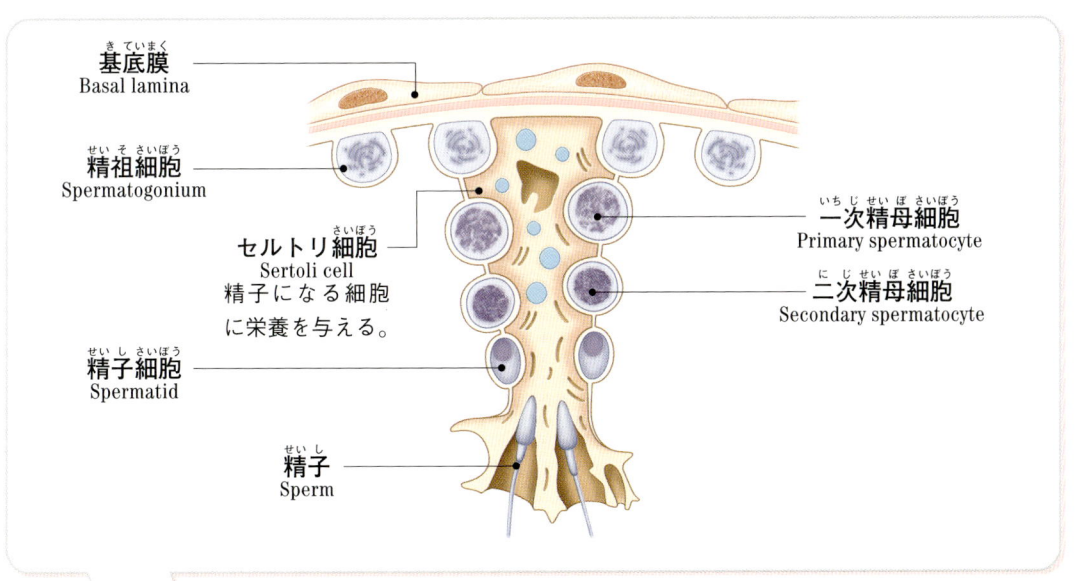

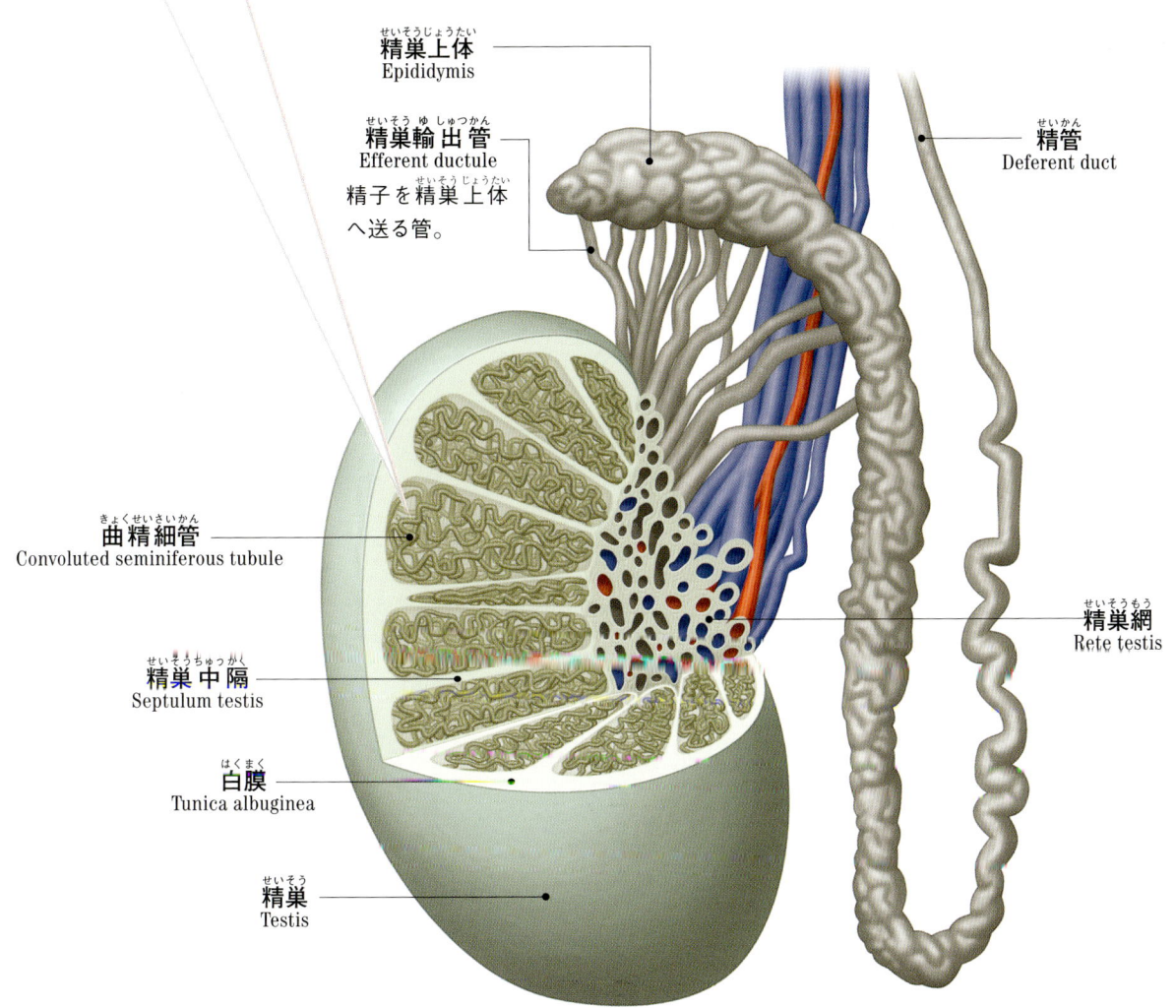

精子の誕生

下腹部⑨

- 基底膜 Basal lamina
- 精祖細胞 Spermatogonium
- セルトリ細胞 Sertoli cell　精子になる細胞に栄養を与える。
- 精子細胞 Spermatid
- 精子 Sperm
- 一次精母細胞 Primary spermatocyte
- 二次精母細胞 Secondary spermatocyte

- 精巣上体 Epididymis
- 精巣輸出管 Efferent ductule　精子を精巣上体へ送る管。
- 精管 Deferent duct
- 曲精細管 Convoluted seminiferous tubule
- 精巣中隔 Septulum testis
- 白膜 Tunica albuginea
- 精巣 Testis
- 精巣網 Rete testis

> からだのうんちく
> 精子と卵子は、思春期に初めてつくられるものではありません。どちらも胎児の体内でつくられはじめ、胎生3週ころには原始生殖細胞ができています。

153

下腹部⑩

女性性器のしくみ

卵子をつくる卵巣や、受精卵を育てる子宮、腟などからなる

女性性器は、陰核、腟前庭、小陰唇、大陰唇の外生殖器（外陰部）と、卵巣、卵管、子宮、腟の内生殖器からなります。

外陰部のしくみ

陰核は、男性の陰茎のように、中に海綿体があり、性的に興奮すると充血して勃起します。腟前庭には、外尿道口と腟口が開いており、周囲は小陰唇という薄いひだが取り囲んでいます。腟口の左右には、性交がスムーズに行われるように粘液を分泌する大前庭腺があります。小陰唇の外側には大陰唇という厚みのあるひだがあり、男性の陰嚢に相当します。小陰唇も大陰唇も、尿道口や腟口を覆い、衝撃や細菌などから守る役割を果たしています。

子宮と卵巣

内性器の腟は、外部と子宮をつなぐ管状の器官です。性交時の交接器で、出産のときは産道となって赤ちゃんが生まれてきます。

◎子宮のしくみ

直腸と膀胱の間に位置する子宮は、厚さ1cm以上の筋層からなる袋状の器官で、受精した卵子を成熟させ、胎児を成育する場所となります。妊娠すると、子宮は大きく伸びます。西洋ナシのような形をしていて、後方から膀胱にかぶさるように位置しています。子宮は、子宮口から侵入し精の場（卵管膨大部）ともなります。

てきた精子の通り道にもなります。また子宮内膜は月経周期にともなって変化しています。

◎卵巣と卵管

子宮の両わきに左右一対ある卵巣は、思春期に達すると約28日の周期で一つの卵子を卵巣の外部に放出します。これが排卵で、左右の卵巣でほぼ交互に起こると考えられています。また、エストロゲン（卵胞ホルモン）、プロゲステロン（黄体ホルモン）というホルモンも分泌します。

卵管は、子宮から卵巣へ伸びる10〜13cmの細長い管で、左右一対あります。排卵された卵子は、卵管先端の開口部（卵管采）から中に入り、子宮まで運ばれます。また、卵管は受精の場（卵管膨大部）ともなります。

154

PART-6 女性器のしくみ
外陰部のしくみ／子宮と卵巣

下腹部 ⑩

縦断面

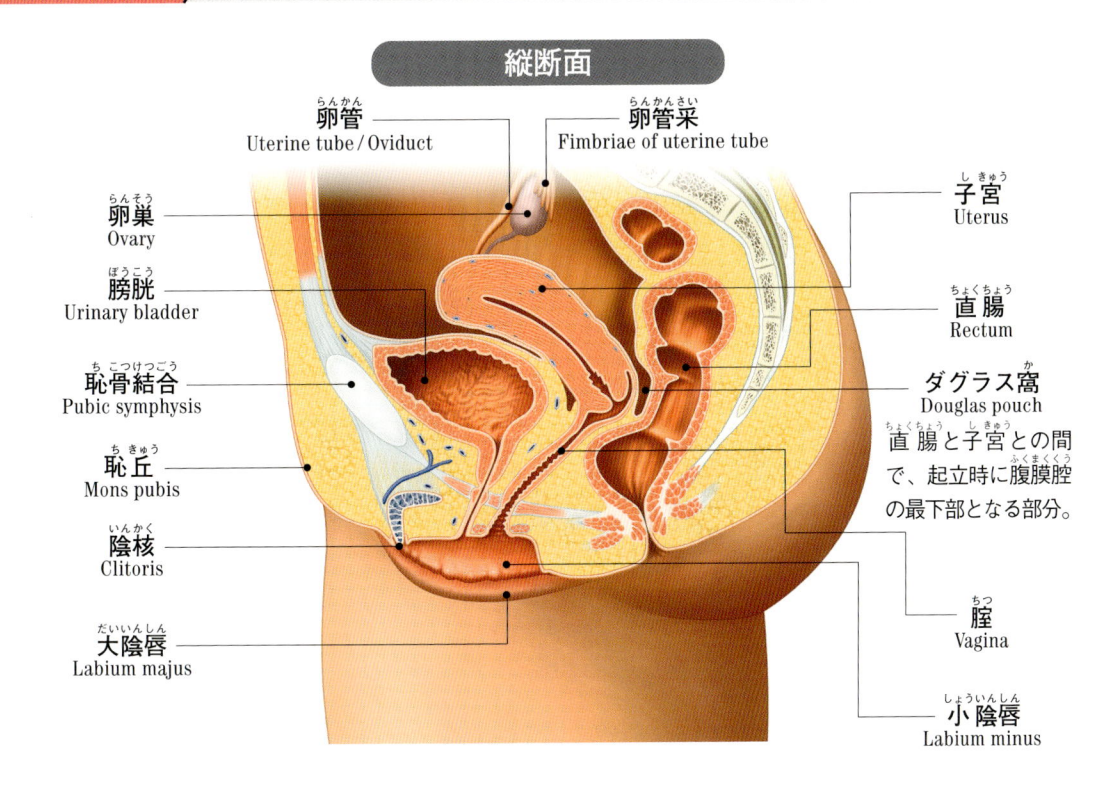

- 卵管 Uterine tube / Oviduct
- 卵管采 Fimbriae of uterine tube
- 卵巣 Ovary
- 膀胱 Urinary bladder
- 恥骨結合 Pubic symphysis
- 恥丘 Mons pubis
- 陰核 Clitoris
- 大陰唇 Labium majus
- 子宮 Uterus
- 直腸 Rectum
- ダグラス窩 Douglas pouch
  直腸と子宮との間で、起立時に腹膜腔の最下部となる部分。
- 膣 Vagina
- 小陰唇 Labium minus

外陰部

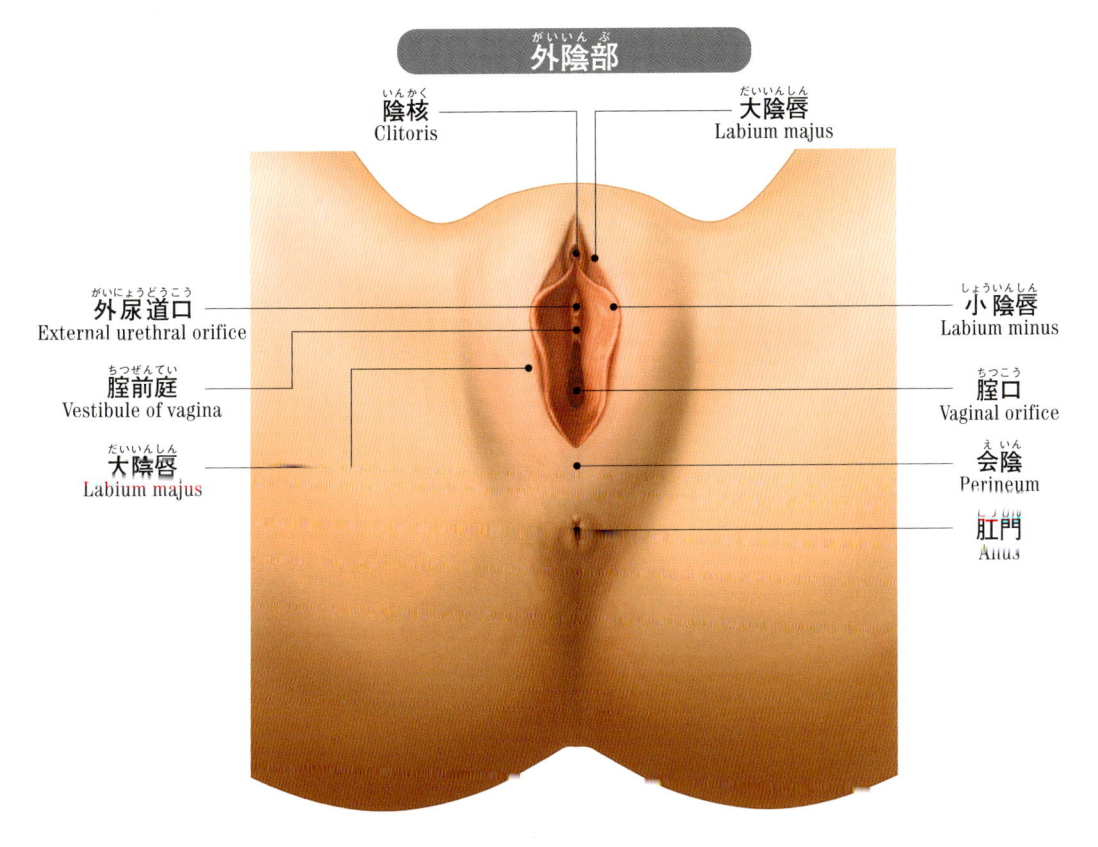

- 陰核 Clitoris
- 大陰唇 Labium majus
- 外尿道口 External urethral orifice
- 膣前庭 Vestibule of vagina
- 大陰唇 Labium majus
- 小陰唇 Labium minus
- 膣口 Vaginal orifice
- 会陰 Perineum
- 肛門 Anus

からだのうんちく　膣の内壁には、乳酸菌の一種のデーデルライン桿菌が存在しています。この菌は、膣内を酸性（pH5.7）に保ち、有害な菌の増殖を抑えています。

下腹部⑪ 女性性器のはたらき

妊娠し、胎児を育てて、出産する生命誕生のための器官

排卵のしくみ

子宮の両わきには卵巣が左右一つずつあり、生まれたばかりの女の子にも、卵巣の中には左右合わせて約200万個ほどの原始卵胞が蓄えられています。

思春期を迎えると、脳下垂体から分泌される卵胞刺激ホルモンと黄体形成ホルモンの作用により、卵巣内で卵胞のいくつかが同時に成長を始めます。このうち最も速く成熟した卵胞の膜が破裂し、中に入っていた卵子が卵巣の外へ飛び出します。

これが排卵で、飛び出した卵子は先端がラッパのような形をした卵管采に拾われて卵管内に入り、やがて子宮に至ります。その途中で、精子と出会った場合は受精が成立しますが、精子がいない場合は子宮を通り抜けて体外に排出されます。

排卵は、ほぼ28日周期で巡って来る月経のおよそ14日前に起こります。通常は、左右の卵巣で交互に排卵しますが、病気や障害などにより片方の卵巣を切除した場合でも、残された卵巣で排卵するので、受精に支障はありません。

子宮の内側は、子宮内膜という粘膜で覆われていますが、エストロゲンとプロゲステロンは子宮内膜に作用し、受精卵が着床しやすいように子宮内膜の厚みを増します。受精卵が着床した場合、子宮内膜は厚みを維持したまま、受精卵をはぐくんでいきます。

一方、受精が成立しない場合は、厚い子宮内膜ははがれ落ちて、出血とともに子宮から腟へと流れ出し、月経（生理）がはじまります。月経は、1週間ほどで治まり、次の卵胞の成熟にあわせて、子宮内膜は新しい内膜に覆われます。

月経のメカニズム

月経は約28日周期でくり返される現象で、排卵と密接な関係があります。排卵前、卵子を包んでいる卵胞はエストロゲン（卵胞ホルモン）を分泌しています。排卵後の卵胞は、黄体に変化し、プロゲステロン（黄体ホルモン）を分泌しはじめます。

PART-6 女性性器のはたらき

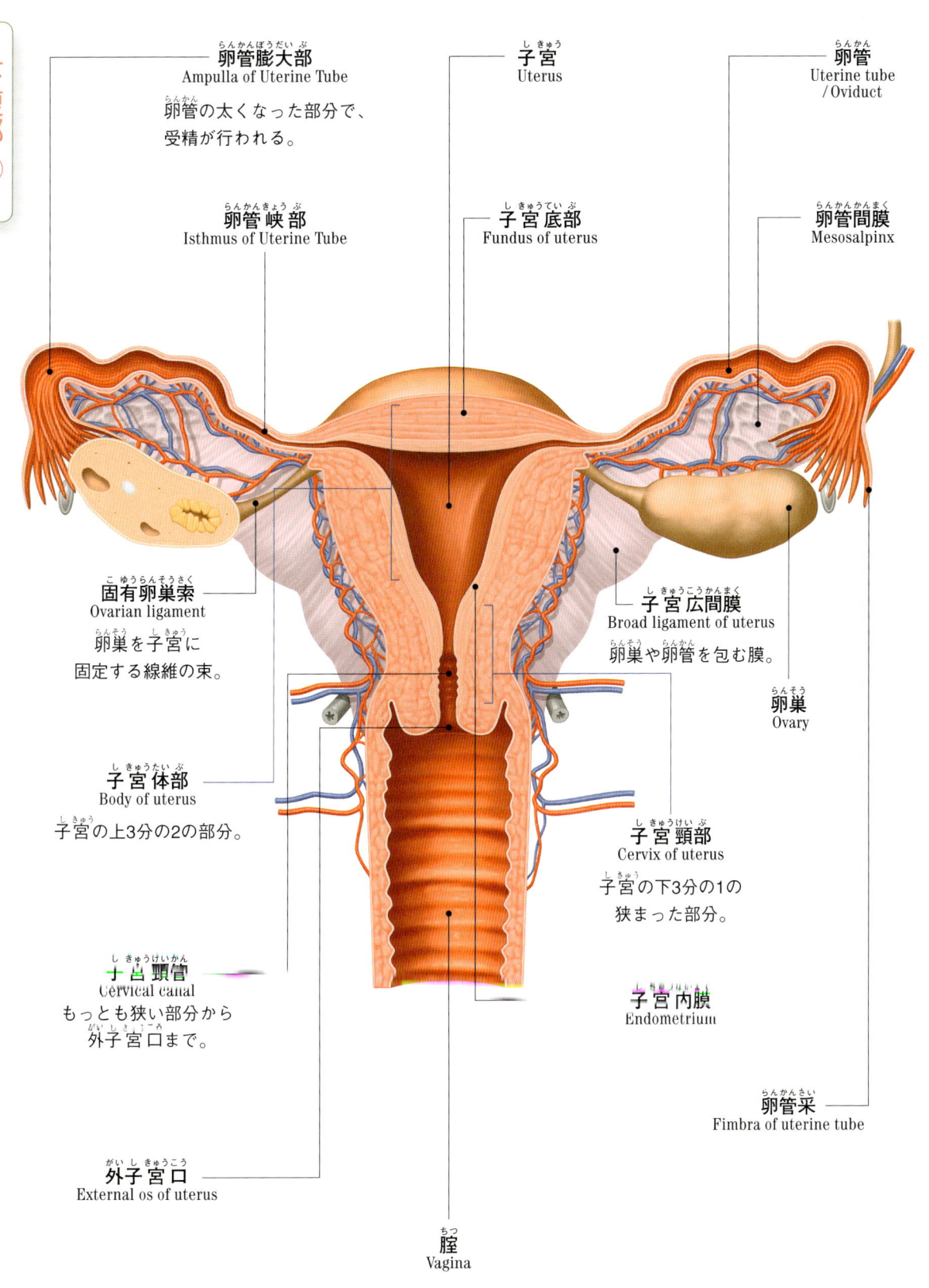

排卵のしくみ／月経のメカニズム

下腹部⑪

卵管膨大部 (らんかんぼうだいぶ)
Ampulla of Uterine Tube
卵管の太くなった部分で、受精が行われる。

子宮 (しきゅう)
Uterus

卵管 (らんかん)
Uterine tube / Oviduct

卵管峡部 (らんかんきょうぶ)
Isthmus of Uterine Tube

子宮底部 (しきゅうていぶ)
Fundus of uterus

卵管間膜 (らんかんかんまく)
Mesosalpinx

固有卵巣索 (こゆうらんそうさく)
Ovarian ligament
卵巣を子宮に固定する線維の束。

子宮広間膜 (しきゅうこうかんまく)
Broad ligament of uterus
卵巣や卵管を包む膜。

卵巣 (らんそう)
Ovary

子宮体部 (しきゅうたいぶ)
Body of uterus
子宮の上3分の2の部分。

子宮頸部 (しきゅうけいぶ)
Cervix of uterus
子宮の下3分の1の狭まった部分。

子宮頸管 (しきゅうけいかん)
Cervical canal
もっとも狭い部分から外子宮口まで。

子宮内膜 (しきゅうないまく)
Endometrium

卵管采 (らんかんさい)
Fimbra of uterine tube

外子宮口 (がいしきゅうこう)
External os of uterus

膣 (ちつ)
Vagina

からだのうんちく: プロゲステロン（黄体ホルモン）には、排卵後に体温を上昇されるはたらきがあるため、基礎体温の測定が月経周期の確認に利用されています。

下腹部⑫ 腹痛

腹痛に関連して痛む場所で、どの臓器の病気か見当がつけられる

胃の病気

胸膜炎（きょうまくえん）

肝臓の病気

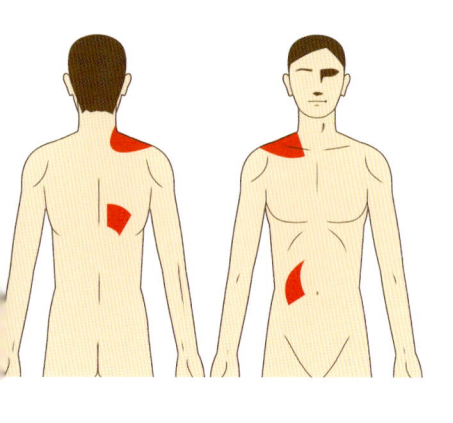

内臓の病気に対して、関連した痛みや感覚が過敏になった皮膚の領域をヘッド帯といいます。

▼突然の腹痛

突然起こる腹痛は、救急医療では急性腹症（きゅうせいふくしょう）と呼ばれます。多くの場合、強い持続痛や仙痛（せんつう）、吐き気、胸焼け、下痢（げり）、めまい、腹部の膨満感（ぼうまんかん）、吐血（とけつ）、下血（げけつ）、背中の痛み（放散痛（ほうさんつう））、排尿（はいにょう）時の痛みなどをともなっています。腹痛の原因はさまざまなので、医療機関では腹痛の原因を探り、適切な対応が必要とされます。

自己判断は慎まなければなりませんが、内臓の病気と関連して、ほぼ決まった位置の表層が痛むことがわかっています。典型的な例を知っておくと、診療科を選ぶときや、症状を説明するときの参考になるでしょう。

158

PART-6 腹痛

突然の腹痛

下腹部 ⑫

腎結石

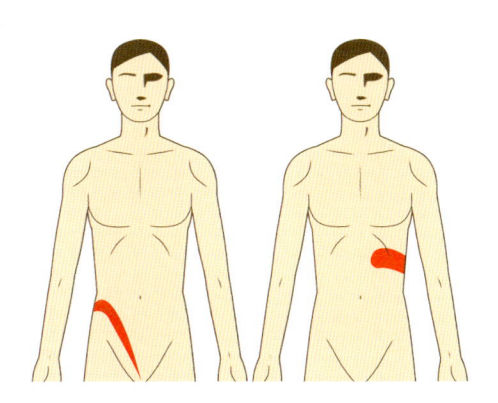

腎臓の病気

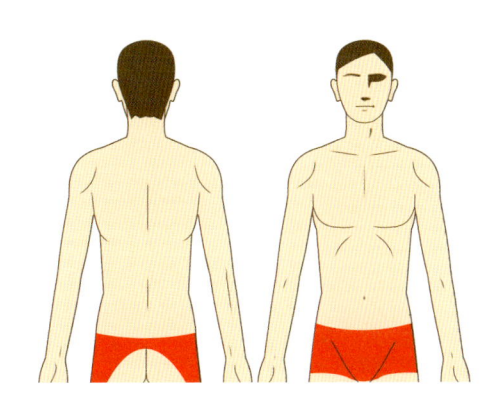

膀胱の病気

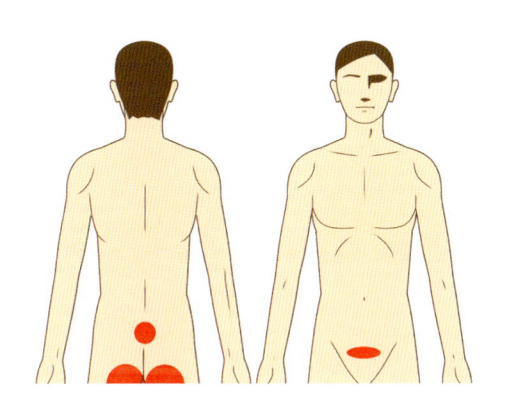

胆石症

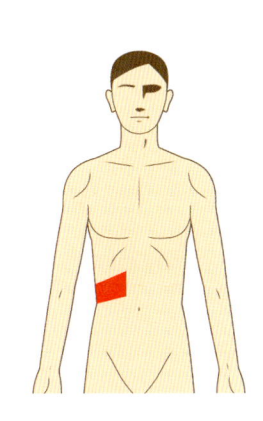

◎**胸膜炎**
肺を覆う二重の膜に炎症が起きると、胸を中心に広い範囲に痛みを感じます。また、左みぞおちに痛みを感じたりします。

◎**胃の病気**
胃炎や胃潰瘍などでは、みぞおちの痛みや背中中央部の痛みを感じることがあります。

◎**肝臓の病気（肝炎、胆嚢炎など）**
右の前わき腹の痛みとともに右肩の痛み、右の背中の痛みをともなうことがあります。

◎**腎臓の病気（腎炎など）**
腰や下腹部を取り巻くような部位（殿部は除く）に痛みを感じます。

◎**胆石症**
胆石の場合、右の上腹部や右の背中に痛みを感じることがあります。

◎**腎結石**
左わき腹と、右の腰から鼠径部にかけて痛むことがあります。

◎**膀胱の病気（膀胱炎、結石など）**
へその下にあたる下腹部の痛みや殿部に痛みを感じます。

からだのうんちく　腸内には100種類もの細菌が常在します。大腸菌などもいますが、ふだんは問題ありません。細菌の数のバランスが崩れると病気を引き起こします。

その他① 精子と卵子

胎児のころから、種の保存が準備されている精子と卵子

精子のしくみ

精子は、オタマジャクシのような形をしています。その長さは約0.05mmです。頭、尾の二つからなります。**頭**のほとんどは**核**で、核は減数分裂により半分になった23個の染色体を持っています。そのDNAには、父親からの遺伝情報が詰め込まれています。核を守るようにある**先体**には、卵子の膜を溶かすはたらきがあります。

尾の**中部**には、栄養を供給する**ミトコンドリア**がらせん状に巻きついています。ミトコンドリアは、精液に含まれている糖分を分解して、精子が運動するためのエネルギーにしています。

尾は、泳ぐための部分です。膣内に射精された精子は、細長い尾を振り、自らの力で卵子を目指します。進む速度は1分間に2〜3mmですが、卵子の分泌物によって導かれ、1時間ほどかけて卵管膨大部にたどり着きます。

精子の元となる原始生殖細胞は、胎児のときから精巣（睾丸）にあり、胎児期に細胞分裂を行って休眠期に入ります。

男性が思春期になると、性ホルモンの刺激で目を覚まし、原始生殖細胞は分裂して、精祖細胞に変化します。精祖細胞はさらに分裂を繰り返し、一次精母細胞、二次精母細胞となり、次に減数分裂をして、精子細胞となります。精子細胞は、ミトコンドリアを中間部に集め、形を変えて、ようやく生殖可能な精子に成長します。精祖細胞から精子になるまで、約2か月半かかります。さらに精子は精巣上体に送られ、10〜20日間ほど蓄えられて成熟します。

卵子のしくみ

卵子は、人体で最も大きな細胞で、直径0.1〜0.2mmもあり、肉眼で見ることもできます。

卵母細胞は、**透明帯**で包まれています。核の中には精子と同様に23個の染色体があり、母親の遺伝情報が詰まっています。

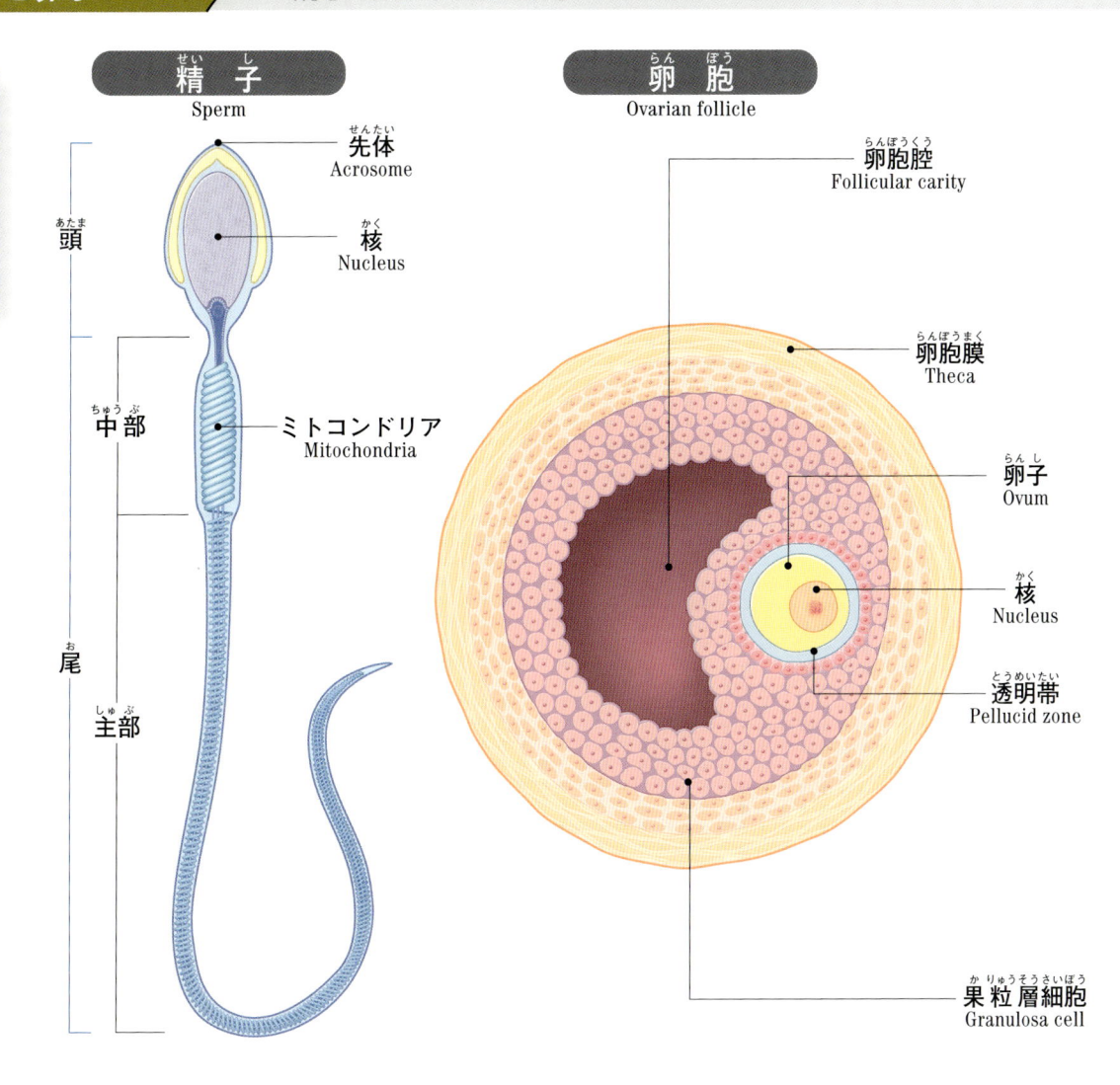

PART-7 精子と卵子

精子のしくみ／卵子のしくみ

その他①

精子 Sperm
- 先体 Acrosome
- 核 Nucleus
- ミトコンドリア Mitochondria
- 頭（あたま）
- 中部（ちゅうぶ）
- 尾（お）
- 主部（しゅぶ）

卵胞 Ovarian follicle
- 卵胞腔 Follicular carity
- 卵胞膜 Theca
- 卵子 Ovum
- 核 Nucleus
- 透明帯 Pellucid zone
- 果粒層細胞 Granulosa cell

卵子の元となる原始生殖細胞も、胎児のころから卵巣にあります。原始生殖細胞は、卵祖細胞と分裂を繰り返していきます。卵母細胞は、ここで**卵胞**の中で休眠期を過ごします。

これを原始卵胞といいます。原始卵胞は、出生時には200万個ありますが、休眠中にも数を減らしていき、思春期を迎えるころには約40万個になっています。

思春期になると、卵胞刺激ホルモンによって刺激を受け、卵母細胞は大きさの異なる2個の娘細胞（二次卵母細胞と一次極体）に分裂します。さらに減数分裂を行い、生殖能力のある一つだけの細胞が卵子になります。

卵胞が、直径15〜20mmほどの成熟卵胞（グラーフ細胞）に成長すると、卵胞の中から卵子が排出されて（排卵）、卵管へと送られていきます。

> **からだのうんちく**　出生時に200万個ある原始卵胞は、どんどん減り、50歳前後になくなってしまいます。女性が一生の間に排卵する卵子は約400個程度です。

その他② 受精のしくみ

新しい生命の誕生と、それをはぐくんでいくシステム

受精のしくみ

女性の腟の内部に射精された精子は、子宮に侵入して卵管をさかのぼっていきます。射精された精液には、2〜5億個ほどの精子が含まれていますが、途中でほとんど死に、わずか100〜200個程度の強い精子だけが卵管の膨大部へたどりつくことができます。

一方、卵巣から排出された卵子は、卵管采から卵管に到着すると、精子はいっせいに卵子に群がります。精子のうちの一つだけが頭部（核）を卵子に接触することができ、その瞬間、精子の頭部が卵子の中に入り込み、受精が成立します。

また同時に、卵子は周囲に膜を張り、ほかの精子は侵入することができなくなります。

受精後は、精子と卵子のそれぞれの核が融合します。それぞれが持つ23個の染色体が合わさって、23対46個となり、男性と女性の遺伝子を半分ずつ受け継ぎます。

受精卵の成長

受精卵は、受精後、卵割をはじめ24時間後には2細胞、48時間後には4細胞に、3日後には16細胞（桑実胚）になり、以後、分割しながら卵管を進みます。その間も盛んに分割を続けて、胚盤胞という状態になり、受精6〜7日後に子宮に到着し、着床します。さらに細胞の数は64〜128個に増え、受精卵の中で栄養分と胎児になる細胞とに分離し、内部に液体のたまった空間ができて胞胚になります。

胞胚となった受精卵は、子宮内膜に入り込んで、内部の壁に埋め込まれるようにしっかりと固定されます。これを着床といいます。着床によって妊娠が成立します。着床した場所は、やがて胎盤となります。胎盤の形成は、受精後5週目くらいから始まり、受精後13週ごろに完成します。胎盤は、妊娠を維持するためのホルモンを産生したり、胎児が育つのに必要な栄養や酸素を母体の血液から得て、胎児から出る老廃物を母体に送っています。

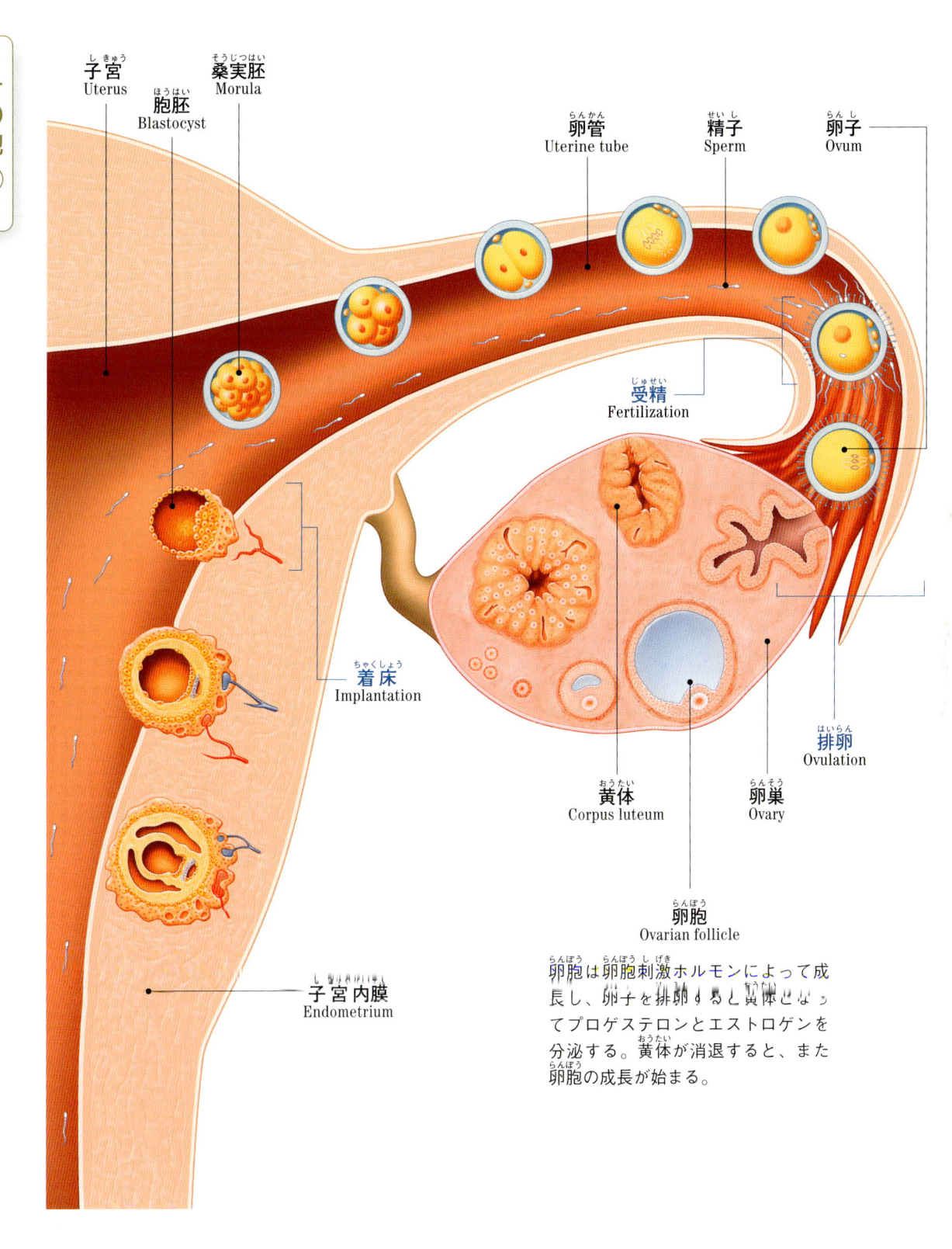

PART-7 受精のしくみ

受精のしくみ／受精卵の成長

その他②

- 子宮 Uterus
- 胞胚 Blastocyst
- 桑実胚 Morula
- 卵管 Uterine tube
- 精子 Sperm
- 卵子 Ovum
- 受精 Fertilization
- 着床 Implantation
- 排卵 Ovulation
- 黄体 Corpus luteum
- 卵巣 Ovary
- 卵胞 Ovarian follicle
- 子宮内膜 Endometrium

卵胞は卵胞刺激ホルモンによって成長し、卵子を排卵すると黄体となってプロゲステロンとエストロゲンを分泌する。黄体が消退すると、また卵胞の成長が始まる。

からだのうんちく 妊娠週数は、最終月経の1日目を0日として数え、妊娠0週から3週が妊娠1か月になります。受精は、妊娠0日のほぼ2週間前にあたります。

その他③ 遺伝子のしくみ

一つ一つの細胞は、形質を伝える遺伝子をもっている

染色体とは

生物の**細胞**には、ふつう**核**が存在し、核には形質を決定する**染色体**が存在します。細胞が分裂すると、同じ細胞が増えますが、これは同じ染色体をもつ核が、それぞれの細胞に受け継がれるためです。

一つの核に入っている染色体の数は、生物によって異なります。人間では46本の染色体があり、そのうち44本は22本の同じ染色体が対になっています。これを常染色体といいます。残りの2本は、男性と女性で異なり、男性はX染色体とY染色体、女性はX染色体が2本あります。この女性のX染色体とY染色体を性染色体といいます。性染色体によって、性別が決定されています。性染色体は対になっていないので、X、Yとも含めてよぶこともあります。

染色体はデオキシリボ核酸（DNA）からなる細い線維からできています。細胞分裂の際には、染色体は線維が折りたたまれて凝縮するため、顕微鏡でも見ることができます。細胞分裂で複製された染色体が分かれることで、同じ形質が伝えられます。

また受精のときには、両親から22本の常染色体と1本の性染色体を精子と卵子それぞれから受け継ぎます。これらが対になり、両親の形質を受け継いだ子孫が生まれます。

精子や卵子がもつ、23本の染色体を1セットの遺伝情報としてとらえて、ヒトゲノムとよんでいます。ただし、性染色体のX染色体とY染色体

遺伝子の構造

染色体を構成するDNAは、2本の分子がらせん状に結合したもので柱状になったもので、一つのらせんは直径2nm（1nmは100万分の1mm）、らせんの1セットの長さは3.4nmで、これがいくつもつながっています。分子の構造は、デオキシリボースという糖と、リン酸がつながってらせんの内側は、4種類の**塩基**（アデニン、グアニン、シトシン、チミン）が結合して、らせん階段のように整列しています。この塩基には、

PART-7 遺伝子のしくみ

その他③

染色体とは／遺伝子の構造

遺伝子の構造

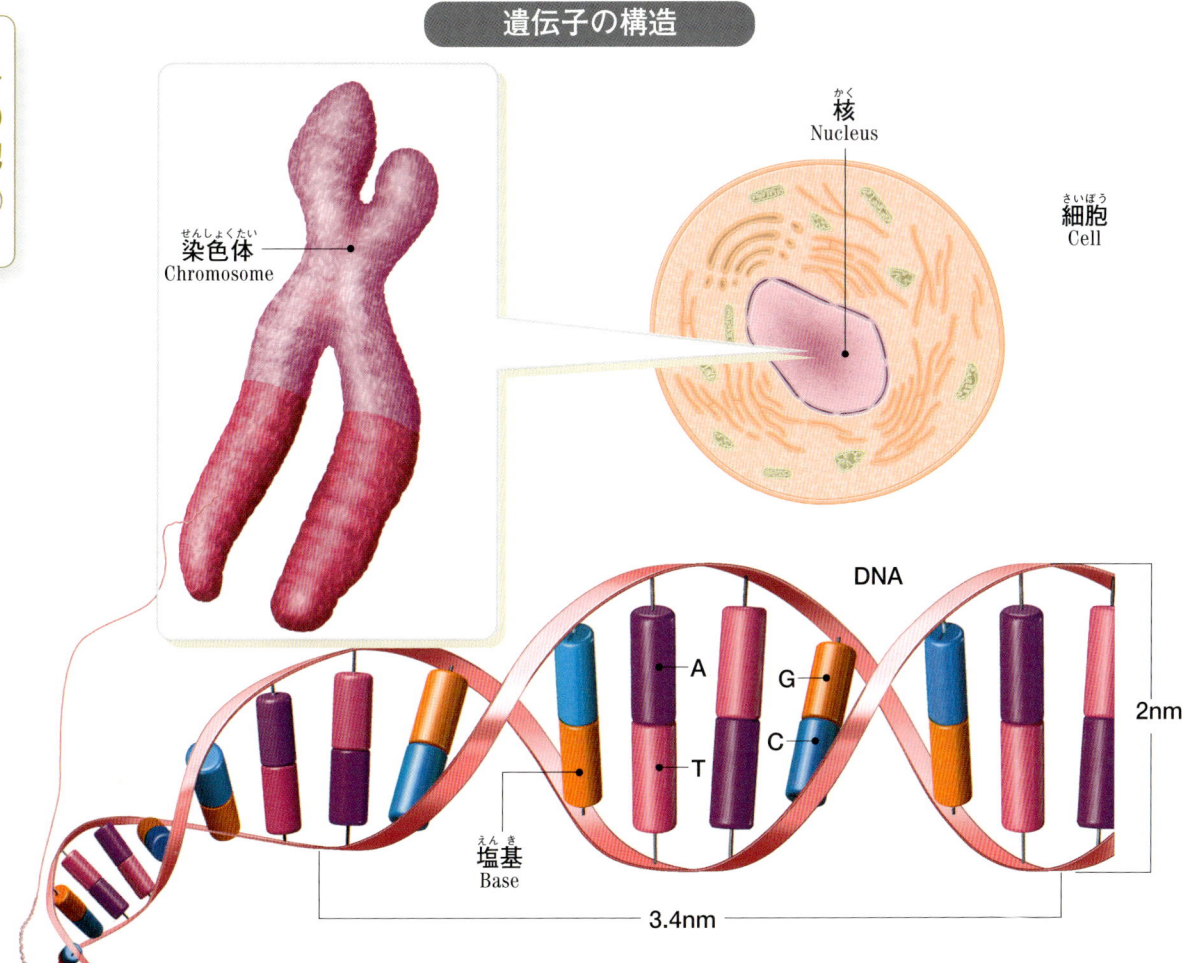

染色体 Chromosome
核 Nucleus
細胞 Cell
DNA
2nm
3.4nm
塩基 Base

A（アデニン）、T（チミン）、G（グアニン）、C（シトシン）

ペアとなるものが互いに決まっていて、アデニンはチミンと、グアニンはシトシンと結合し、他の組み合わせでは結合することはありません。そしてこの4種類の塩基の並び方だけで遺伝情報を伝えています。

たんぱく質の合成では、三つの塩基の配列が基本となり、これをコドンといいます。コドンによって、20種類のアミノ酸が決定され、アミノ酸が組み合わさって、さまざまなたんぱく質を構成しています。こうして、人体にある約60兆もの細胞がつくられ、ひとりひとり違った姿かたちとなって活動しているのです。

DNAの塩基配列は、ひとりひとり異なることから、親子の鑑定や犯罪捜査などで、個人の識別に利用されることがあります。また、ヒトゲノムの解析から、病気を起こす遺伝子を特定したり、治療に役立つ遺伝子を使った遺伝子治療などが期待されていますが、実用化されているのは、まだ一部の遺伝病に限られています。

> **からだのうんちく** 人間の1本の染色体のDNAを伸ばしてみると、最も長い第1染色体で7.5cm、最も短い第22染色体で1.4cmになります。

165

その他④ 遺伝子のはたらき

DNAは複製したり、RNAを使ってたんぱく質の合成を行う

DNAとRNA

DNA（デオキシリボ核酸）は、細胞分裂の際に、自己を複製します。まず、DNAの二重らせんがほどけて、1本のDNAになります。そして塩基がDNAの塩基に対応している塩基をもつヌクレオチド（糖・リン酸・塩基の結合物）がDNAと結合して、ヌクレオチドが並べられ二重らせんを修復します。

たんぱく質を合成する場合には、DNAの塩基配列と対応する配列のRNA（リボ核酸）がつくられます（転写）。RNAは核から出て、メッセンジャーRNAと転移RNAとなり細胞内のリボソームに向かいます。転移RNAはアミノ酸と結合して、メッセンジャーRNAの塩基配列に対応したものがアミノ酸をつなげていきます。アミノ酸の組み合わせによって、人体を構成する種々のたんぱく質ができていきます（翻訳）。

DNAの複製

二重らせんがほどけて、DNAの塩基配列がむき出しになる。

塩基配列に対応するヌクレオチドが結合していく。

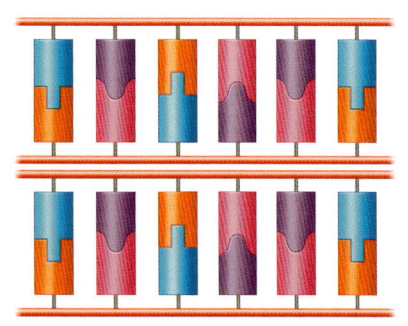

2本の二重らせんにつなぎ合わされて、同じDNAが2本になる。

PART-7 遺伝子のはたらき

DNAとRNA

その他 ④

たんぱく質の合成

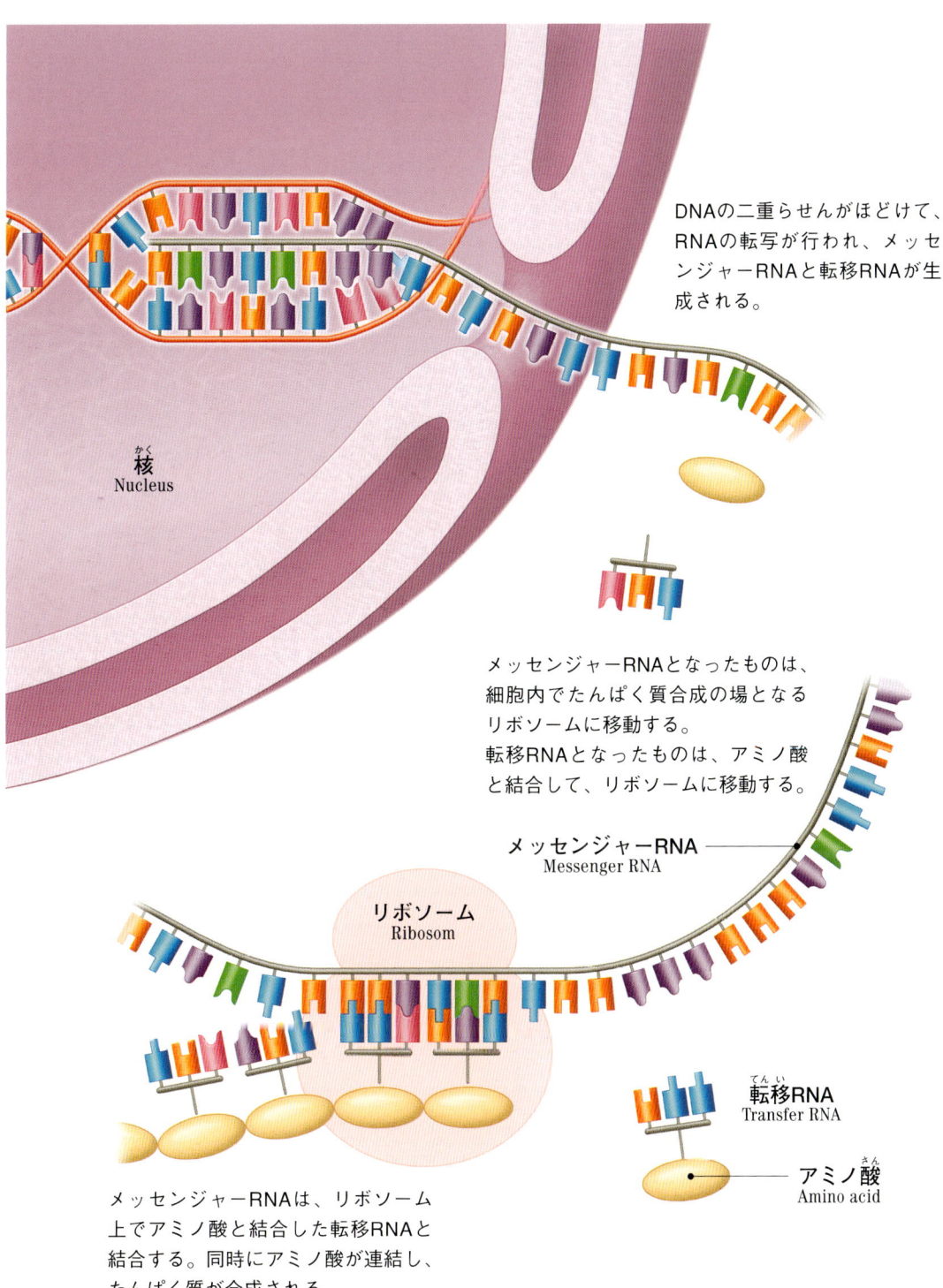

DNAの二重らせんがほどけて、RNAの転写が行われ、メッセンジャーRNAと転移RNAが生成される。

核
Nucleus

メッセンジャーRNAとなったものは、細胞内でたんぱく質合成の場となるリボソームに移動する。
転移RNAとなったものは、アミノ酸と結合して、リボソームに移動する。

メッセンジャーRNA
Messenger RNA

リボソーム
Ribosom

転移RNA
Transfer RNA

アミノ酸
Amino acid

メッセンジャーRNAは、リボソーム上でアミノ酸と結合した転移RNAと結合する。同時にアミノ酸が連結し、たんぱく質が合成される。

■ A（アデニン）　■ G（グアニン）　■ C（シトシン）　■ T（チミン）　■ U（ウラシル）

からだのうんちく　たんぱく質合成の基になる三つの塩基の配列（コドン）には、解読開始の意味（AUG）や、解読終了を意味するもの（UAA、UAG、UGA）があります。

その他⑤

細胞のしくみ

人体を構成する基本が細胞で、さまざまな形状をしている

細胞の構造

からだを構成する細胞には、さまざまなものがあります。卵細胞のように大きなものから、神経細胞、骨細胞、筋細胞、白血球、精子など、形やはたらきなど、バラエティーに富んでいます。ただし基本的には、どの細胞もはっきりとした核をもっており、細胞膜で外部と内部を隔てており、独自に生命活動を行っている点で共通しています。

細胞内には1個の**核**があり、核膜という2層の膜で囲まれています。**核膜**には孔があいており、細胞質と核内で物質のやり取りができます。核内にはDNA（デオキシリボ核酸）とたんぱく質のヒストンからなる染色質があり、ふだんは細い線維状にほどけた状態になっています。細胞の種類によって、1から数個の**核小体**があり、たんぱく質やRNA（リボ核酸）がおさめられています。

細胞質には、袋状の小胞体が多く散在し、小胞体の膜にリボソームという果粒がついた**粗面小胞体**と、リボソームのついていない**滑面小胞体**があります。粗面小胞体では、たんぱく質が合成され、小胞体内にたんぱく質を入れて**ゴルジ装置**に運んでいます。滑面小胞体は、糖や脂肪の代謝、ホルモンの合成などが行われています。

核の近くに見られるのが、ゴルジ装置です。ゴルジ装置は、たんぱく質に糖などを追加したりしています。**リソソーム**をつくったりしています。リソソームは、細胞内の不要物の処理や細胞外から取り込んだ異物の消化を行っています。

細胞が活動するエネルギーをつくっているのが**ミトコンドリア**です。2層の膜からなり、内側の膜はひだ状になった独特の構造をしています。筋や視細胞などのエネルギーを多く消費する細胞では、ミトコンドリアがたくさん見られます。

中心小体は、円筒状のものが2本1組で直角に近接したもので、その円筒は微小管が3本1セットとなって9セット集まってできています。細胞分裂のときには、細胞の両極に移動し、紡錘糸によって染色体を引

PART-7 細胞のしくみ

その他 ⑤

細胞の構造／細胞の表面

細胞の構造

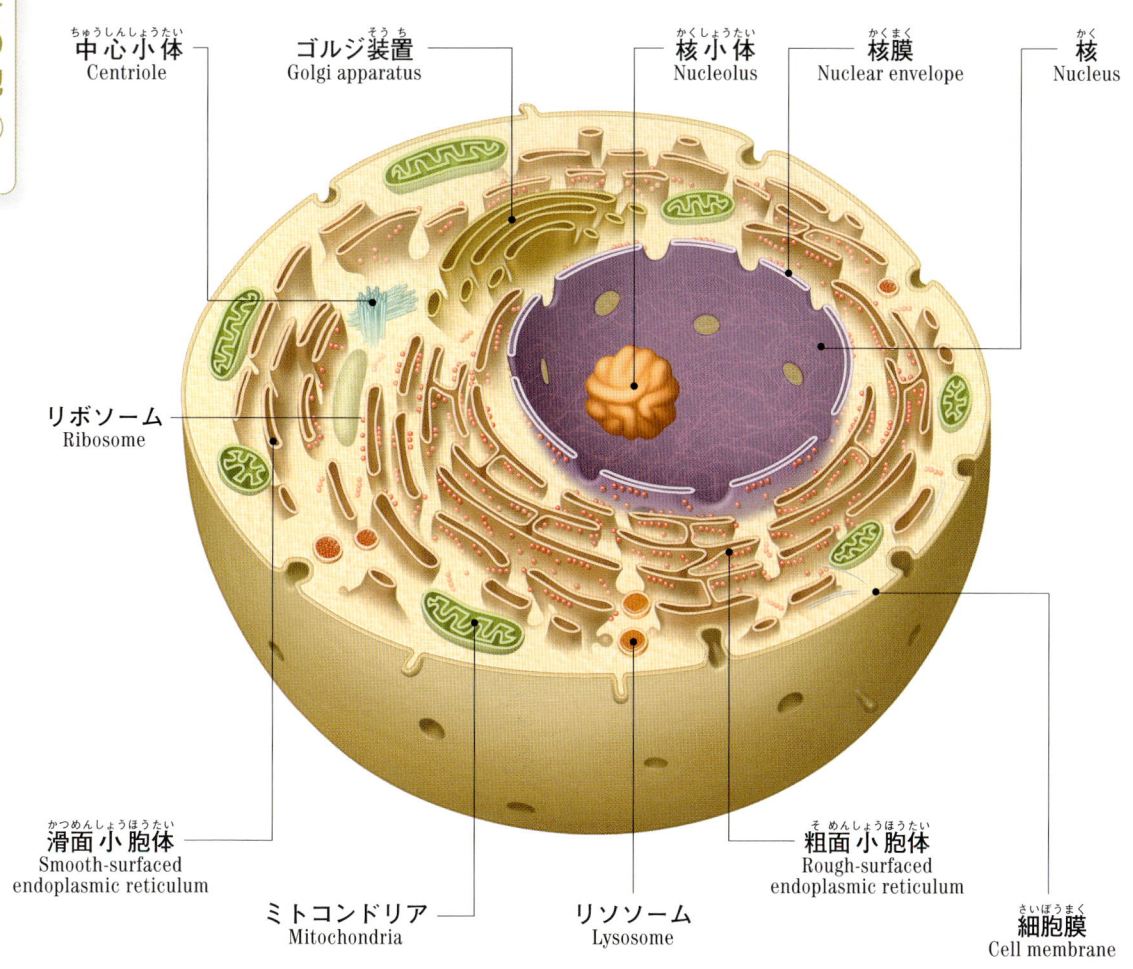

- 中心小体 Centriole
- ゴルジ装置 Golgi apparatus
- 核小体 Nucleolus
- 核膜 Nuclear envelope
- 核 Nucleus
- リボソーム Ribosome
- 滑面小胞体 Smooth-surfaced endoplasmic reticulum
- ミトコンドリア Mitochondria
- リソソーム Lysosome
- 粗面小胞体 Rough-surfaced endoplasmic reticulum
- 細胞膜 Cell membrane

細胞の表面

細胞を包んでいる**細胞膜**は、厚さ約10nm（1nmは100万分の1mm）で、脂質の2層の膜でできているため、水にとけた物質は通しにくくなっています。細胞外との物質のやり取りは、細胞膜に埋め込まれたたんぱく質を通して行っています。ただし、酸素や二酸化炭素は自由に行き来できます。

からだを形成するためには、細胞どうしがつながり、組織を形成しなければなりません。同じ種類の細胞は、細胞膜で接着し、接着面には特殊なたんぱく質が介在しています。また細胞膜を複雑にかみ合わせて、接着しているものもあります。

このほか、細胞内には各種のたんぱく質の繊維があり、細胞の形を維持したり、運動にかかわったりしています。

き寄せます。

> **からだのうんちく** ミトコンドリアは細菌に似た方法で分裂・増殖し、染色体に関係しない遺伝形質をもちます。そのため細胞に寄生した細菌に由来すると考えられています。

その他⑥ 細胞の分裂

成長や形質保存のために細胞は分裂する

人体の細胞は、体細胞と生殖細胞の二つに大きく分けられます。

人間の体細胞は、約60兆個もあるといわれますが、一つの受精卵からどうやってこれほどまでに増えるのでしょうか。それは、細胞が日々分裂をくり返しているからなのです。

体細胞分裂のしくみ

まず体細胞は、細胞の核にある**染色体**を複製します。その後、核が消失し、複製された染色体は細胞の中央に並べられたのち、二つに分かれ両極に引き寄せられます。すると細胞も二分され、核が再び形成されます。こうして、同じ染色体をもつ細胞が二つになり、増殖していきます。

減数分裂のしくみ

一方、生殖細胞は、2回の分裂を行い、遺伝子を伝えようとします。

まず生殖細胞は染色体を複製します。複製された染色体は、対になっている染色体どうしが結合します。その後、染色体の切断と再結合がおこります（交叉）。これによって父親と母親から譲り受けた染色体が再編され、両方の形質を受け継いだ染色体が生み出されます。そして染色体は、細胞の中心に整列し、分かれていきます。

1回目の分裂によって、二つの生殖細胞ができます。このとき染色体数はふだんと同じく46本で、二つの細胞の染色体は、常染色体の対のどちらか一方のみになります。

1回目の分裂からすぐに、再び染色体は中央に整列し、染色体の分離が起こります。分かれた染色体は両極に移動し、細胞が二分されます。こうして23本の染色体をもつ生殖細胞（精子か卵子）となります。

また減数分裂で精子は、四つに増えますが、卵子の場合は一つだけが卵子になって、残りの三つの細胞は極体となって、排出されてしまいます。

また減数分裂によって、最初の生殖細胞の染色体数と完成した細胞の染色体数を比べると、半分に減ってしまいます。しかし、受精のときに他の細胞の染色体と合体することで、もとの46本の染色体をもつことになります。

PART-7 細胞の分裂

体細胞分裂のしくみ／減数分裂のしくみ

その他⑥

体細胞分裂

核 Nucleus　**中心体** Centrosome

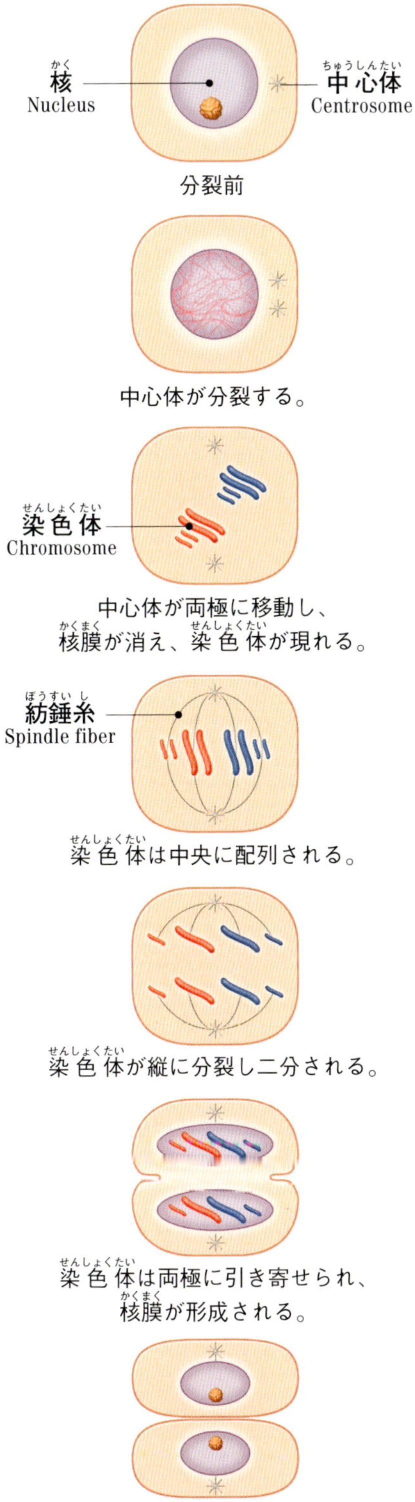

分裂前

中心体が分裂する。

染色体 Chromosome

中心体が両極に移動し、核膜が消え、染色体が現れる。

紡錘糸 Spindle fiber

染色体は中央に配列される。

染色体が縦に分裂し二分される。

染色体は両極に引き寄せられ、核膜が形成される。

分裂後

減数分裂

【第一分裂】

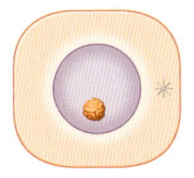

生殖母細胞

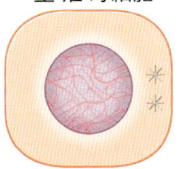

中心体が分裂する。

中心体が両極に移動し、核膜が消え、染色体が現れる。

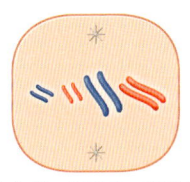

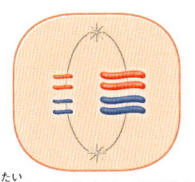

染色体は中心部に配列される。

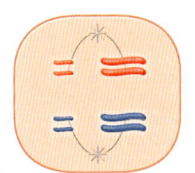

染色体が横に分裂し二分される。

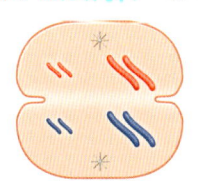

染色体は両極に引き寄せられ、第一分裂が終わり、第二分裂へ↗

【第二分裂】

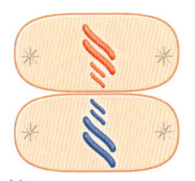

染色体が中央に配列される。

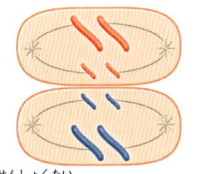

染色体が二分される。

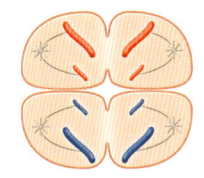

分裂した染色体は両極に引き寄せられる。

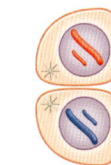

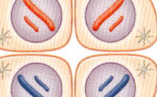

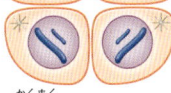

核膜が形成され、第二分裂終期に。

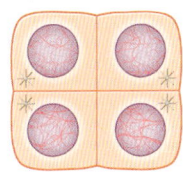

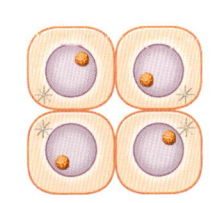

生殖細胞（精子・卵子）

からだのうんちく　細胞分裂は、細胞分裂→間期→DNA合成→間期→細胞分裂のように一定の細胞周期をくり返して起こります。その周期は細胞の種類によってさまざまです。

その他⑦ がん発生のしくみ

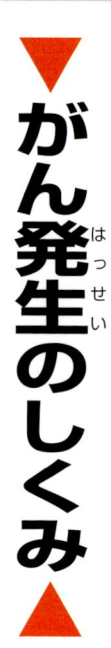

長寿化によってがんになる人が増えている

▼がんの種類

がんとは悪性腫瘍のことで、からだの細胞の悪性新生物ともいわれます。からだの細胞が増殖して、かたまりになったものが腫瘍ですが、そのなかでも周囲の組織を圧迫したり、破壊したりする場合を悪性腫瘍とよびます。一般的には、がんのできた部位でよばれていますが、がんは発生した組織の種類によって、がん腫と肉腫と造血器由来のものに大きく分けられます。

がん腫は皮膚や粘膜にできるもので、胃や大腸などの消化管、乳房、子宮や卵巣、肝臓、肺などに発生します。肉腫は、筋、骨、骨髄、リンパ、神経細胞など組織の内部に発生します。

からだのあらゆるところにできるようですが、生後数か月以降になると細胞が増殖しなくなる心筋には、基本的にがんは発生しません。心臓にがんができる場合は、他の場所に発生したがんが転移してきたものと考えられます。

年々、がんの罹患率は増加しており、日本における死亡原因の1位はがんが続いています。また、がんの部位別の死亡率をみると、長年トップだった胃がんにかわって、男性では肺がんが増えています。女性でも胃がんは減少傾向で、大腸がん、肺がんが胃がんに迫る勢いで増えています。これは、胃がんの検診体制や治療技術の向上、食生活の変化などが原因と考えられます。

▼がんのメカニズム

がんの発生するメカニズムは、まだ完全に解明されてはいません。

がんは、細胞の遺伝子が何らかの要因で損傷されて、遺伝子の異常を起こすことが原因と考えられます。遺伝子異常を引き起こす物質を**発がん物質**（イニシエーター）といいます。さらに異常を起こした細胞にはたらくと、細胞ががん化します。が
ん化した細胞が、分裂をくり返すうちに悪性度を強め、悪性の腫瘍になります。**がん促進物質**（プロモーター）はがん化した細胞が、分裂をくり返すうちに悪性度を強め、悪性の腫瘍になります。

発がん物質には、さまざまなものが考えられます。肺がんを起こすア

PART-7 がん発生のしくみ
がんの種類／がんのメカニズム

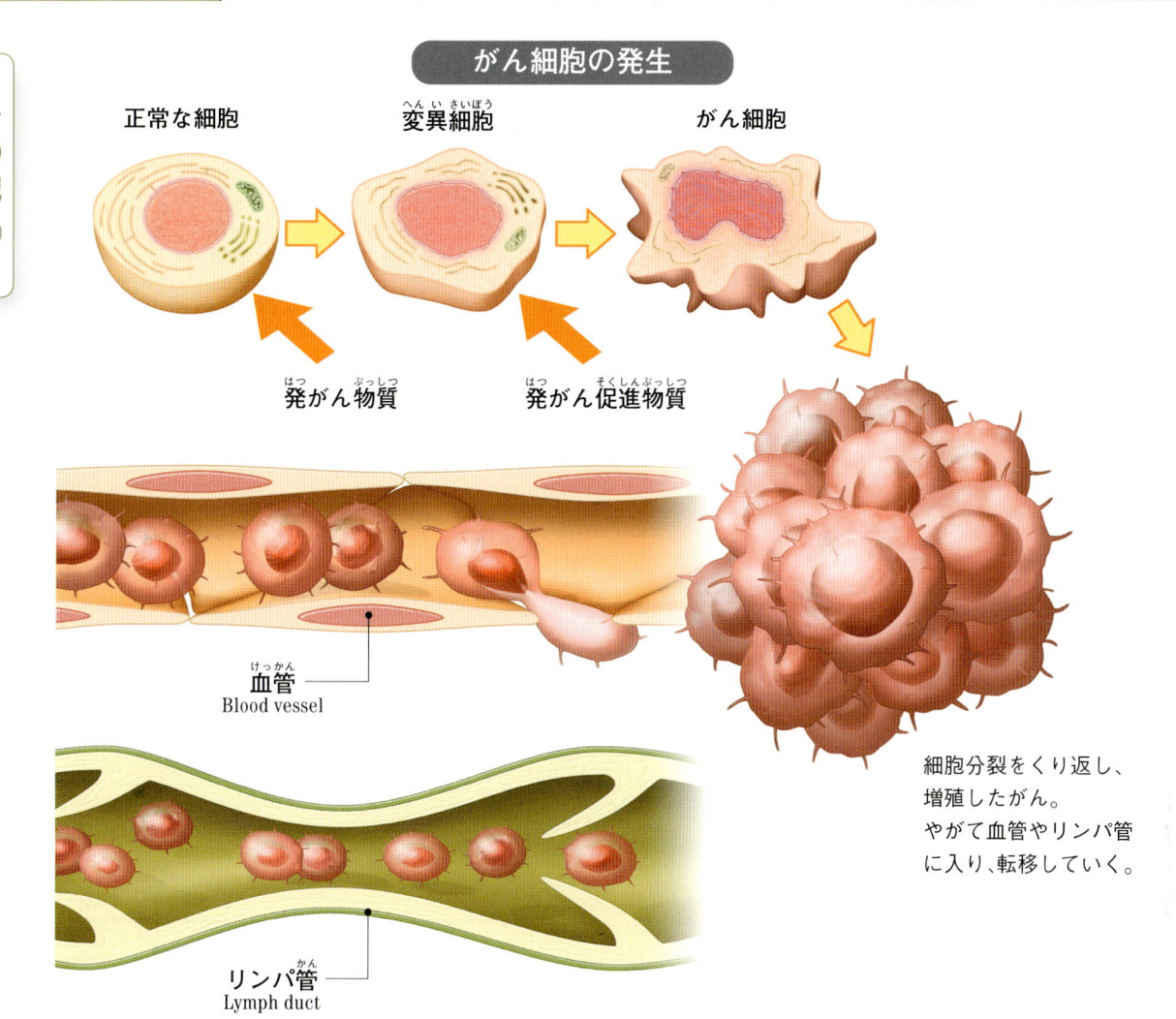

その他⑦

がん細胞の発生

正常な細胞 → 変異細胞 → がん細胞

発がん物質　発がん促進物質

血管　Blood vessel

リンパ管　Lymph duct

細胞分裂をくり返し、増殖したがん。やがて血管やリンパ管に入り、転移していく。

　スベストやタバコ、子宮頸がんを起こすパポバウイルスや胃がんに関係するピロリ菌のような微生物、皮膚がんの原因となる紫外線、かび毒やこげた食品などがあります。

　また発がんを促進するものに、高脂肪食、人量のアルコール、胃がんにかかわる高塩分、膀胱がんではソーダ類などの食品がわかっています。

　がん細胞が発生すると、たくさんの栄養と酸素をがん細胞が消費してしまいます。そのため、がん細胞の周囲の正常な細胞は、栄養や酸素不足となって弱っていきます。こうしてがん細胞が育っていくにしたがって、周囲の細胞がどんどん破壊されていきます。

　さらにがん細胞は、ある程度成長すると、がん細胞の一部が血管やリンパ管に入り、全身のあらゆる場所に運ばれていきます。そして、たどり着いた場所で増殖をはじめ、さらにがん細胞を増やしていきます。がんを放置しておくと、やがて生命にかかわってきます。

> **からだのうんちく**　ビタミンや微量金属などには、細胞の酸化を防ぐ効果があり、抗酸化物質といわれます。これらには、がん抑制効果があることがわかっています。

その他⑧ 血液のしくみ

血液は細胞成分の血球と、液体成分の血漿からなる

血球の構造

体内を巡っている血液は、およそ体重の7〜8％を占めます。血液の成分は、55〜60％が液体の血漿で、40〜45％が赤血球、残りの1％が血球や血小板です。赤血球、白血球、血小板などの細胞成分を血球といいます。

血球は、骨の内部にある骨髄でつくられます。そこでは、さまざまな血球のもとになる造血幹細胞がつくられ、分化しながら赤血球や白血球に成熟していきます。

◎赤血球

赤血球は、直径7.2μm（1μmは1000分の1mm）、厚さ2μmの円盤状をしており、円盤の両面がすこしへこんでいます。色は赤く、核をもたない細胞です。34％はヘモグロビンとよばれ、赤血球の赤色のもととなっています。鉄原子からなるヘムとたんぱく質のグロビンが結合してできています。

赤血球の寿命は約120日で、寿命になると肝臓や脾臓で破壊されます。このとき、ヘモグロビンはビリルビンとなって、胆汁の成分として再利用されます。

◎白血球

白血球には、単球、好酸球、好中球、好塩基球、リンパ球の5種類があります。白血球には核があり、人間の生体防御にはたらく、無色の細胞です。

白血球の寿命は約10時間で、肝臓や脾臓で破壊されます。ただし、リンパ球の寿命だけは、100〜300日もあります。

好酸球、好塩基球、好中球は、内部に顆粒をもち、まとめて**顆粒球**ともよばれます。顆粒球の半分を占める好中球は、細菌などの異物を飲み込んで処理するため、好中球を食細胞ともよびます。

白血球のなかで最も大きいのが単球で、直径は15〜20μm。好中球と同様に細菌などの異物を処理する大食細胞（マクロファージ）です。

リンパ球は、白血球の中で好中球についで多い成分です。血管やリ

PART-7 血液のしくみ
血球の構造／血漿のしくみ

その他⑧

血球の構造

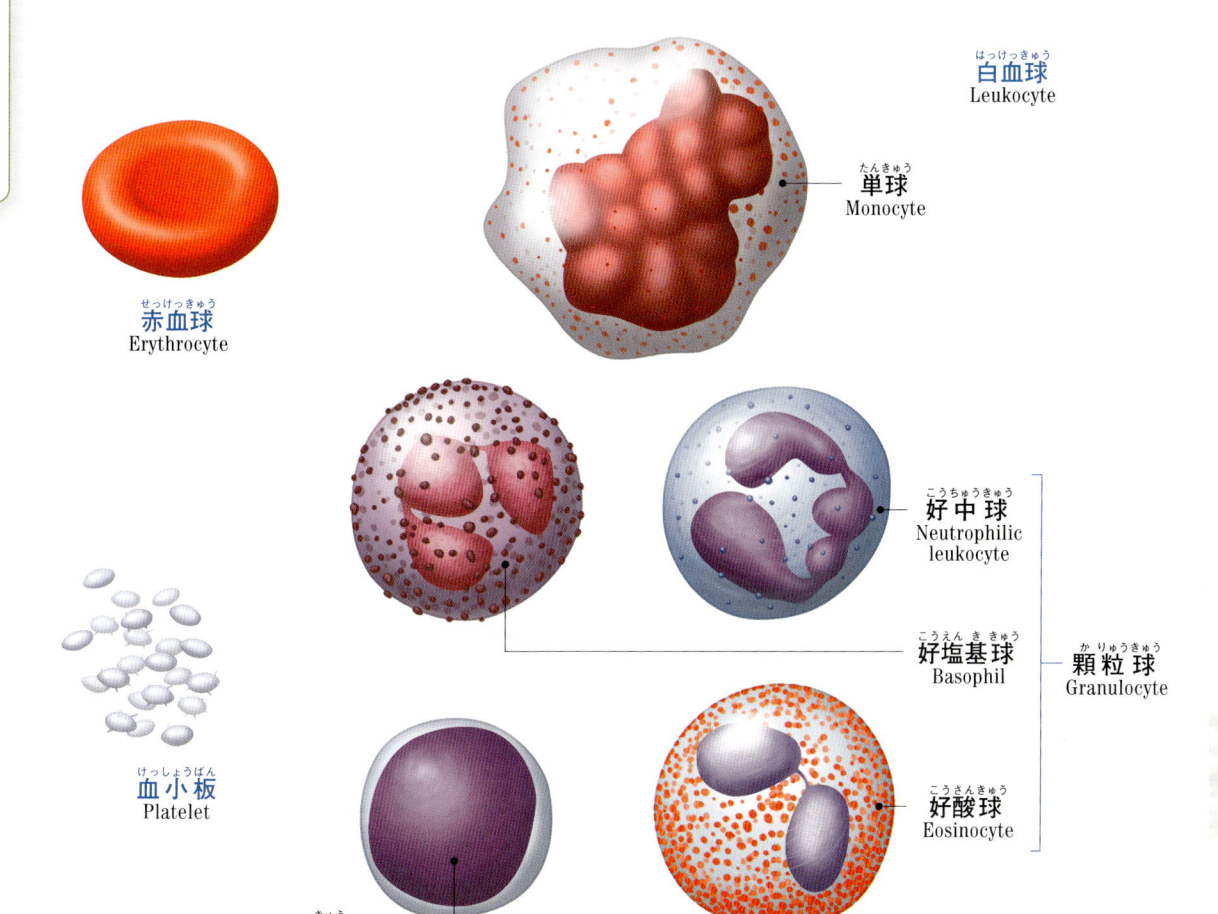

- 赤血球 Erythrocyte
- 白血球 Leukocyte
  - 単球 Monocyte
  - 好中球 Neutrophilic leukocyte
  - 好塩基球 Basophil
  - 好酸球 Eosinocyte
  - リンパ球 Lymphocyte
- 顆粒球 Granulocyte
- 血小板 Platelet

液体成分の血漿は約90％が水で、残りはたんぱく質や無機質などから構成されます。

血液凝固にかかわるフィブリノーゲンのほか、免疫グロブリンやアルブミンなどのたんぱく質が含まれています。血漿からフィブリノーゲンというたんぱく質の線維を除いたものを血清といいます。

血漿は毛細血管からしみ出て、組織間液（間質液）になります。そして過剰な組織間液は、毛細リンパ管に入りリンパとなって、やがて静脈に合流します。

血漿のしくみ

ンパ管を流れ、免疫にはたらきます。Tリンパ球とBリンパ球の2種類に分けられます。

◎血小板
血球のなかでも小さく、2～3μmほどです。血小板には核がなく、血液の凝固にはたらいています。

からだのうんちく 人間の全血液量の4分の1が動脈から急激に失われると命にかかわってきます。一方、静脈からならば2分の1までの出血でも処置できるとされます。

その他⑨

血液のはたらき

細胞を養い、からだを守る
そして、血管を修復している

赤血球のはたらき

赤血球は、全身の細胞に酸素を届け、二酸化炭素を受け取ります。肺から空気中へ放出しています。肺で行うガス交換を外呼吸といいますが、細胞で行うガス交換は細胞が赤血球を介して呼吸しており、内呼吸とよばれます。

赤血球のヘモグロビンは、鉄とたんぱく質の結合体です。ヘモグロビンは酸素の多いところでは、酸素と結合し、酸素が少ないところでは酸素を手放し二酸化炭素と結合する性質があります。肺で酸素を受け取った赤血球は、全身へ送られ、毛細血管などで酸素の少なくなっている細胞があると、酸素を渡し二酸化炭素を受け取ります。こうして、二酸化炭素を取り込んだ赤血球は、肺に入ると、二酸化炭素を手放し、再び酸素を受け取ります。

白血球のはたらき

白血球は、細菌などの微生物や体内に入ってきた異物を処理し、からだを守っています。また単球は、からだの中にできた不要な物や老廃物も食べて処理しています。

免疫機能では、リンパ球が中心となってはたらいています。リンパ球は、からだと同じものか異物かを判断したり、抗体をつくったり、免疫機能の調整を行ったりしています。

血小板のはたらき

血小板は、骨髄にある巨核球という細胞の一部がちぎれて小さなかけらとなってできたものです。ふだんは円形ですが、活性化されると突起を出し、接着しやすくなります。

血液の凝固では、血小板が大きな役割を果たします。血管壁に損傷があると、損傷部分を埋めるように血小板が集まり、フィブリン（フィブリノーゲンが変化したもの）などとともに血栓をつくり、出血を止めます。また、血小板は血管を収縮させる化学物質を放出したり、体内に入ってきた異物にくっつき無害化させる免疫にも貢献しています。

176

PART-7 血液のはたらき
赤血球のはたらき／白血球のはたらき／血小板のはたらき

その他⑨

止血のしくみ

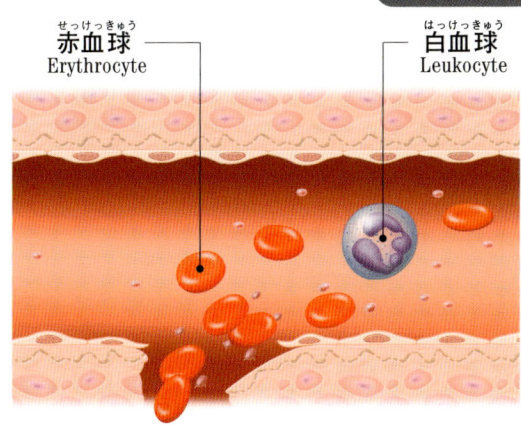

赤血球 Erythrocyte　白血球 Leukocyte　血小板 Platelet

①血管壁に損傷が起こる。

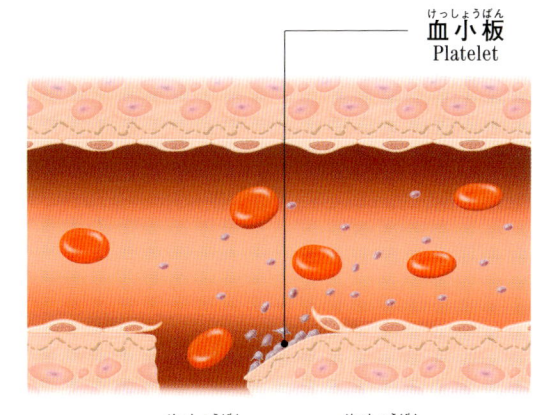

②損傷箇所に血小板が集まる。血小板から血管を収縮させる化学物質が出て、損傷部を小さくする。

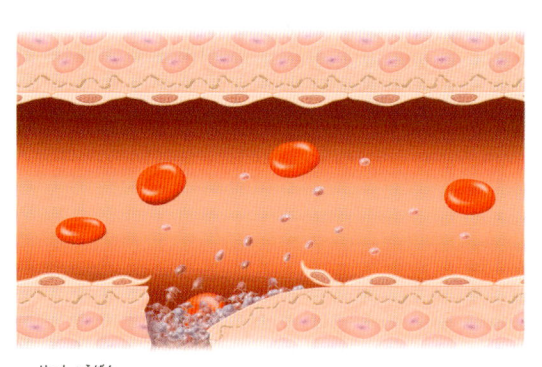

フィブリン Fibrin

③血小板がひっつき、損傷部をふさいでいく。

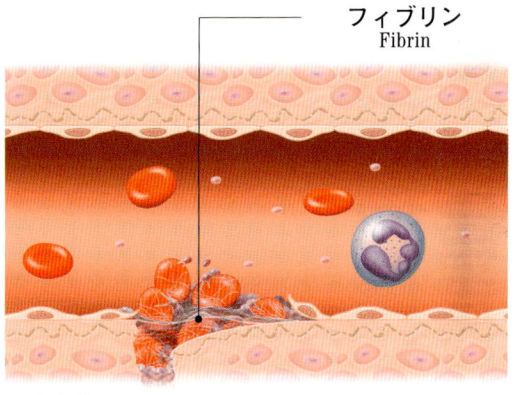

④血漿中のフィブリノーゲンがフィブリンに変化し、血小板のかたまりを包んで血栓となる。

血液型と輸血（けつえきがたとゆけつ）

血液型でよく用いられるABO血液型は、赤血球のもつ抗原のタイプを表したものです。赤血球のもつ抗原に対して、血清のもつ抗体が反応すると血液が凝固してしまいます。

そのほか、赤血球にはD抗原をもつRh陽性と、D抗原をもたないRh陰性に分けるタイプもあります。Rh陰性の人にRh陽性の血液を輸血すると、抗D抗体がつくられ、再び輸血したときに赤血球が溶けてしまいます（溶血）。

輸血の際には、血液が凝固や溶血しない血液型を組み合わせて輸血を行います。

輸血のための血液は、献血によってまかなわれています。献血は、全血採血のほかに、特定の血液成分を採血する成分採血が行われています。

> **からだのうんちく**　血液型には、赤血球のタイプのABO血液型やRh因子のほかに、臓器移植のときに調べられるHLA抗原という白血球のタイプによるものもあります。

その他⑩ 免疫のしくみ

自己とは違った異物を見分け、破壊し、抗体をつくる

免疫のシステム

細菌などの病原体の侵入から、からだを守るシステムが免疫です。自分のからだに属さない**異物**（**抗原**）が体内に入ってきたとき、白血球の仲間の**マクロファージ**（単球が分化したもの）や好中球が異物を飲み込んで処理します。マクロファージなどでは、異物のタイプを選ばないで処理を行います。これを自然免疫といいます。また、これらの細胞が異物を処理することを**食作用**といいます。自然免疫で処理できない場合は、リンパ球が活躍し、より強力な獲得免疫（細胞性免疫と液性免疫）で対応します。

細胞性免疫

まず、マクロファージが抗原を飲み込むと、Tリンパ球に抗原の断片を提示します。提示されたTリンパ球は増殖し、抗原を攻撃する**キラーT細胞**などができます。ヘルパーT細胞は、キラーT細胞やマクロファージを活性化し、抗原を次々に処理させます。とくにキラーT細胞は、抗原だけでなく感染した自己の細胞も異物ととらえ攻撃します。

細胞性免疫では、**Tリンパ球**が抗原の除去に参加します。

液性免疫

液性免疫では、**抗体**をつくって、からだを守ります。

免疫のはじまりは、細胞性免疫と同様です。抗原を提示されたTリンパ球は、化学物質を放出してBリンパ球を増殖させます。増殖したBリンパ球は、大量の抗体をつくり、抗原抗体反応によって抗原を無害化します。また、Bリンパ球にも抗原を記憶するメモリーB細胞があり、リンパ節に貯蔵されます。抗体は、特定の抗原に反応するようになっており、抗体が抗原を取り囲み、マクロファージが抗原を処理しやすいようにしています。

侵入のはたらきを助けるメモリーT細胞、リンパ球は増殖し、抗原を記憶して抗原を攻撃するキラー

178

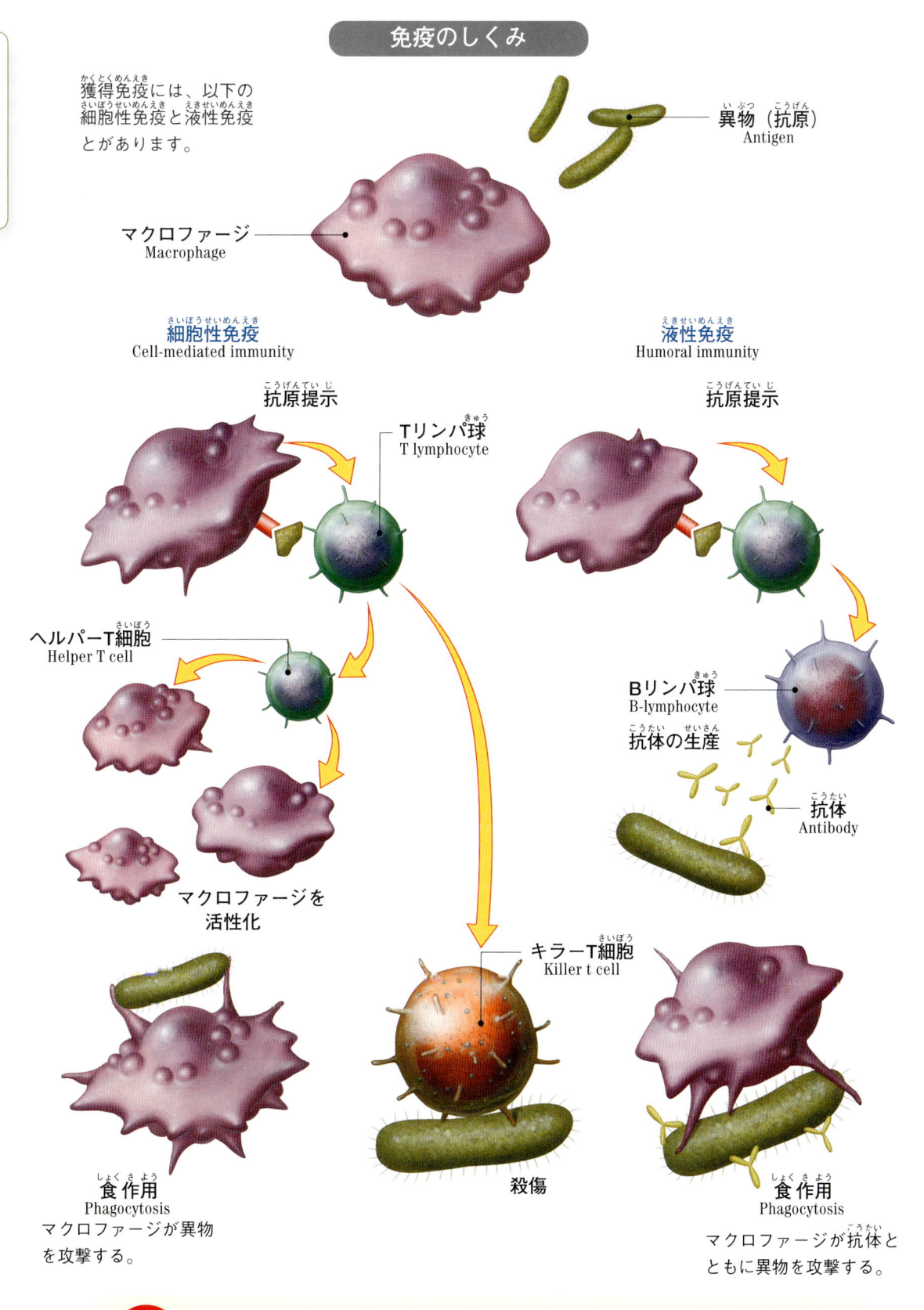

PART-7 免疫のしくみ

免疫のシステム／細胞性免疫／液性免疫

その他⑩

免疫のしくみ

獲得免疫には、以下の細胞性免疫と液性免疫とがあります。

異物（抗原）
Antigen

マクロファージ
Macrophage

細胞性免疫
Cell-mediated immunity

液性免疫
Humoral immunity

抗原提示

Tリンパ球
T lymphocyte

抗原提示

ヘルパーT細胞
Helper T cell

Bリンパ球
B-lymphocyte

抗体の生産

抗体
Antibody

マクロファージを
活性化

キラーT細胞
Killer t cell

食作用
Phagocytosis
マクロファージが異物を攻撃する。

殺傷

食作用
Phagocytosis
マクロファージが抗体とともに異物を攻撃する。

> **からだのうんちく**　抗体は、たんぱく質でできたY字型のもので、免疫グロブリンともいう。構造によって、A、D、E、G、Mの5種類に分けられます。

その他⑪ リンパ系

生体防御と組織間液の排水、消化管から吸収した栄養分の運搬を行う

静脈へつながるリンパ管

リンパ管は全身に張り巡らされ、その管の中をリンパ（液）が流れています。これをリンパ系といいます。リンパ管のうち最も細いものが毛細リンパ管で、これは全身の組織のすみずみにまで網の目のように広がっています。

毛細リンパ管は集合してリンパ管となり、合流をくり返してより太くなり、最後には、からだの右上半身のリンパが集まる右リンパ本幹（右胸管）と、残りのリンパが集まる胸管となって、右リンパ本幹は右静脈角に、胸管は左静脈角にそれぞれ開口して静脈内に流れ込みます。

リンパは血漿のような液体で、死んだ細胞や血球、細菌などの老廃物が含まれていますが、これらはリンパ節で除去されます。免疫システムには要所要所にあるリンパ節が重要な役目を担っています。

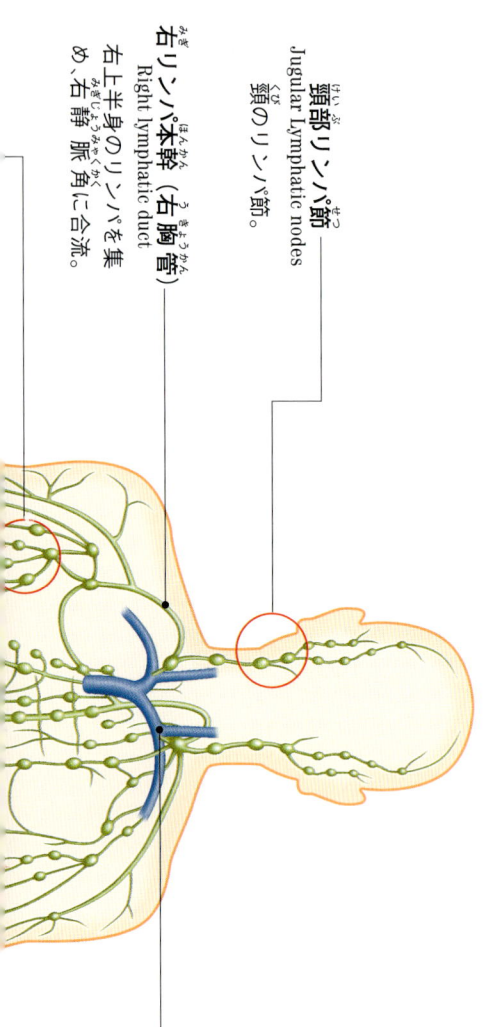

頸部リンパ節
Jugular Lymphatic nodes
頸のリンパ節。

右リンパ本幹（右胸管）
Right lymphatic duct
右上半身のリンパを集め、右静脈角に合流。

静脈角
Venous angle
頭部からの内頸静脈と腕からの鎖骨下静脈の合流部で胸管が流れ込む。

PART-7 リンパ系

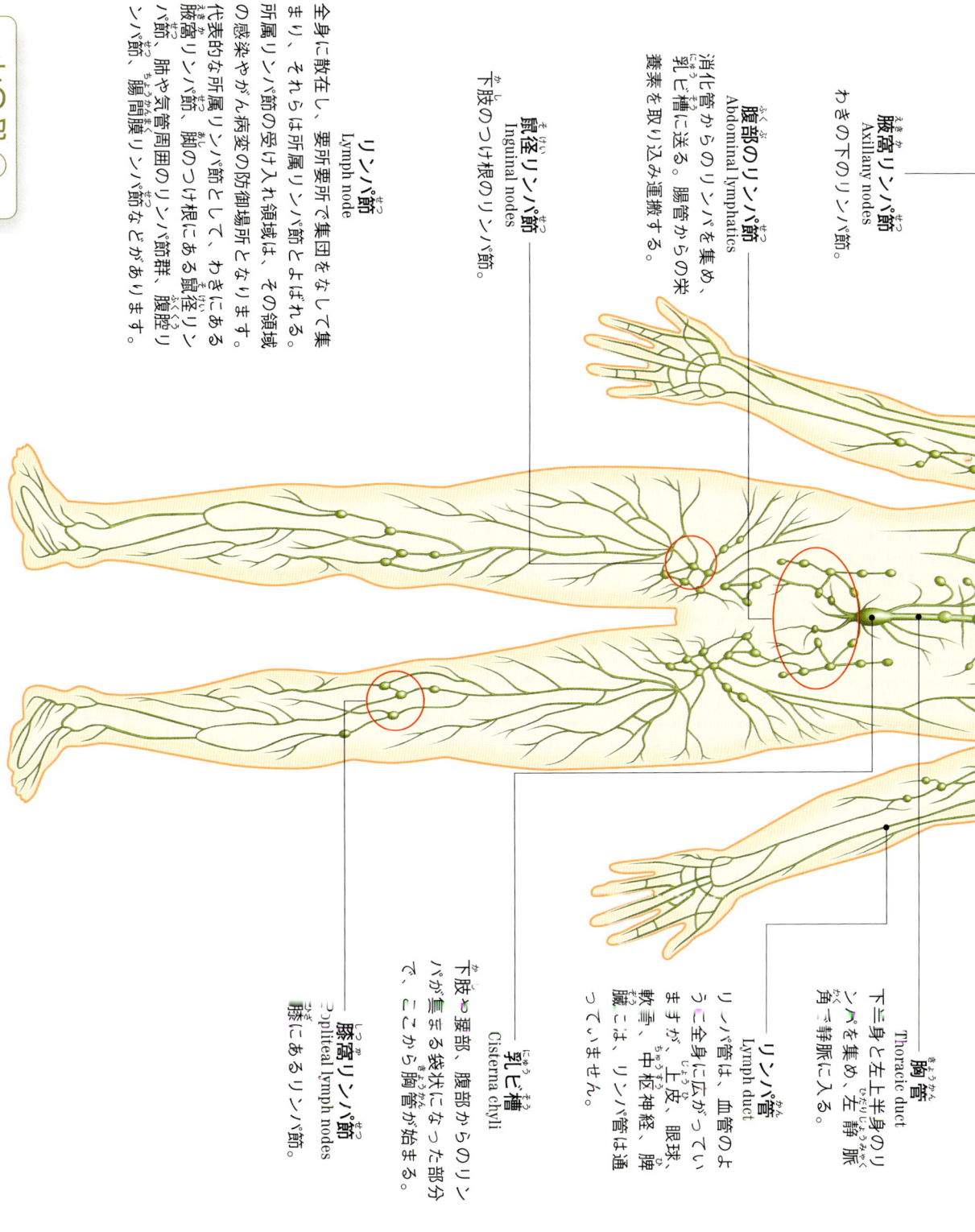

その他⑪

静脈へつながるリンパ管

腋窩リンパ節 Axillary nodes
わきの下のリンパ節。

腹部のリンパ節 Abdominal lymphatics
消化管からのリンパを集め、乳び槽に送る。腸管からの栄養素を取り込み運搬する。

鼠径リンパ節 Inguinal nodes
下肢のつけ根のリンパ節。

リンパ節 Lymph node
全身に散在し、要所要所で集団をなして集まり、それらは所属リンパ節とよばれる。所属リンパ節の受け入れ領域は、その領域の感染やがん病変の防御場所となります。代表的な所属リンパ節として、わきにある腋窩リンパ節、脚のつけ根にある鼠径リンパ節、肺や気管周囲のリンパ節群、腹腔リンパ節、腸間膜周囲のリンパ節などがあります。

膝窩リンパ節 Popliteal lymph nodes
膝にあるリンパ節。

乳び槽 Cisterna chyli
下肢と骨盤部、腹部からのリンパが集まる袋状になった部分で、ここから胸管が始まる。

胸管 Thoracic duct
リンパ管は、血管のように全身に広がっていますが、上皮、眼球、軟骨、中枢神経、脾臓には、リンパ管は通っていません。

下半身と左上半身のリンパを集め、左静脈角＝静脈に入る。

からだのうんちく　リンパは、組織間隙にしみ出した血液の液体成分がリンパ管に流れ込んだものです。赤血球を含まないため、黄色を帯びた透明な液体です。

その他⑫ リンパのしくみ

血管からしみ出た水分を回収し、からだを感染から守るリンパ

免疫を担うリンパ

からだの中には動脈・静脈の血管のほかに、毛細血管からしみ出た組織間液（間質液）を回収し、鎖骨の下の**静脈角**で静脈に戻しています。リンパは、血漿とほとんど同じ成分となっています。また、リンパに含まれる細胞成分は、小型の白血球である**リンパ球**がほとんどです。リンパ球は、組織間液中にも含まれ細胞レベルでの免疫を担っています。組織間液を集める**毛細リンパ管**は、合流するところには、リンパ節とよばれる豆形にふくらんだ部分があります。

リンパ節の構造

リンパ節では、いくつかのリンパ管が**輸入リンパ管**として流れ込み、1〜2本のリンパ管が**輸出リンパ管**として出ていきます。リンパ節内は、外周側に**リンパ小節**がいくつも並び、その内側には**髄質**があります。リンパ小節にはリンパ球がつまっており、中に丸く明るく見える**胚中心**があります。リンパ球は、胚中心で細胞分裂して増殖しています。髄質では、マクロファージやリンパ球が多数存在しています。リンパ節の内部は網目状の組織になっていて、細胞から出る老廃物や体内に侵入してきた病原体などを濾しとって、リンパ球や

マクロファージが処理しています。
また、リンパ小節はリンパ節だけでなく、**小腸**の空腸や回腸粘膜にも多く存在します。小腸からは脂肪をリンパ管で吸収していますが、腸内の細菌によってつくられた毒素が脂肪に混入しないように、リンパ球が無毒化しているのです。小腸からくるリンパは、脂肪を含むため、白く濁っています。これを乳びといい、乳びは門脈から肝臓へ運ばれ、中性脂肪やリン脂質に加工されています。
リンパ節は全身に約800ほどありますが、頸部や下肢のつけ根などにリンパ節がとくに集中した場所があります。細菌などの感染を受けると、こうしたところが炎症を起こして腫れることがあります。

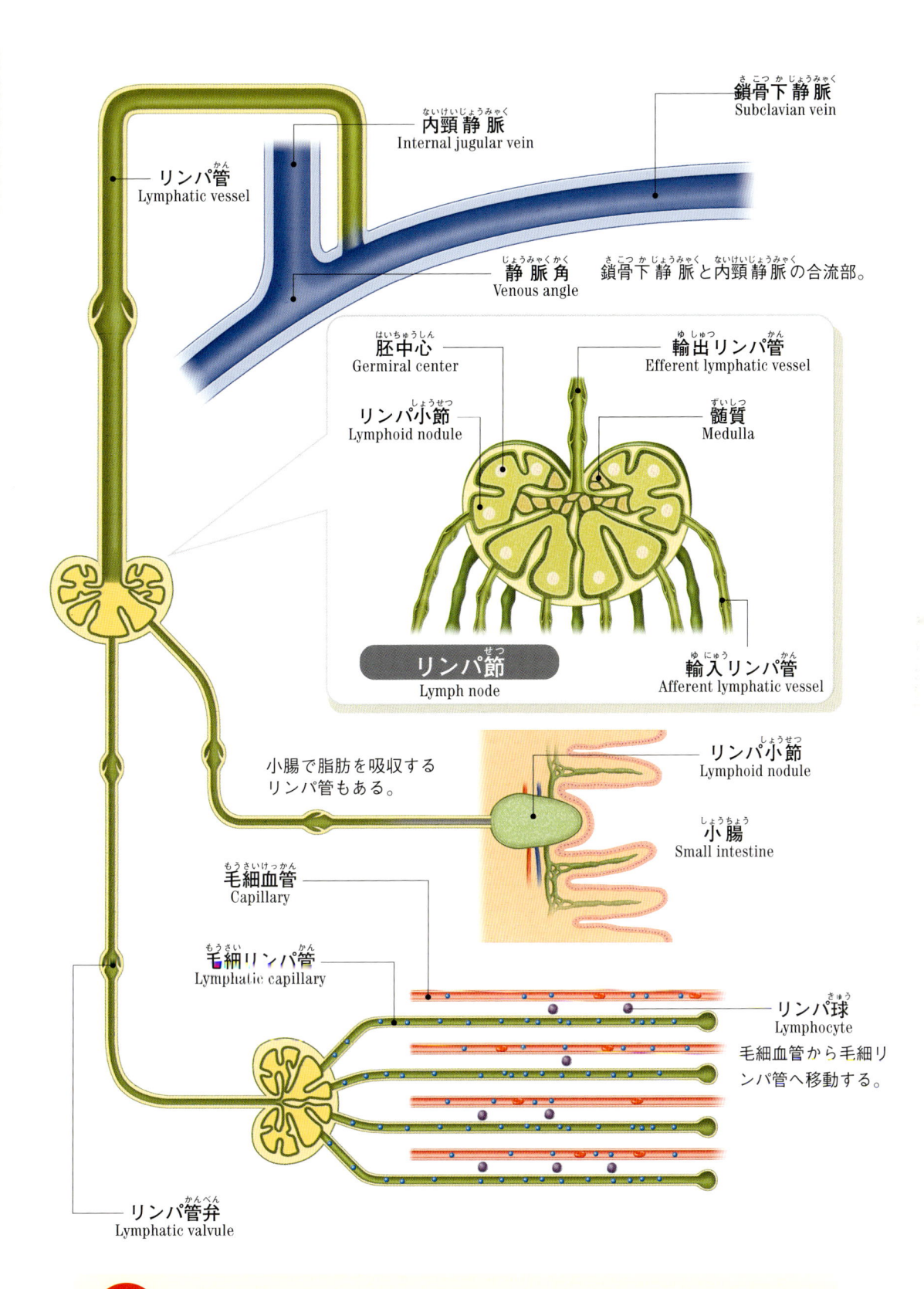

PART-7 リンパのしくみ

免疫を担うリンパ／リンパ節の構造

その他 ⑫

- リンパ管 Lymphatic vessel
- 内頸静脈 Internal jugular vein
- 鎖骨下静脈 Subclavian vein
- 静脈角 Venous angle — 鎖骨下静脈と内頸静脈の合流部。
- 胚中心 Germiral center
- 輸出リンパ管 Efferent lymphatic vessel
- リンパ小節 Lymphoid nodule
- 髄質 Medulla
- リンパ節 Lymph node
- 輸入リンパ管 Afferent lymphatic vessel
- 小腸で脂肪を吸収するリンパ管もある。
- リンパ小節 Lymphoid nodule
- 小腸 Small intestine
- 毛細血管 Capillary
- 毛細リンパ管 Lymphatic capillary
- リンパ球 Lymphocyte — 毛細血管から毛細リンパ管へ移動する。
- リンパ管弁 Lymphatic valvule

> **からだのうんちく**　大きなリンパ管は血管のように3層構造になっていますが、静脈よりも管壁は薄くなっています。リンパ管にも静脈と同じように各所に弁がついています。

その他⑬ ホルモンのはたらき
からだの状態のバランスを保つ内分泌のしくみ

分泌する器官は、内分泌腺といいます。

からだの恒常性（ホメオスタシス）の維持のために自律神経を調整しているのが視床下部は、また内分泌のコントロールも行っています。視床下部からは、脳下垂体のホルモン分泌を調整するためのホルモンが出ています。脳下垂体は視床下部からの指令をホルモンで受け、さらに甲状腺や副腎などの他の臓器へホルモンを使って指令を出しています。

ホルモンは、腺細胞でつくられ、分泌されますが、血液中の濃度の変化によって作用したり、ホルモン分泌によって自律神経に作用したりとそのはたらくしくみはさまざまです。

ホルモン分泌器官

血液を介して、遠隔の器官にはたらきかける化学的伝達物質をホルモンといいます。体内には、ホルモンは100種類以上あり、現在でも新発見が続いています。ホルモンを分泌する器官は、内分泌腺といいます。

おもな内分泌腺と分泌ホルモン

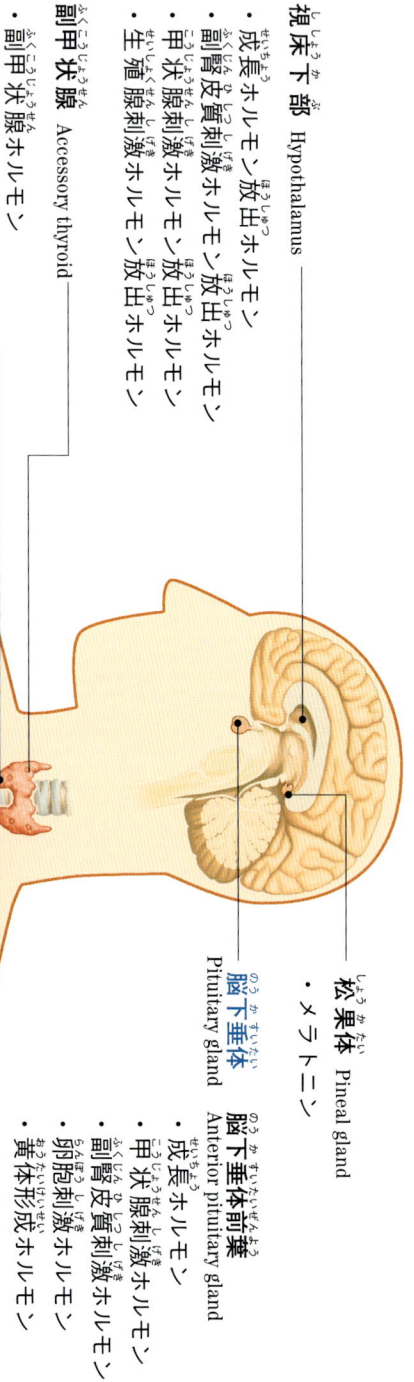

- 松果体 Pineal gland
  - メラトニン

- 脳下垂体 Pituitary gland
  - 脳下垂体前葉 Anterior pituitary gland
    - 成長ホルモン
    - 甲状腺刺激ホルモン
    - 副腎皮質刺激ホルモン
    - 卵胞刺激ホルモン
    - 黄体形成ホルモン
    - プロラクチン
  - 脳下垂体後葉 Posterior pituitary gland
    - バソプレシン
    - オキシトシン

- 視床下部 Hypothalamus
  - 成長ホルモン放出ホルモン
  - 副腎皮質刺激ホルモン放出ホルモン
  - 甲状腺刺激ホルモン放出ホルモン
  - 生殖腺刺激ホルモン放出ホルモン

- 副甲状腺 Accessory thyroid
  - 副甲状腺ホルモン

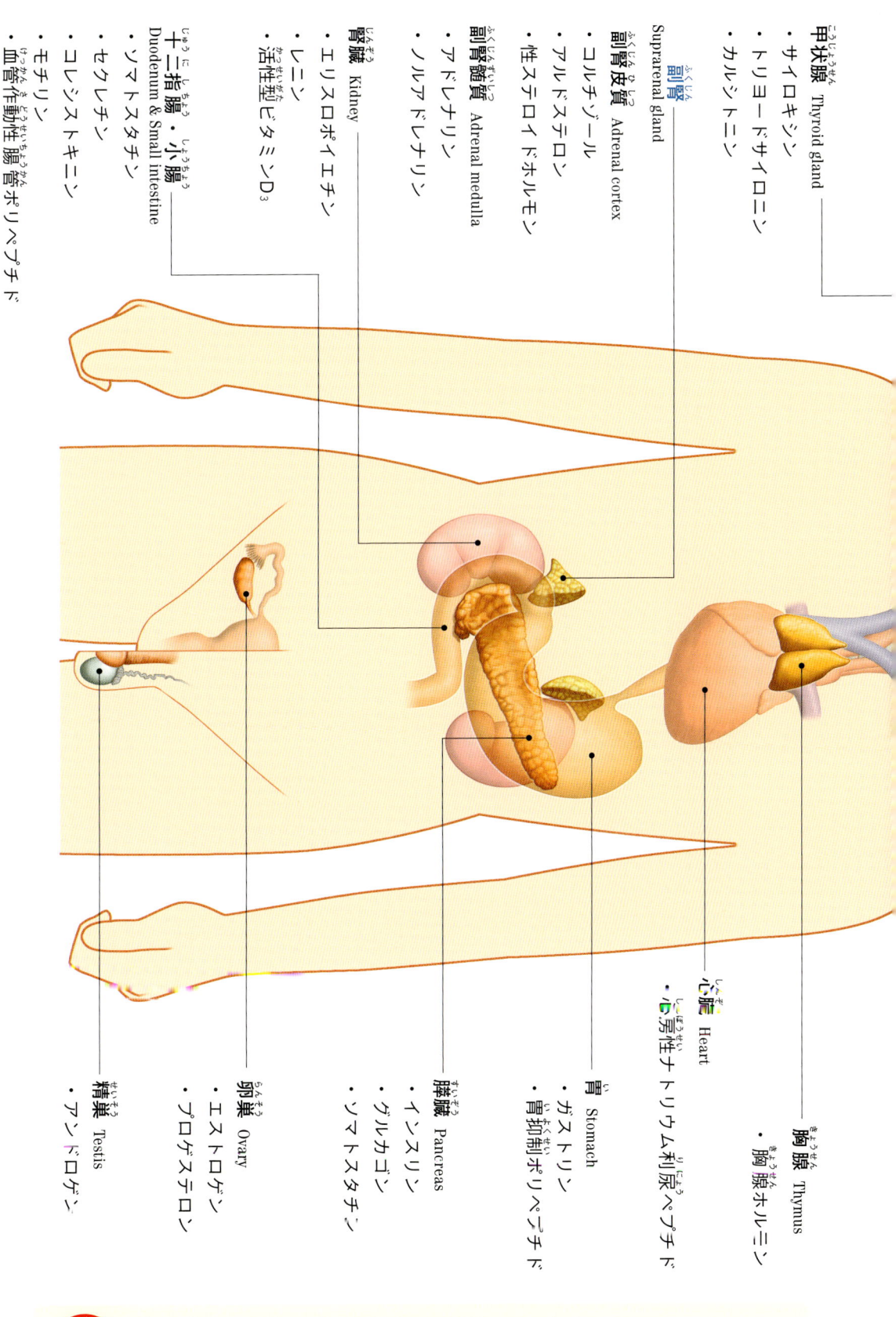

PART-7 ホルモンのはたらき
ホルモン分泌器官

その他 ⑬

- 甲状腺 Thyroid gland
  - サイロキシン
  - トリヨードサイロニン
  - カルシトニン

- 副腎皮質 Adrenal cortex
  - コルチゾール
  - アルドステロン
  - 性ステロイドホルモン

- 副腎髄質 Adrenal medulla
  - アドレナリン
  - ノルアドレナリン

- 腎臓 Kidney
  - エリスロポイエチン
  - レニン
  - 活性型ビタミンD_3

- 十二指腸・小腸 Duodenum & Small intestine
  - ソマトスタチン
  - セクレチン
  - コレシストキニン
  - モチリン
  - 血管作動性腸管ポリペプチド

- 胸腺 Thymus
  - 胸腺ホルモン

- 心臓 Heart
  - 心房性ナトリウム利尿ペプチド

- 胃 Stomach
  - ガストリン
  - 胃抑制ポリペプチド

- 膵臓 Pancreas
  - インスリン
  - グルカゴン
  - ソマトスタチン

- 卵巣 Ovary
  - エストロゲン
  - プロゲステロン

- 精巣 Testis
  - アンドロゲン

> **からだのうんちく**
> 副腎皮質からは、アンドロステンジオンという性ホルモンが分泌されています。分泌量は多くないのですが、女性も持っている男性ホルモンです。

さくいん

Bリンパ球　178, 179

ふ
ファーター乳頭　114, 115, 123, 125
フィブリン　176, 177
フィラメント　19
副交感神経　51
副甲状腺　184
副腎　185
副神経　58, 59
副膵管　125
腹痛　158
副鼻腔　73
腹部食道　111
不随意筋　18
不整脈　98
プラーク　109
プルキンエ線維　96, 97
ブローカ野　43
噴門部　112, 113

へ
平滑筋　18
平衡感覚　70
平衡斑　70
平面関節　14, 15
ヘッド帯　158
ペプシノーゲン　116
便　144
便意　144
片葉　46, 47
ヘンレ係蹄　134, 135

ほ
縫合　38, 39
膀胱　146, 147
縫工筋　28, 29
膀胱三角　147
房室結節　96, 97
膨大部（半規管）　70, 71
胞胚　162, 163
泡沫細胞巣　109
母趾　30, 31
骨　12
ボーマン嚢　134
ホルモン　184
翻訳　166

ま
マイスネル小体　33
マイボーム腺　61
マクロファージ　178, 179
末梢神経　50
末節骨　26
マルターゼ　140, 141

み
ミエリン鞘　53
ミオシン細糸　19, 20, 21
味覚　74, 76
右房室弁　94, 95
右リンパ本幹　180, 181
味孔　76, 77
味細胞　76, 77
ミトコンドリア　160, 168, 169
耳　66, 67
脈絡叢　48, 49, 60, 61
味蕾　76, 77

む
無髄神経線維　55
胸　86

め
目　60, 61
迷走神経　58, 59
メッセンジャーRNA　166, 167
免疫　178

も
毛孔　34, 35
毛根　37
毛細血管　107
毛細リンパ管　182, 183
毛小皮　37
毛髄質　37
毛帯　56
盲腸　136, 137, 144
毛乳頭　37
毛髪　37
毛皮質　37
毛母基　37
網膜　60, 61, 62, 63, 64
毛様体　60, 61, 62, 63
毛様体小帯　62, 63
門脈　118, 119

や
有郭乳頭　76, 77
有髄神経線維　55
幽門部　114, 115
輸血　177
輸出細動脈　134, 135
輸入細動脈　134, 135

よ
葉気管支　91
葉状乳頭　76, 77
腰椎　10, 11

ら
ラクターゼ　140, 141
卵黄　160, 161
卵管　154, 155, 156
卵管采　154, 155, 156
卵形嚢　70, 71
ランゲルハンス島　125, 127
卵子　160, 161, 162
卵巣　154, 155, 156, 185
ランビエ絞輪　53

り
リソソーム　168, 169
リパーゼ　140, 141
リボソーム　166, 167, 168, 169
旅行者血栓症　107
輪状軟骨　80, 81
輪状ひだ　138, 139
輪走筋（食道）　112, 113
輪走筋（胃）　114, 115
輪走筋（小腸）　139
リンパ　180, 182
リンパ管弁　183
リンパ球　174, 175
リンパ小節　139, 142, 182, 183
リンパ節　181, 182, 183

る
類洞　120, 121

れ
レプチン　22, 23

ろ
肋骨　87, 93

しくみと病気がわかる からだの事典 さくいん⑤

※さくいんは191ページからはじまります。
※音引(ー)は読まないで配列してあります。
ページの黒文字は本文中、赤文字は図中の言葉を示しています。

腸間膜 138, 139	内弾性板 106, 107	肺静脈 95, 102
蝶形骨 38, 39	内膜 106, 107	胚中心 182, 183
聴診三角 25	内リンパ液 69, 71	肺動脈 94, 104
腸腺 138, 139	軟口蓋 80, 81	肺動脈弁 94, 95, 98
蝶番関節 14, 15	軟膜 48	排尿反射 149
直腸 136, 137, 142, 143	——— に ———	背部 130
——— つ ———	乳管 88, 89	排便 145
椎間孔 10	乳管洞 89	排便反射 144
椎間板 10	乳歯 78, 79	肺胞 92
椎弓 10, 11	乳汁 88	排卵 156, 163
椎孔 10, 11	乳腺 88	拍動 97, 98
椎体 10, 11	乳腺小葉 88, 89	パチニ小体 33
つち骨 66, 67	乳頭 88, 89	発がん促進物質 172, 173
爪 36	乳頭管 88, 89	発がん物質 172, 173
——— て ———	乳房 88	白血球 174, 175, 176
手 26	乳輪 88, 89	鼻 72, 73
DNA 164, 165, 166	ニューロン 52, 53	ハバース管 12, 13
低血圧 101	尿管 132, 133, 146	ハムストリング筋 28, 29
Tリンパ球 178, 179	尿細管 134, 135	半規管 71
手関節 26, 27	尿道 146	半腱様筋 28, 29
転移RNA 166, 167	尿道球腺 151	半交叉 65
転写 166	尿路 146, 147, 149	半膜様筋 28
——— と ———	尿路結石 148, 149	——— ひ ———
頭蓋骨 8, 38, 48	——— ね ———	皮下脂肪型肥満 22, 23
導管 126, 127	ネフロン 134, 135	皮下組織 32, 33
動眼神経 58, 59	粘液（胃） 116	鼻腔 73
瞳孔 60, 61	——— の ———	鼻甲介 72, 73
頭頂葉 42, 43	脳 40	尾骨 11
頭頂連合野 42, 43	脳下垂体 40, 41, 46, 47, 184	B細胞 126, 127
糖尿病 128	脳幹 40, 41, 46, 47	皮質骨 12, 13
頭髪 37	脳梗塞 45, 109	微絨毛 138, 139
洞房結節 96, 97	脳出血 44, 45	脾静脈 119
動脈 102, 106	脳神経 50, 58	ヒス束 96, 97
動脈硬化 108	脳脊髄液 48	鼻前庭 72, 73
動揺病 70	脳卒中 44	脾臓 130
鳥肌 34, 35	脳頭蓋 38, 39	左房室弁 94, 95
トリプシノーゲン 140, 141	のど 80, 81, 82	尾椎 10, 11
トリプシン 140, 141	のどちんこ 83	皮膚 32, 33
——— な ———	乗り物酔い→動揺病 70	腓腹筋 28, 29
		皮膚付属器 36
内耳 66, 67	——— は ———	肥満症 22
内耳神経 58, 59	歯 74, 75, 78, 79	眉毛 60, 61
内臓筋 18	肺 86, 87, 90, 91, 92	日焼け 35
内臓脂肪型肥満 22, 23	肺循環 98	表皮 32, 33
		ヒラメ筋 16, 17, 28, 29

187

膵臓 124, 125, 126, 185	仙椎 10, 11	大泉門 38
錐体 57	前庭 66, 67, 71	大腿四頭筋 16, 17, 28
膵体 124	前庭階 68, 69	大腿二頭筋 28, 29
錐体交叉 57	蠕動運動 112, 113	大腸 136, 137, 144
膵頭 124	前頭骨 38, 39	大殿筋 28
膵尾 124	前頭葉 42, 43	大動脈 87, 102
水平半規管 71	前頭連合野 42, 43	大動脈弓 95
髄膜 48	前半器官 70, 71	大動脈弁 94, 95, 98
ずがい→とうがい 39	腺房 88, 89	大脳 40, 41
スクラーゼ 140, 141	腺房細胞 126, 127	唾液 141
頭痛 44	線毛 84, 85	楕円関節 14, 15
━━━ せ ━━━	前立腺 151	ダグラス窩 155
精液 152	前腕筋 24	たん 84
精管 150, 151, 152, 153	━━━ そ ━━━	単球 174, 175
性器 150, 151	総肝管 122, 123	胆汁 121, 122, 141
精子 160, 161, 162	双極細胞層 64	炭水化物 120, 140, 141
精子細胞 152, 153	象牙質 78, 79	男性性器 150, 151, 152
精巣 151, 152, 153, 185	爪甲 36	男性生殖器 151
精巣上体 151, 152, 153	爪根 36	胆石症 122, 159
精粗細胞 152, 153	桑実胚 162, 163	胆道 122, 123
声帯 81, 82, 83	爪床 36	胆嚢 122, 123
精嚢 151, 152	爪体 36	胆嚢管 122, 123
精母細胞 152, 153	総胆管 122, 123, 124, 125	たんぱく質 120, 140, 141
声門 82, 83	爪母 36	━━━ ち ━━━
声門下腔 82, 83	僧帽弁 94, 95, 98	智歯 79
せき 84	側頭骨 38, 39	腟 154, 155, 157
脊髄 40, 41, 48, 50	側頭葉 42, 43	腟口 154, 155
脊髄視床路 56	側頭連合野 42, 43	腟前庭 154, 155
脊髄神経 50, 51	足根骨 30, 31	緻密骨 12
脊髄神経節 56, 57	足根中足関節 30, 31	チミン 164, 165
脊柱 8, 10	粗面小胞体 168, 169	着床 162, 163
脊椎 8, 10, 11		中耳 66, 67
舌咽神経 58, 59	━━━ た ━━━	中手骨 26
舌下神経 58, 59	大陰唇 154, 155	中心体 168, 169
赤血球 174, 175, 176	大円筋 24, 25	虫垂 144
セメント質 78, 79	体温調節 34	中枢神経 50
セルトリ細胞 153	大臼歯 78, 79	中節骨 26
線維輪 10	大胸筋 89	中足骨 30, 31
前角 57	体細胞分裂 170, 171	肘頭 24, 25
前鋸筋 16, 17	第三大臼歯 78, 79	中脳 40, 41, 46, 47
仙骨 11	大十二指腸乳頭 114, 115, 123, 125	虫部 46, 47
前根 57	体循環 98	中膜 106, 107
前歯 79	体性感覚野 43	中葉 90, 91
染色体 164, 165, 170		腸液 141
先体 160, 161		聴覚野 43

188

しくみと病気がわかる
からだの事典　さくいん③

※さくいんは191ページからはじまります。
※音引（ー）は読まないで配列してあります。
ページの黒文字は本文中、赤文字は図中の言葉を示しています。

色素上皮層　64	縦走筋（食道）　112, 113	静脈弁　105, 106, 107
子宮　154, 155, 156	縦走筋（胃）　114, 115	睫毛　60, 61
糸球体　134	縦走筋（小腸）　139	上葉　90, 91
子宮内膜　154, 156, 157, 162, 163	十二指腸　110, 111, 114, 115, 116, 124, 125, 185	上腕　24
軸索突起　52, 53	終末細気管支　92	上腕の筋　24
刺激伝導系　96, 97	絨毛　117, 138, 139	上腕三頭筋　24, 25
止血　177	主気管支　91	上腕二頭筋　16, 17, 24, 25
視交叉　65	粥状動脈硬化　108, 109	食作用　178, 179
指骨　26	手根骨　26	食道　111, 112, 113
趾骨　30, 31	樹状突起　52, 53	女性性器　154, 155, 156
篩骨　38, 39	主膵管　125	腎盂　132, 133
視細胞層　64	受精　162, 163	心筋　18, 96
脂質　121	受精卵　162, 163	伸筋腱　27
視床　40, 41, 56	シュワン細胞　52, 53	心筋梗塞　109
視床下部　40, 41, 46, 47, 184	小陰唇　154, 155	伸筋支帯　27
耳小骨　66, 67	小円筋　24, 25	神経　50, 52
糸状乳頭　76, 77	消化　140	神経膠細胞　52
茸状乳頭　76, 77	消化管　110	神経細胞　52
指伸筋　24	上顎骨　38, 39	神経細胞体　52, 53
視神経　58, 59, 60, 61	消化性潰瘍　116	神経終末　54, 55
視神経細胞層　64	松果体　184	神経痛　59
視神経乳頭　60, 61	小臼歯　78, 79	腎結石　159
歯髄　78, 79	上行結腸　136, 137, 142, 143	心室　94, 95
耳石　70, 71	上行性伝導路　56	腎小体　134
耳石器　70, 71	踵骨　30, 31	腎髄質　132, 133
自然免疫　178	小趾　30, 31	腎錐体　132, 133
歯槽骨　78, 79	上肢　24	心臓　86, 87, 94, 95, 96, 185
歯槽膜　78, 79	硝子体　60, 61	腎臓　130, 131, 132, 133, 134, 185
舌　76, 77	上肢帯　24	心電図　97
シトシン　164, 165	上肢帯の筋　24, 25	腎動脈　132, 133
シナプス　54	上肢の骨　9	腎杯　132, 133
シナプス小胞　54	小十二指腸乳頭　114, 115, 123, 125	真皮　32, 33
歯肉　78, 79		腎皮質　132, 133
死の四重奏　108	小節　46, 47	真皮乳頭　32, 33
脂肪　121, 140, 141	上大静脈　94, 104	心房　94, 95
脂肪肝　120	小腸　136, 137, 138, 185	腎門　132, 133
脂肪細胞　22, 23	上腸間膜静脈　119	腎葉　132, 133
脂肪酸　140, 141	小脳　40, 41, 46, 47	
尺側手根伸筋　24	小脳脚　46, 47	───── す ─────
車軸関節　14	小脳半球　46, 47	随意筋　18
斜走筋　114, 115	上腹部　110	膵液　124, 126, 141
シャーピー線維　12, 13	小胞体　168, 169	髄核　10
収縮期血圧　100, 101	静脈　104, 106	髄鞘　52, 53
収縮期高血圧　101	静脈角　181	水晶体　60, 61, 62, 63
		錐状体　64

189

臼歯 78, 79	け	肛門 136, 137, 142, 143, 144
吸収細胞 138, 139	毛 37	呼気 93
嗅小毛 72, 73	頸椎 10, 11	呼吸 93
嗅神経 58, 59, 72, 73	頸部食道 110	呼吸器 74
急性腹症 158	血液 174, 175, 176	呼吸細気管支 92
嗅腺 72, 73	血液型 177	鼓室 66, 67
球部 114, 115	血液循環 102, 104	鼓室階 68, 69
キューティクル 37	血管 106	骨格 8
橋 40, 41, 46, 47, 58	月経 156	骨格筋 16, 18
胸郭 8	血漿 175	骨髄腔 12, 13
胸管 181	血小板 175, 176	骨粗鬆症 12
胸腺 185	結腸 136, 137, 144	骨単位 12, 13
胸椎 10, 11	結腸ひも 131	骨盤 9
胸部食道 111	解毒作用 121	骨膜 12, 13
強膜 60, 61	犬歯 78, 79	鼓膜 66, 67
胸膜炎 158, 159	腱鞘 27	ゴルジ装置 168, 169
棘下筋 24, 25	減数分裂 170, 171	コルチ器 68, 69
距骨 30, 31	瞼板腺 60, 61	コレステロール 109
距骨下関節 30, 31	こ	
距腿関節 30, 31	好塩基球 174, 175	さ
キラーT細胞 179	口蓋垂 74, 75, 83	最高血圧 100
筋 16, 18, 20	口蓋扁桃 75, 77	最低血圧 100
近位尿細管 134, 135	睾丸 150, 151, 152	細胞 168, 169
筋原線維 18, 19	交感神経 51	細胞性免疫 178, 179
近視 63	口腔 74, 75, 76, 110	細胞分裂 170
筋節 21	口腔前庭 74, 75	細胞膜 169
筋線維 19	高血圧 100	杯細胞（気管支） 85
筋線維束 19	高血糖 128	杯細胞（小腸） 138, 139
筋束 19	抗原 178	左脚 96, 97
く	抗原抗体反応 178	左心耳 87
グアシン 164, 165	後根 56	左心室 94, 95
空腸 136, 137	虹彩 60, 61	左心房 95
屈筋支帯 27	後索・毛帯路系 56	左脳 42, 43
屈折異常 63	好酸球 174, 175	左肺 90, 91
クッパー細胞 120, 121	甲状腺 185	左葉 118, 119
クプラ 70, 71	甲状軟骨 80, 81, 83	三角筋 16, 24, 25
クモ膜 48	口唇 74, 75	三叉神経 58, 59
クモ膜下腔 48, 49	抗体 178	三尖弁 94, 95, 98
クモ膜下出血 44	好中球 174, 175	三半規管 66, 67, 70
クモ膜顆粒 48	喉頭 80, 81	し
鞍関節 14, 15	喉頭蓋 76, 77, 80, 81, 83	耳介 66, 67
グリア細胞 52	後頭骨 38, 39	視覚野 43
グリコーゲン 121	後頭葉 42, 43	歯冠 78, 79
グリセリン 140, 141	後半規管 70, 71	耳管咽頭口 81
グルカゴン 125, 126	硬膜 48	

しくみと病気がわかる からだの事典 さくいん①

※音引（ー）は読まないで配列してあります。
ページの黒文字は本文中、赤文字は図中の言葉を示しています。

あ

- アキレス腱　29
- アクチン細糸　19, 20, 21
- 脚　28
- 足　30
- 汗　35
- アデニン　164, 165
- アテローム　108, 109
- あぶみ骨　66, 67
- アポクリン腺　33, 34
- アミノ酸　166, 167
- アミラーゼ　140, 141
- RNA　166, 167

い

- 胃　110, 111, 114, 115, 116, 185
- 胃液　141
- 胃酸　116
- 胃小窩　116, 117
- 胃腺　116, 117
- 胃体部　114, 115
- 一次運動野　57
- 一次感覚野　56
- 胃底部　114, 115
- 遺伝子　164
- 陰核　154, 155
- 陰茎　150, 151
- インスリン　125, 126, 128, 129
- 咽頭　80, 81
- 陰嚢　150, 151

う

- ウェルニッケ野　43
- 右脚　96, 97
- 右心耳　87
- 右心室　95
- 右心房　94, 95, 96, 97
- 腕　24
- 右脳　42, 43
- 右肺　90, 91
- 右葉　118, 119
- ウラシル　167
- 運動性言語中枢　43
- 運動前野　43
- 運動野　43

え

- 永久歯　78, 79
- 栄養血管　106, 107
- 液性免疫　178, 179
- エクリン腺　34, 35
- A細胞　126, 127
- S状結腸　136, 137, 142, 143
- エナメル質　78, 79
- 遠位尿細管　134, 135
- 塩酸　116
- 遠視　63
- 延髄　40, 41, 46, 47, 56, 58

お

- 横隔膜　93
- 横行結腸　136, 137, 142, 143
- 黄斑　65
- 横紋筋　18
- 親知らず　79
- オリゴペプチダーゼ　140, 141

か

- 外陰部　154, 155
- 外耳　66, 67
- 外耳道　66, 67
- 外側半規管　70, 71
- 外弾性板　106, 107
- 回腸　136, 137
- 外転神経　58, 59
- 蓋膜　68, 69
- 外膜　106, 107
- 海綿骨　12, 13
- 回盲弁　144
- 外リンパ液　69
- 蝸牛　66, 67, 68, 69
- 蝸牛神経　68, 69
- 蝸牛窓　68, 69
- 核　168, 169
- 角質層　32, 33
- 核小体　168, 169
- 喀痰　84
- 拡張期血圧　100, 101
- 角膜　60, 61, 62, 63
- 核膜　168, 169
- 下行結腸　136, 137, 142, 143
- 下行性伝導路　57
- 下肢　28
- 下肢の骨　9
- ガス交換　92
- 下腿三頭筋　29
- 下大静脈　95, 104, 105
- 下腸間膜静脈　119
- 滑車神経　58, 59
- 滑面小胞体　168, 169
- 下腹部　136
- 下葉　90, 91
- がん　172, 173
- 感覚受容器　32, 33
- 感覚性言語中枢　43
- 肝鎌状間膜　118, 119
- 眼球　60, 61
- 眼瞼　60, 61
- 寛骨　9
- 肝細胞　120, 121
- 杆状体　64
- 肝小葉　120, 121
- 関節　14
- 汗腺　32, 33, 34, 35
- 肝臓　118, 119, 120
- 間脳　40, 41, 46, 47
- 管部　114, 115
- 顔面神経　58, 59
- 顔面頭蓋　38, 39

き

- 気管　80, 81, 85
- 気管支　85, 90, 91
- 基節骨　26
- キーゼルバッハ部位　73
- 基底板　68, 69
- 亀頭　150, 151
- きぬた骨　66, 67
- キモトリプシノーゲン　140, 141
- キモトリプシン　140, 141
- 嗅覚　72, 73
- 球関節　14
- 吸気　93
- 嗅球　72, 73
- 球形嚢　70, 71
- 嗅細胞　72, 73
- 嗅索　72, 73

■監修：田沼 久美子
1968年東京農工大学卒、新宿鍼灸柔整専門学校校長。前日本医科大学解剖学第二講座准教授。肉眼解剖学が専門。著書に『これならわかる要点解剖学』（南山堂、共著）。

益田 律子
1980年日本医科大学医学部卒、東海大学医学部教授、東海大学付属東京病院麻酔科医長。呼吸機能と麻酔などを研究。

三枝 英人
1993年日本医科大学医学部卒、日本医科大学耳鼻咽喉科学講師。音声・構音・嚥下障害を研究。

■イラストレーション：浅野 仁志

● 企画・編集　成美堂出版編集部
● 編集・制作　小学館クリエイティブ　　● 本文協力　荒川八重子　松村豊一
● 本文デザイン・DTP　フレア　　● 装丁　スーパーシステム　菊谷美緒

からだの事典

監　修　田沼久美子　益田律子　三枝英人
発行者　深見公子
発行所　成美堂出版
　　　　〒162-8445　東京都新宿区新小川町1-7
　　　　電話(03)5206-8151　FAX(03)5206-8159
印　刷　共同印刷株式会社

©SEIBIDO SHUPPAN 2006　PRINTED IN JAPAN
ISBN978-4-415-03139-2
落丁・乱丁などの不良本はお取り替えします
定価はカバーに表示してあります

• 本書および本書の付属物を無断で複写、複製(コピー)、引用することは著作権法上での例外を除き禁じられています。また代行業者等の第三者に依頼してスキャンやデジタル化することは、たとえ個人や家庭内の利用であっても一切認められておりません。